U0656420

硕士研究生入学考试

中医综合精华笔记

中药方剂中内分册

主编 郑婉 吴丹

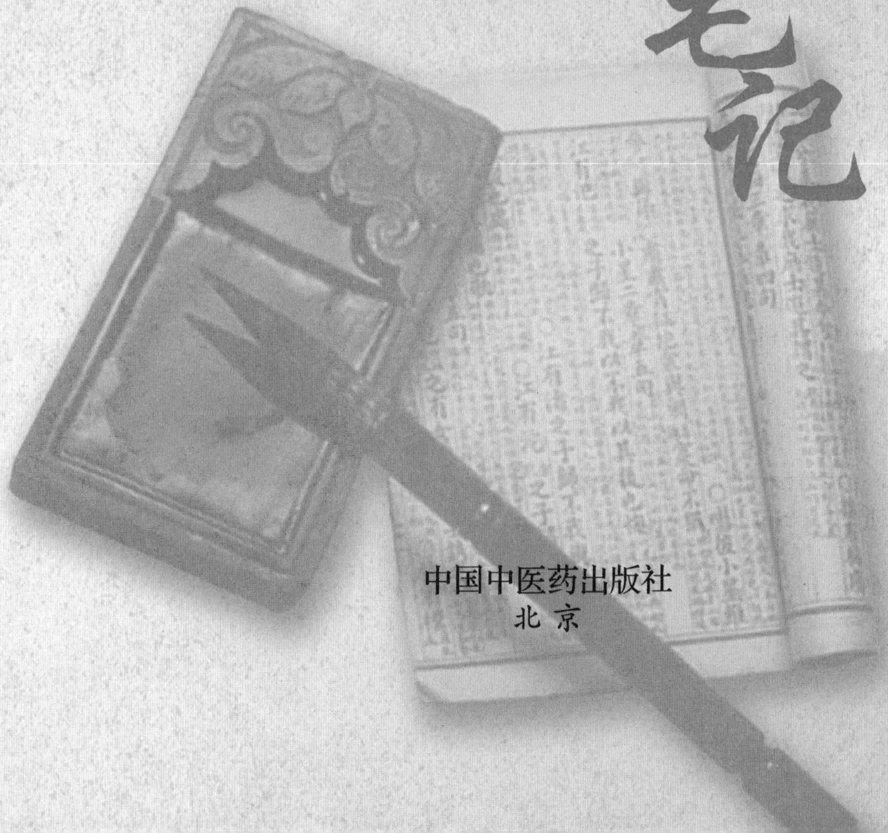

中国中医药出版社
北京

图书在版编目（CIP）数据

硕士研究生入学考试中医综合精华笔记．中药方剂中内分册 / 郑婉，吴丹主编．—北京：中国中医药出版社，2020.5

ISBN 978－7－5132－6174－6

Ⅰ．①硕…　Ⅱ．①郑…　②吴…　Ⅲ．①方剂学－研究生－入学考试－自学参考资料　Ⅳ．① R2

中国版本图书馆 CIP 数据核字（2020）第 051986 号

中国中医药出版社出版

北京经济技术开发区科创十三街 31 号院二区 8 号楼

邮政编码　100176

传真　010-64405750

山东临沂新华印刷物流集团有限责任公司印刷

各地新华书店经销

开本 787×1092　1/16　印张 18.5　字数 419 千字

2020 年 5 月第 1 版　2020 年 5 月第 1 次印刷

书号　ISBN 978－7－5132－6174－6

定价　99.00 元

网址　www.cptcm.com

社 长 热 线　010-64405720

购 书 热 线　010-89535836

维 权 打 假　010-64405753

微信服务号　zgzyycbs

微商城网址　https://kdt.im/LIdUGr

官 方 微 博　http://e.weibo.com/cptcm

天猫旗舰店网址　https://zgzyycbs.tmall.com

如有印装质量问题请与本社出版部联系（010-64405510）

版权专有　侵权必究

《硕士研究生入学考试中医综合精华笔记·中药方剂中内分册》

编委会

总顾问 刘红宁（江西中医药大学　原党委书记）

主　编 郑　婉（南京中医药大学　博士）
吴　丹（南京中医药大学　硕士）

副主编 陈秀萍（江西中医药大学　硕士）
刘广鹏（长春中医药大学　硕士）
刘长斌（甘肃中医药大学　硕士）
王宏宇（辽宁中医药大学　硕士）

编　委 （以姓氏笔画为序）
王新娜（长春中医药大学　博士）
王鹏鹏（浙江中医药大学　硕士）
吕凯峰（黑龙江中医药大学　硕士）
刘　莎（浙江中医药大学　硕士）
刘世林（长春中医药大学　硕士）
那红宇（辽宁中医药大学　硕士）
杨　琳（上海中医药大学　硕士）
李　兰（南京中医药大学　博士）
李惠珍（广州中医药大学　硕士）
邹　昆（北京中医药大学　硕士）
闵星星（浙江中医药大学　硕士）
沈宗光（长春中医药大学　硕士）
林丽芳（江西中医药大学　硕士）
范春博（辽宁中医药大学　硕士）
奈雨茉（天津中医药大学　硕士）
赵彬彬（上海中医药大学　硕士）
胡烈奎（广州中医药大学　硕士）
俞爱玲（南京中医药大学　硕士）
贾广枝（河南中医药大学　硕士）
徐秋月（南京中医药大学　博士）
黄志伟（黑龙江中医药大学　硕士）

刘序

《中医综合精华笔记》再版了，借此机会，向不弃疗团队的全体同学——双惟学子表示诚挚的祝贺和由衷的敬意！

这是一套由学生独立编写的书籍。本科学生在大学期间有三种状况：少数人给自己加压，在完成必须的学习任务后，或选第二专业，或参加各种社会实践准备创业，或准备考研深造；大多数人是完成学业，获得毕业证、学位证；还有极少数人因各种原因不能按时完成学业。双惟班不弃疗团队显然是第一类人。这个团队有 14 名成员，在校期间，他们完成了 3467800 字的学习资料记录、写作，这套书就是从 300 多万字的学习资料中凝聚的精华，这个团队当年考研率 100% 上线，现成为各大高校博士生、硕士生。

这是一套考上研究生团队的经验总结。双惟班不弃疗团队的 14 名同学，在 2016 年同时考取硕士研究生。其中最好的同学考了 400 分，团队考研平均成绩高出国家线 57 分。这套书就是他们考研的经验总结。这套书在第一年出版以后引起强烈反响，现原班人马读研读博，在时间的沉淀下，他们厚积薄发，更加完善这套书。

这是一套从学生视角出发，帮助学生学习的参考书籍。与以往老师编写的复习资料有所不同，这是一部从学生的视角出发，帮助学生学习的书。哪一部分是学习重点，哪一部分是学习难点，哪一部分应该如何理解，哪一部分应该如何记忆，都来自双惟班不弃疗团队成员的切身体会。

这套书不仅可以给学中医的学生以帮助，也可以给教中医的老师以启迪，通过了解学生的学习方式，进一步提高教学效果。

我乐意推荐这本书，我更愿意推荐的是这本书形成过程中体现的不弃疗团队精神，即不抛弃，不放弃，追逐梦想，永不言弃。相信读者能从书中感受到这种精神。

江西中医药大学原党委书记　刘红宁

2020 年 2 月

编写说明

对于要不要考研，你是否还在犹豫？对于怎样备考，你是否还在迷茫？在犹豫和迷茫中，时间就会悄悄溜走，得不偿失。那些考研前辈的前车之鉴，难道还不够我们学习吗？考研尚在，扯什么诗和远方。当今本科生已经很难找到一份优质工作，而且考研也不仅仅是为了获得优质工作岗位，还包括获取社会认同与尊重。据有关调查资料显示，72.7% 的被调查者认为，我们的社会对高学历者的态度是尊重或以尊重为主，81.6% 的人承认自己比较重视或很重视学历。也许有些人会反驳说，那些没考研的同学事业也是顺风顺水，而在校研究生只是逃避就业问题罢了。但我们要以发展的眼光看问题，来日方长，优秀研究生的职业生涯将在高起点启航，同时，事业进程及人脉积累将呈现出本、专科同学所不曾拥有的加速发展。我们选择考研最重要的一个原因是为了以后更精彩的人生。如果说物质上的富足来源于优质的工作，那么精神上的富足将来源于我们身处何种圈子。读研期间，你遇到的同学、朋友、导师都将成为你的新圈子，这些资源将转化为你的另类财富，深刻地影响着你对后续人生的选择。中医学类专业本科生中有不少人面临着毕业就失业的困境，此时不考研更待何时！中医考研，中医综合无疑是重头戏，我们编写《中医综合精华笔记》就是为了让同学们用最少的时间能最有效地攻克中医综合。本书编者投入了大量的时间，用认真、负责、诚恳的态度对待这本书，以期能帮助考研学子们圆理想院校之梦。终于在我们这些中医考研“过来人”的潜心研究、编写与及时校正下，成就此书。

本书以最新考试大纲为框架，融合全国中医药行业高等教育“十一五”“十二五”“十三五”规划教材内容，突出编写团队考研精华笔记，精选历年真题，采用思维导图、表格归类、双色印刷、红膜设计等方法精心编写设计而成，无论是编写内容还是编写形式，都有别于其他中医综合辅导书。我们充分研究近年来《中医综合考研大纲》，有条不紊、详细列出每个考点内容，精心提炼，不似教材版繁杂冗长，并投入大量精力透彻分析 30 年来（1991～2020）考试真题，在各考点后标注历年考查年份，帮助同学们掌握各考点考查动态，对各考点做到心中有丘壑。

要想成为一本好的辅导书，内容不仅要全面，更要精简。为达到此目的，我们精雕细琢各知识点，帮同学们进行有针对性的复习。此外，本书为笔记总结，不设置过多的试题，旨在方便同学们高效率背诵记忆。

备战考研是一个忍受寂寞的过程，不能与二三好友去游玩，也不能常与男 / 女友耳鬓厮磨。考研考的不仅是大量知识的积累，是不断强大的内心，更是矢志不渝的信念。也许备战过程中会浮躁、会懈怠、会动摇，但请你想想考研对个人的提升，也请你坚信《中医综合精华笔记》始终陪伴着你，我们这些编委始终默默在你们后面，为你们加油打气，相信《中医综合精华笔记》能为你带去一片晴空万里。

人无完人，书无完书。由于书中所涉内容繁浩，加之中医博大精深，不足之处在所难免，敬请广大考研朋友不吝指正。您的意见和建议是我们进步的不竭动力，欢迎您以电子邮件的形式（邮箱：2065991882@qq.com）反映问题。

最后，在本书组稿过程中，我们得到江西中医药大学、中国中医药出版社在人力、物力上给予的大力支持，特别要感谢双惟实践班班主任、江西中医药大学原党委书记刘红宁教授，以及双惟实践班指导老师章文春老师、温泉老师、刘海老师、吴俊老师、任淑慧老师、刘运锋老师等，同时也要感谢出版社李艳玲老师及其他整理者的艰辛努力，稿凡数易，深表钦佩，并致以诚挚的谢意！

《硕士研究生入学考试中医综合精
华笔记·中药方剂中内分册》编委会
2020 年 3 月

使用说明

▶ 总 体

红色字体为历年真题考查的相关内容，2020年考试大纲新增内容用红色双划线标出，考试大纲新增内容一般未来几年会考查到，大家熟记。重要考点都标出历年出题的频次，比如，2010年底的单选题，标注为“10”，2010年的多选题，标注为“10X”，凡是只写年份的，没有“X”符号的，都是单选题。

▶ 中药篇

带★的中药为考纲要求的重点药，红色字体为历年真题考查的相关内容，黑色加粗为重点掌握内容（主要包括该中药的主要特点和个性）。各论药用部位依据最新考试大纲，现已删除。各论药物用量统一以全国中医药行业高等教育“十三五”规划教材（以下简称“十三五”）为准。性味归经、功效及主治应用部分整合了“十一五”“十二五”“十三五”三版教材的内容。功效部分使用边框的功效（如麻黄的散寒通滞功效）为附加功效（即考试会涉及，但教材功效一栏并未选入，在教材下面详细解说可以找到）。

▶ 方剂篇

方名右上方标的1、2、3数字是根据2020年考试大纲要求分别对应标注的一类方、二类方、三类方，红色字体为历年真题考查的相关内容，方剂篇分为方歌篇（含考试大纲要求所有方的组成、功用、主治）和方义篇。建议先掌握方歌部分，后掌握方义部分。标注在方名上的，考的是功效和主治，标注在方义上的，才是考对于方中药物的理解。其他特殊标志均为重点内容。配伍特点整合了“十一五”“十二五”“十三五”三版教材的内容。

▶ 中内篇

红色字体为历年真题考查的相关内容，临床表现中划线部分为该病证的主要临床表现。表格部分主要为该病的证型选方，表格下方为病证的比较、转化等考试大纲要求的内容，都需要掌握。辨证论治整合了“十一五”“十二五”“十三五”三版教材的内容，对证型进行了适当的增减，个别疾病辨证分型变动较大，现已单独成表列出。

目录

▶ 中医内科歌诀 / 169

▶ 中内篇 / 173

中医内科学 / 174

中药篇

笔记

中药学总论

一、概述

时期	著作及作者	特点
夏商周 公元前 21 世纪～ 公元前 221 年	西周·《诗经》	文学作品，我国现存文献中最早记载具体药物的书籍，收录 100 多种药用动、植物名称
	先秦·《山海经》	史地书，其中有关补药和预防的记载，反映了当时我国古代预防医学思想萌芽
	春秋战国·《黄帝内经》	奠定四气五味学说的理论基础；中药归经学说之先导；后世中药升降浮沉学说的理论依据
	先秦·《五十二病方》	载药 240 余种，医方 280 多个（93/00）
秦汉 公元前 221～ 公元 220 年	汉·《神农本草经》 简称《本经》	现存最早的本草（药学）专著，被奉为四大经典之一，载药 365 种，按药物功效不同分为上、中、下三品 首次提出药有“寒热温凉”四气；首次记载“大黄、石膏”；初步总结了四气五味、配伍法度、服药方法（01）
两晋南北朝 公元 265～581 年	梁·陶弘景（456–536 年） 《本草经集注》	本草专著，载药 730 种，首创按药物自然属性分类方法，首创“诸病通用药”，首将芍药分为赤芍、白芍两种 首见“服药食忌例”；初步确立古代综合本草模式（94/08）
	雷敩（音 xiào）《雷公炮炙论》	我国第一部炮制专著，系统介绍了 300 种中药炮制方法 标志着本草新分支学科的产生
隋唐 公元 581～907 年		我国使用激素制剂始于唐代
	《新修本草》 又称《唐本草》 唐显庆四年（公元 659 年）	载药 850 种（一说为 844 种），图文对照，我国历史上第一部官修本草著作，世界上最早的一部药典学著作，首载“山楂”的本草文献，记载了用羊肝治夜盲症和改善视力的经验（00/07）
	陈藏器《本草拾遗》（01）	最早提出“十剂”分类法，中药按功效分类的开始（10） 记录了人胞作为强壮剂的效力

（续表）

时期	著作及作者	特点
隋唐 公元 581 ～ 907 年	甄权《药性论》（98）	首次记载“神曲”功效的医著
	孟诜（音 shēn）《食疗本草》 李珣《海药本草》	对某些食物药和外来药，都有了专门研究
宋金元 公元 960 ～ 1368 年	唐慎微《经史证类备急本草》 简称《证类本草》（93/96）	载药 1746 种，附方 3000 余首，始载“苍术”之名
	元・忽思慧《饮膳正要》	饮食疗法的专门著作，首次记载了用蒸馏法的工艺制酒
	《开宝本草》《嘉祐本草》	宋代的官修本草
	《图经本草》 （一名《本草图经》）	官修本草，我国现存最早的版刻本草图谱
	寇宗奭（shì）《本草衍义》	最早提出要按年龄老少、体质强弱、疾病新久等决定药量，首次提出将“四气”改为“四性”（99/01）
明代 公元 1368 ～ 1644 年	李时珍《本草纲目》 公元 1578 年	载药 1892 种（收载药物数最多），附图 1109 幅，附方 11096 首，新增药 374 种，本书按药物自然属性分为 16 部 62 类（14）
	《本草品汇精要》	附图 1300 余幅，我国古代（封建社会）最后一部大型官修本草（04）
	缪希雍《炮炙大法》（99）	明代影响最大的炮制专著，“雷公炮制十七法”
	《白猿经》（91/98）	我国最早记载提炼制成乌头碱结晶的文献
	兰茂《滇南本草》	我国现存内容最丰富的古代地方本草
清代 公元 1644 ～ 1912 年	赵学敏《本草纲目拾遗》	载药 921 种，新增 716 种（增收新药最多的本草文献） 首载冬虫夏草、鸦胆子、太子参的本草文献（99/06）

二、道地药材与中药炮制

1. 常用道地药材产地（05/12）

【道地药材】历史悠久、产地适宜、品种优良、产量宏丰、炮制考究、疗效突出、带有地域特点（95）。

甘肃：当归；宁夏：枸杞；青海：大黄；内蒙古：黄芪；山西：党参；山东：阿胶；浙江：浙贝母；江苏：薄荷、苍术；广东：陈皮、砂仁；云南：三七、茯苓；东北：人参、细辛、五味子；四川：黄连、川芎、川贝母、乌头/附子；河南：牛膝、山药、菊花、地黄（"四大怀药"）。

2. 中药炮制

【炮制】炮制，古时又称"炮炙""修事""修治"，是指药物在应用前或制成各种剂型前，根据医疗、调制、制剂的需要，而进行必要的加工处理的过程，它是我国的一项传统制药技术。由于中药材大都是生药，其中不少的药物必须经过一定的炮制处理，才能符合临床用药的需要。按照不同的药性和治疗要求又有多种炮制方法，同时有毒之品必须经过炮制后才能确保用药安全。有些药材的炮制还要加用适宜的辅料，并且注意操作技术和掌握火候，故《本草蒙筌》谓："凡药制造，贵在适中，不及则功效难求，太过则气味反失。"可见炮制是否得当对保障药效、用药安全、便于制剂和调剂都有十分重要的意义。

3. 药物的采收季节（95/07）

药用部位	采收时间	药物名称
叶类	花蕾将放或正盛开时	枇杷叶、荷叶、大青叶、艾叶（桑叶需在深秋经霜后采集）
花、花粉	未开放的花蕾或刚开放的花朵	野菊花、金银花、月季花、旋覆花（蒲黄之类花粉入药者，则须在花朵盛开时采集）
全草类药材	植株成长充分或者开花时	益母草、荆芥等
果实、种子	果实成熟时采收	瓜蒌、槟榔、马兜铃
	果实未成熟时采收	青皮、枳实、覆盆子、乌梅
	种子完全成熟后	莲子、银杏、沙苑子、菟丝子
	种子成熟后割取全草	车前子、苏子
	刚成熟时采集	茴香、牵牛子、豆蔻等
	略熟时于清晨或傍晚时分采收	枸杞子、女贞子等
根、根茎	早春或晚秋（二月、八月）采收（大多数）	天麻、葛根、玉竹、大黄、桔梗、苍术
	夏天采收	半夏、太子参、延胡索
树皮、根皮	春夏（清明至夏至间）植物生长时	黄柏、杜仲、厚朴
	秋后采收	牡丹皮、苦楝皮、地骨皮
动物昆虫类	根据生长活动季节采集	
	全蝎、土鳖虫、地龙、斑蝥等地下的小动物	夏末秋初
	桑螵蛸、露蜂房	秋季卵鞘、蜂巢形成后
	石决明、牡蛎、蛤壳、瓦楞子等海生贝壳类	夏秋季
矿物药材	不拘时间	

4. 药用部位

药用部位	药物名称
【全草】	益母草（92X）
【地上部分】	益母草、豨莶草、灯心草、泽兰、荆芥、紫苏
【花粉】	蒲黄（02）
【果实】（92X）	马兜铃、瓜蒌、槟榔
【种子】	决明子、白果
【带花的果穗】	夏枯草（93）
【根】（92X/01）	大黄、生地黄、黄芩、紫草、茜草、龙胆草、天花粉（栝楼根）
【茎】	天麻、薤白

5. 炮制的目的

炮制分类	功效及运用
【盐制】可引药下行、增强疗效、缓和药物辛燥之性（91）	*常用药物：知母、黄柏——可增强滋阴降火、清热凉血的作用 杜仲、补骨脂、沙苑子——可增强补肝肾的作用 泽泻、车前子——可增强泻热利尿的作用 荔枝核、橘核、小茴香——可增强疗疝止痛的功效
【醋制】可引药入肝经，增强活血止痛的作用（93/95/16）	*常用药物：大戟、芫花、甘遂、商陆——降低毒性（04） 柴胡、香附、青皮、延胡索、自然铜——增强活血的功效（16） 五灵脂——矫味矫臭 三棱、莪术——增强祛瘀止痛的功效（16） 穿山甲、皂矾

（续表）

炮制分类	功效及运用
【酒制】	可引药上行、矫味矫臭，增强活血化瘀、止泻止血、清热消痰的作用
【炮制的目的】	①纯净药材，保证质量，分拣药物，区分等级 ②切制饮片，便于调剂制剂 ③干燥药材，利于贮藏 ④矫味、矫臭，便于服用 ⑤降低毒副作用，保证安全用药 ⑥增强药物功能，提高临床疗效 ⑦改变药物性能，扩大应用范围 ⑧引药入经，便于定向用药

6. 炮制方法

炮制方法	炮制种类
【修治】	①纯净药材；②粉碎药材（粉甘草是指：加工时去皮者）；③切制药材
【水制】	①漂洗；②浸泡；③闷润；④喷洒；⑤水飞：矿物类、甲壳类（朱砂、炉甘石、滑石、蛤粉、雄黄）（02/06/12）
【火制】	①炒：焦白术、大黄炭、地榆炭、荆芥炭。炒黄、炒焦使药材易于粉碎加工，并缓和药性。种子类药材炒后则煎煮时有效成分易于溶出。②炙：改变药性，增强疗效或降低毒副作用，如盐炙杜仲、黄柏。③烫。④煅。⑤煨
【水火共制】（95/98）	①煮法；②蒸法；③炖法；④燀法；⑤淬法
【其他】	①制霜；②发酵：神曲、建曲、半夏曲；③精制；④药拌；⑤发芽

三、中药性能

药性理论

1. 四气： 寒凉药有清热泻火、凉血解毒等功效；温热药有温经散寒、补火助阳等功效。

2. 五味： “酸、苦、甘、辛、咸”，还有淡味和涩味（06/17X）。

辛（98X/07）	能散——发散——表证 能行——行气、行血——气血阻滞证 辛香——化湿醒脾、解暑辟秽、开窍醒神
甘（98）	能补——补益气血阴阳——虚证 能和——和中、调和药性——脾胃不和、调和诸药 能缓——缓急止痛、缓和药食中毒
淡	能渗、能利——利水渗湿——水湿内停
酸（95/11）	能收、能涩——收敛固涩——滑脱不禁 还可生津、开胃、消食、安蛔
咸（98X/09）	能下——泻下通便——大便秘结 能软——软坚散结——瘰疬瘿瘤、癥瘕痞块 入肾——入肾补虚
苦（91/05/13）	能泄——通泄大便——便秘 降泄气逆——喘咳呕吐 清泄火热——火热证 能燥——燥湿——湿证 能坚——坚阴（泻火存阴）——实热证、阴虚火旺证
涩	涩为酸之变味——能收

3. 升降浮沉★： “诸花皆升，旋覆独降；诸子皆降，苍耳独升”（07）。

升降浮沉：升——上升提举；降——下达降逆；浮——向外发散；沉——向内收敛。

升浮：上行向外——辛甘之味、温热之性（99/02）。例如：升阳发表、祛风散寒、涌吐、开窍。

沉降：下行向内——酸苦咸涩之味、寒凉之性（08/10/12/15X）。例如：清热、泻下、利水渗湿、重镇安神、潜阳息风、消导积滞、降逆止呕、固涩、止咳平喘。

4. 归经★： 主归心肝经的药物是——活血化瘀药、安神药、补血药（98X/09X）。

5. 毒性： 略。

四、中药配伍、禁忌及用法

1. 七情（04X/06）

分类	概念及作用	运用
单行	“独行者，单方不用辅也”——单用一味药	
相须	“相须者，同类不可离也”——增效	例如：麻黄配桂枝、全蝎配蜈蚣（92/10）
相使	“相使者，我之佐使也”——增效	例如：石膏配牛膝、黄连配木香（小茴香 / 吴茱萸）、黄芪配茯苓、黄柏配苍术、枸杞子配菊花（98/00/07/09/11）
相畏	“相畏者，受彼之制也”——减毒	例如：半夏畏生姜，天南星配生姜；一种药物的毒副作用被另一种药物所抑制（00）
相杀	“相杀者，制彼之毒也”——减毒	例如：生姜杀半夏毒，绿豆配巴豆；一种药物能抑制另一种药物的毒副作用（09/20）
相恶	“相恶者，夺我之能也”——禁忌	例如：人参恶莱菔子（12）；一种药物的功效被另一种药物所破坏
相反	“相反者，两不相合也”——禁忌	例如：“十八反”“十九畏”——人参畏五灵脂（07）

2. 中药的用药禁忌

分类	内容	运用
（1）配伍禁忌（05X/06/06X）	“十八反”《儒门事亲》 本草明言十八反，半蒌贝蔹及攻乌； 藻戟遂芫俱战草，诸参辛芍叛藜芦 （93/97/98/05X/06X/07/08X/09/11X/13X/14X/16X/17X/18X）	①反乌头——半夏、瓜蒌类（如：天花粉）、贝母、白蔹、白及 ②反甘草——海藻、大戟、甘遂、芫花 ③反藜芦——人参、玄参、丹参、沙参、苦参、党参、西洋参、细辛、芍药（太子参除外）
	“十九畏”《医经小学》 硫黄原是火中精，朴硝一见便相争； 水银莫与砒霜见，狼毒最怕密陀僧； 巴豆性烈最为上，偏与牵牛不顺情； 丁香莫与郁金见，牙硝难合京三棱； 川乌草乌不顺犀，人参最怕五灵脂； 官桂善能调冷气，若逢石脂便相欺	①硫黄畏朴硝　②水银畏砒霜　③狼毒畏密陀僧 ④巴豆畏牵牛子　⑤丁香畏郁金　⑥牙硝畏三棱 ⑦川乌／草乌畏犀角　⑧人参畏五灵脂　⑨官桂畏赤石脂（03/08）
（2）妊娠用药禁忌（05X/12/18）	①慎用：包括通经祛瘀、行气破滞及辛热滑利之品	如桃仁、红花、牛膝、大黄、番泻叶、枳实、附子、肉桂、干姜、木通、冬葵子、瞿麦、蝉蜕等（20X）
	②禁用：指毒性较强或药性猛烈的药物	如巴豆、牵牛、大戟、商陆、麝香、三棱、莪术、水蛭、斑蝥、雄黄、砒霜等
（3）服药饮食禁忌	①一般应忌食生冷、油腻、腥膻、有刺激性的食物 ②热性病：忌食辛辣、油腻、煎炸性食物；寒性病：忌食生冷食物、清凉饮料等 ③胸痹：忌食肥肉、脂肪、动物内脏及烟、酒等 ④肝阳上亢头晕目眩、烦躁易怒等：忌食胡椒、辣椒、大蒜、白酒等辛热助阳之品；黄疸胁痛：忌食动物脂肪及辛辣烟酒刺激物品 ⑤脾胃虚弱：忌食油炸黏腻、寒冷固硬、不易消化的食物；肾病水肿：忌食盐、碱过多的和酸辣太过的刺激食品 ⑥疮疡、皮肤病：忌食鱼、虾、蟹等腥膻发物及辛辣刺激性食品	

3. 中药的剂量与用法

（1）汤剂的煎煮方法

分类	运用	
①先煎（11）	如磁石、代赭石、生铁落、生石膏、寒水石、紫石英、龙骨、牡蛎、海蛤壳、瓦楞子、珍珠母、石决明、紫贝齿、龟甲、鳖甲、石斛等，应打碎先煎。附子、乌头等毒副作用较强的药物应先煎	
②后下（14X）	如薄荷、青蒿、香薷、木香、砂仁、肉桂、沉香、白豆蔻、草豆蔻等，宜后下。钩藤、大黄、鱼腥草、番泻叶等，为防止破坏其有效成分也不宜久煎，应后下（08）	
③包煎（05/10X/13X）	黏性强、粉末状及带有绒毛的药物	如蛤粉、滑石、青黛、旋覆花、车前子、蒲黄、灶心土、辛夷、海金沙、五灵脂、葶苈子等
④另煎	某些贵重药材	如人参、西洋参、羚羊角、麝香、鹿茸等
⑤溶化（烊化）	如阿胶、鹿角胶、鸡血藤及蜂蜜、饴糖等	
⑥泡服	如藏红花、番泻叶、胖大海等	
⑦冲服	某些贵重药材，常研成细末，用温开水或其他煎液冲服	如麝香、牛黄、珍珠、羚羊角、西洋参、鹿茸、人参、蛤蚧等
	某些药物高温容易破坏药效或有效成分难溶于水，也只能做散剂冲服	如雷丸、鹤草芽、鸡内金、甘遂、朱砂等
⑧煎汤代水（07）	如灶心土、玉米须、丝瓜络、金钱草等	

（2）服药时间（02X/04X）

①饭前服：滋补药，或病位在胸腹以下，如胃、肝、肾等脏疾患；

②饭后服：健胃消食药和对胃肠刺激性较大，或病位在胸膈以上，如眩晕、头痛、目疾、咽痛等；

③空腹服：驱虫药，泻下药；

④睡前服：安神药，缓下药；

⑤无论饭前饭后，都要在饭前后 1 ～ 2 小时服用，以免影响疗效。

中药学各论

第一章 解表药

第一节 发散风寒药

药名	药性	共性	个性：作用特点	个性：功效	应用
麻黄★ 2～10g	辛、微苦，温。归肺、膀胱经	**发汗解表**	①善于宣肺气、开腠理、透毛窍而发汗解表，发汗力强，为**发汗解表之要药**，适宜于无汗表实证，每与桂枝相须为用 ②善平喘，为**治疗肺气壅遏所致喘咳的要药**，常与杏仁相使为用	发汗解表 宣肺平喘 利水消肿 散寒通滞 （98X）	1. **风寒感冒**——麻黄汤 2. **咳嗽气喘**——三拗汤、麻杏石甘汤 3. **风水水肿**——越婢加术汤 4. **风寒痹证**，**阴疽，痰核**——阳和汤
桂枝★ 3～10g	辛、甘，温。归心、肺、膀胱经 （09）		①**善于宣阳气于卫分**，畅营血于肌表而**发汗解肌**，不论表实无汗、表虚有汗及阳虚受寒均宜 ②本品辛温助热，易伤阴动血（17） ③合芍药有调和营卫之功（92X/94X）	发汗解肌 温通经脉 助阳化气 平冲降逆 （10）	1. **风寒感冒**——麻黄汤、桂枝汤 2. **寒凝血滞诸痛证**——枳实薤白桂枝汤 3. **痰饮、蓄水证**——苓桂术甘汤、五苓散 4. **心悸**——炙甘草汤、桂枝加桂汤
紫苏叶★ （14X） 5～10g	辛，温。归肺、脾经	**解表散寒，解鱼蟹毒**	**外能解表散寒，内能行气宽中，且略兼化痰止咳**之功，风寒表证兼气滞或咳喘痰多者尤为适宜	**解表散寒** **行气和胃** **理气安胎** **解鱼蟹毒**	1. **风寒感冒**——香苏散、杏苏散 2. **脾胃气滞**，**胸闷呕吐**——**半夏厚朴汤**（01） 3. **气滞胎动不安** 4. **鱼蟹中毒**
生姜★ 3～10g	辛，微温。归肺、脾、胃经		**善于温中止呕**，素有“**呕家圣药**”之称；合大枣有调和营卫之功（94X）	**解表散寒** **温中止呕** **温肺止咳** **解半夏、天南星、鱼蟹毒** （01X）	1. **风寒感冒** 2. **脾胃寒证** 3. **胃寒呕吐**——小半夏汤 4. **肺寒咳嗽**——三拗汤、二陈汤 5. **鱼蟹等食物中毒，生半夏、生南星等药物之毒**

（续表）

药名	药性	共性	个性：作用特点	个性：功效	应用
香薷★ 3～10g	辛，微温。 归肺、脾、胃经	外能发汗解表，内能化湿和中，素有“夏月麻黄”之称，善治阴暑证。又能利水消肿（99）			1. 风寒感冒——香薷散 2. 阴暑证——新加香薷饮 3. 水肿脚气，小便不利
荆芥★ （14X） 5～10g	辛，微温。 归肺、肝经	祛风解表 （微温不燥热） （08X）	①辛温解表药中药性最为平和之品，外感表证无论风寒、风热均宜 ②质轻透散，透表之力较防风强 ③发表透疮宜生用；止血宜炒用；荆芥穗更长于祛风	祛风解表 透疹消疮 止血（十二五） （05）	1. 外感表证——荆防败毒散、银翘散 2. 麻疹不透、风疹瘙痒 3. 疮疡初起兼有表证 4. 吐衄下血（十二五）
防风★ 5～10g	辛、甘，微温。归膀胱、肝、脾经		①质松而润，祛风之力较强，为“风药之润剂”“治风通用之品” ②既能散外风，又能息内风（98）	祛风解表 胜湿止痛 止痉 升清燥湿止泻 （93X）	1. 外感表证——荆防败毒散、羌活胜湿汤、玉屏风散 2. 风疹瘙痒——消风散、防风通圣散 3. 风湿痹痛——蠲痹汤 4. 破伤风证——玉真散 5. 脾虚湿盛清阳不升之泄泻——升阳益胃汤 6. 肝郁乘脾之腹泻而痛——痛泻要方
细辛★ （05） 煎服1～3g 散剂0.5～1g 外用，适量	辛，温。 有小毒 （十二五）。 归肺、肾、心经。反藜芦	解表散寒， 祛风止痛 （辛温香燥） （13） 通鼻窍	①外能发散风寒，内能温肺化饮 ②既入肺经散在表之风寒，又入肾经而除在里之寒邪，表寒、里寒均可使用 ③善于散寒，且止痛之力颇强，尤适于各种寒性痛证，少阴头痛（09X）	解表散寒 祛风止痛 通窍 温肺化饮 （97X/00X/07）	1. 风寒感冒——九味羌活汤、麻黄附子细辛汤 2. 头痛，牙痛，风湿痹痛——川芎茶调散、独活寄生汤 3. 鼻渊 4. 肺寒咳喘——小青龙汤、苓甘五味姜辛汤
白芷★ 3～10g	辛，温。归肺、胃、大肠经		长于止痛、通鼻窍，且善入足阳明胃经，故阳明经头面诸痛尤为多用，如头额痛、牙龈肿痛（01）	解表散寒 祛风止痛 通鼻窍 燥湿止带 消肿排脓 祛风止痒 （91）	1. 风寒感冒——九味羌活汤 2. 头痛、牙痛、风湿痹痛等痛证——川芎茶调散 3. 鼻渊——苍耳子散 4. 带下证 5. 疮痈肿毒——仙方活命饮、托里消毒散 6. 皮肤风湿瘙痒（07）

（续表）

药名	药性	共性	个性：作用特点	个性：功效	应用
羌活★ 3～10g	辛、苦，温。归膀胱、肾经	胜湿	【功效】解表散寒，祛风胜湿，止痛 ①长于解表散寒，被誉为“却乱反正之主帅，非时感冒之仙药” ②祛风胜湿止痛之力较强，且善入足太阳膀胱经，以除头项肩背之痛见长，故上半身风寒湿痹、肩背肢节疼痛者尤为多用		1. 风寒感冒——九味羌活汤、羌活胜湿汤 2. 风寒湿痹——蠲痹汤（07）
藁本	辛，温。归膀胱经	胜湿	【功效】祛风散寒，除湿止痛 辛温香燥，性味俱升，善达颠顶，尤善治外感风寒，颠顶头痛甚者		1. 风寒感冒，巅顶疼痛 2. 风寒湿痹
苍耳子★ 3～10g	辛、苦，温。有毒。归肺经	发散风寒，通鼻窍，主治鼻渊	①善通鼻窍以除鼻塞、止前额及鼻内胀痛，为治鼻渊之良药 ②“诸花皆升，旋覆花独降；诸子皆降，苍耳子独升”	发散风寒 通鼻窍 祛风湿，止痛 （14）	1. 风寒感冒 2. 鼻渊——苍耳子散 3. 风湿痹痛 4. 风疹瘙痒 5. 疥癣麻风
辛夷	辛，温。归肺、胃经	发散风寒，通鼻窍，主治鼻渊	外能祛除风寒邪气，内能升达肺胃清气，善通鼻窍，为治鼻渊头痛、鼻塞流涕之要药	发散风寒 通鼻窍	1. 风寒感冒 2. 鼻塞、鼻渊——苍耳子散
葱白	辛，温。归肺、胃经	【功效】发汗解表，散寒通阳，散结通络下乳，解毒			1. 风寒感冒 2. 阴盛格阳——白通汤 3. 乳汁郁滞不下，乳房胀痛 4. 疮痈肿毒

第二节　发散风热药

药名	药性	共性	个性：作用特点	个性：功效	应用
薄荷★ （14X） 3～6g 后下	辛，凉。归肺、肝经		①辛凉芳香、清轻凉散，辛凉解表药中**辛散之性最强**之品 ②且有一定**发汗**作用 ③轻扬升浮、芳香通窍，功善**疏散上焦风热**，清头目，**利咽喉** ④**芳香辟秽**，兼能**化湿和中**	疏散风热 清利头目 利咽透疹 疏肝行气 芳香辟秽 化湿和中 （11）	1. 风热感冒，温病初起——银翘散 2. 风热头痛，目赤多泪，**咽喉肿痛** 3. 麻疹不透，风疹瘙痒——竹叶柳蒡汤 4. 肝郁气滞，胸闷胁痛——逍遥散（01） 5. 夏令感受暑湿秽浊之气（06）
牛蒡子★ 6～12g	辛、苦，寒。归肺、胃经	疏散风热，利咽透疹（02/04/11）	①辛散苦泄，性寒滑利，长于宣肺祛痰，清利咽喉 ②外散风热，内解热毒（96） ③脾虚便溏者忌用（16X）	疏散风热 宣肺祛痰 利咽透疹 解毒消肿 滑肠通便 （96/97/03X）	1. 风热感冒，温病初起——银翘散 2. 麻疹不透，风疹瘙痒——竹叶柳蒡汤、消风散 3. 痈肿疮毒，丹毒，痄腮，喉痹——普济消毒饮
蝉蜕★ 3～6g	甘，寒。归肺、肝经		①甘寒质轻，长于**疏散肺经风热以利咽疗哑**，透疹上痒 ②且入肝经，既善**疏散肝经风热而明目退翳**，又可**凉肝息风止痉**，治疗小儿急慢惊风，破伤风证	疏散风热 利咽开音，透疹 明目退翳 凉肝息风止痉 镇静安神 （96）	1. 风热感冒，温病初起，**咽痛音哑** 2. 麻疹不透，风疹瘙痒——消风散 3. 目赤翳障 4. 急慢惊风，破伤风证——五虎追风散 5. 小儿夜啼不安
桑叶★ 5～10g	甘、苦，寒。归肺、肝经	疏散风热，平抑肝阳，清肝明目（94/16X）	①疏散风热之力缓和，但能**清肺热、润肺燥** ②**外能疏散风热，内能清泄肝热**，还可**甘润益阴以明目**，常用治风热上攻、肝火上炎所致目疾	疏散风热 清肺润燥 平抑肝阳 清肝明目 凉血止血 （98/04/16X）	1. 风热感冒，温病初起——桑菊饮 2. **肺热咳嗽、燥热咳嗽**——桑杏汤、清燥救肺汤 3. 肝阳上亢眩晕 4. 目赤昏花 5. 血热妄行之咳血、吐血、衄血
菊花★ 5～10g	辛、甘、苦，微寒。归肺、肝经		①发散表邪之力不强，常与桑叶相须为用 ②疏散风热宜用黄菊花，清肝明目宜白菊花，清热解毒宜野菊花（96）	疏散风热 平抑肝阳 清肝明目 清热解毒 （94/96/16X）	1. 风热感冒，温病初起——桑菊饮 2. 肝阳上亢，头痛眩晕——羚角钩藤汤 3. 目赤昏花——杞菊地黄丸 4. 疮痈肿毒

（续表）

药名	药性	共性	个性			应用
				作用特点	功效	
蔓荆子★ 5～10g	辛、苦，微寒。归膀胱、肝、胃经	【功效】疏散风热，清利头目，祛风止痛 主治风热上攻头面所致病证（98/11）				1. 风热感冒，头昏头痛 2. 目赤肿痛 3. 耳鸣耳聋——益气聪明汤 4. 风湿痹痛——羌活胜湿汤
柴胡★ 3～10g	苦、辛，微寒。归肝、胆、肺经（95X）	发表升阳	升阳举陷	①善于解表退热，无论风热、风寒皆可，柴胡注射液对外感发热，有较好的解表退热作用 ②透散少阳半表半里之邪，为治少阳证之要药，常配黄芩和解少阳（92X） ③辛行苦泄，性善条达肝气，疏肝解郁，常与白芍同用	解表退热 疏肝解郁 升举阳气 截疟 （98/16）	1. 表证发热及少阳证——正柴胡饮、柴葛解肌汤、小柴胡汤 2. 肝郁气滞——柴胡疏肝散、逍遥散 3. 气虚下陷，脏器脱垂——补中益气汤 4. 疟疾
升麻★ 3～10g	辛、微甘，微寒。归肺、脾、胃、大肠经	发表升阳	升阳举陷	①以清热解毒功效见长，为清热解毒之良药，尤善清解阳明热毒 ②入脾胃经，善引脾胃清阳之气上升，其升提之力较柴胡为强	解表透疹 清热解毒 升举阳气 化斑 （16）	1. 外感表证 2. 麻疹不透——升麻葛根汤 3. 齿痛口疮，咽喉肿痛，温毒发斑——清胃散、普济消毒饮、升麻黄连汤 4. 气虚下陷，脏器脱垂，崩漏下血——补中益气汤、升陷汤、举元煎
葛根★ 10～15g	甘、辛，凉。归脾、胃、肺经	发表升阳	升阳止泻	①长于缓解外邪郁阻、经气不利、筋脉失养所致的颈背强痛 ②主升脾胃清阳之气而达生津止渴、升阳止泻之功	解肌退热，透疹 生津止渴 升阳止泻 扩血管降压 通经活络 解酒毒 （12）	1. 表证发热，项背强痛——柴葛解肌汤、葛根汤、桂枝加葛根汤 2. 麻疹不透——升麻葛根汤、葛根解肌汤 3. 热病口渴，阴虚消渴——玉泉丸 4. 热泄热痢，脾虚泄泻——葛根芩连汤、七味白术散 5. 高血压病人“项紧”——愈风宁心片 6. 中风偏瘫，胸痹心痛，眩晕头痛 7. 酒毒伤中
淡豆豉	苦、辛，凉。归肺、胃经	【功效】解表除烦，宣发郁热（和中止呕、解毒）（97）				1. 外感表证——银翘散、葱豉汤 2. 热病烦闷——栀子豉汤
浮萍	辛，寒。归肺、膀胱经	【功效】发汗解表，宣散风热，透疹止痒，利尿消肿（98X） 上可开宣肺气而发汗解表，下可通调水道而利尿消肿，还可透疹止痒				1. 风热感冒 2. 麻疹不透 3. 风疹瘙痒 4. 水肿尿少

第二章　清热药

第一节　清热泻火药

药名	药性	共性	个性		应用
			作用特点	功效	
石膏★ 15～60g 先煎	甘、辛，大寒。归肺、胃经	①清热泻火 清气分热 清肺胃热 ②除烦止渴	①辛甘大寒，清热泻火力强，长于清解（清热之中并能解肌） ②偏重清泻肺胃实火	祛暑热 生用： 清热泻火 除烦止渴 煅用： 敛疮生肌 收湿止血	1. 温热病气分实热证——白虎汤 2. 温病气血两燔——化斑汤 3. 暑热初起，或热病后期——竹叶石膏汤（08） 4. 肺热喘咳证——麻杏石甘汤（20） 5. 胃火牙痛、头痛，实热消渴——清胃散、玉女煎（20） 6. 溃疡不敛，湿疹瘙痒，水火烫伤，外伤出血
知母★ （92X） 6～12g	苦、甘，寒。归肺、胃、肾经 （00/03X）		①苦甘性寒，长于清润（清热之中并能滋阴润燥），善治外感热病，高热烦渴者，常与石膏相须为用（99X） ②兼入肾经，偏于滋肾降火，常与黄柏同用 ③脾虚便溏者忌用（16X）	清热泻火 滋阴润燥 肾→滋阴降火 肺→养阴润燥 胃→生津止渴 肠→润肠通便 （16X）	1. 热病烦渴——白虎汤 2. 肺热燥咳（20） 3. 骨蒸潮热——知柏地黄丸（16X） 4. 内热消渴——玉液汤（20） 5. 肠燥便秘（97/08）
芦根★ 15～30g 鲜品加倍	甘，寒。归肺、胃经	①清热泻火 清气分热 清肺胃热 ②生津止渴	善清透肺热，还能祛痰排脓，用治肺热咳嗽及肺痈咳吐脓痰	清热泻火 生津止渴 除烦，止呕，利尿 （20）	1. 热病烦渴——五汁饮 2. 胃热呕哕（03X） 3. 肺热咳嗽，肺痈吐脓——桑菊饮、苇茎汤 4. 热淋涩痛（08X）

（续表）

药名	药性	共性	个性		应用
			作用特点	功效	
天花粉★ 10～15g	甘、微苦，微寒。归肺、胃经。反乌头类。孕妇忌用 （02/07）	**①清热泻火** 清气分热 清肺胃热 **②止津止渴**	①善清肺胃热，**尤以生津止渴功效为优** ②既能**清热泻火**而解毒，又能**消肿排脓**以疗疮，常用治**疮疡**，未成脓者可使其消散，脓已成者可溃疮排脓	清热泻火 生津止渴 消肿排脓 （13/20）	1. **热病烦渴**——沙参麦冬汤 2. **肺热燥咳** 3. **内热消渴**——玉壶丸 4. **疮疡肿毒**——仙方活命饮
淡竹叶	甘、淡，寒。归心、胃、小肠经	**①清热泻火** 清气分热 清肺胃心热 **②除烦，利尿** 清心除烦 清热利尿	**【功效】清热泻火，除烦止渴，利尿通淋** **长于清热利尿**。功效类似于竹叶，目前多用淡竹叶代替竹叶		1. **热病烦渴** 2. **口疮尿赤、热淋涩痛**
栀子★ 6～10g	苦，寒。归心、肺、三焦经 （91/93X/03X）	**①清热泻火** **②解毒，利湿** 清热解毒 清利湿热	**清热泻火** 清气分热 通泻三焦（上清心肺、中清脾胃、下清肝胆） 栀子**通泻三焦之火，尤其长于清心热及肝胆湿热** 脾虚便溏者忌用（16X）	泻火除烦 清热利湿 凉血解毒 外用消肿止痛 焦栀子凉血止血 （92）	1. **热病心烦**——栀子豉汤、黄连解毒汤 2. **湿热黄疸**——茵陈蒿汤、栀子柏皮汤 3. 血淋涩痛——八正散（10） 4. **血热吐衄**——十灰散、黄连解毒汤 5. **目赤肿痛** 6. **火毒疮疡**
夏枯草★ （93） 9～15g	辛、苦，寒。归肝、胆经	**清肝明目，降血压**	①**清泻肝火之力较强**，清肝明目之中，**略兼养肝** ②夏枯草能够降低眼内压，**目珠疼痛首选药**	**清热泻火** **清肝明目** **散结消肿**	1. **目赤肿痛、头痛眩晕、目珠夜痛** 2. 瘰疬、瘿瘤（95X/14） 3. **乳痈肿痛**
决明子★ 9～15g 不宜久煎	甘、苦、咸，微寒。归肝、大肠经		**①明目之力较强** ②既能**清泻肝火**，又能**平抑肝阳**	清热明目 平抑肝阳 润肠通便 （95/16X）	1. **目赤肿痛，羞明多泪，目暗不明** 2. **头痛，眩晕** 3. 肠燥便秘（99X）
密蒙花	甘，微寒。归肝经	**清热泻火，养肝明目，退翳**	偏于清肝明目退翳（95）	**【功效】**清热泻火，养肝明目，退翳（91） **养肝，眼科虚实疾病均宜**	1. **目赤肿痛，羞明多泪，眼生翳膜** 2. **肝虚目暗，视物昏花**

第二节　清热燥湿药

药名	药性	共性	个性		应用
			作用特点	功效	
黄芩★ 3～10g	苦，寒。归肺、胆、脾、大肠、小肠经		①**清热泻火**：善清**肺火及上焦实热**，用治肺热壅遏所致咳嗽痰稠 ②**清热燥湿**：善清肺胃胆及大肠之湿热，**尤长于清中上焦湿热** ③**清热解毒**：清热解毒之力稍弱 ④用法：清热多生用，安胎多炒用，清上焦热可酒炙用，止血可炒炭用（17）	**清热燥湿** **泻火解毒** 凉血止血 安胎 （98/99/11X）	1. **湿温，暑湿，胸闷呕恶，湿热痞满，黄疸泻痢**——半夏泻心汤、葛根黄芩黄连汤 2. **肺热咳嗽，高热烦渴**——凉膈散 3. **血热吐衄** 4. **痈肿疮毒**——黄连解毒汤 5.（**血热**）**胎动不安**——泰山磐石散
黄连★ 2～5g	苦，寒。归心，脾、胃、肝、胆、大肠经 （92X/93X）	**清热燥湿，泻火解毒**	①**清热泻火**：**善清心、胃实火** ②**清热燥湿**：清热燥湿之力大于黄芩，**尤长于清中焦湿热** 善去脾胃大肠湿热，**为治泻痢要药**，单用有效 ③**清热解毒**：**清热解毒之力最强**，**尤善疔疖毒**	**清热燥湿** **泻火解毒**	1. **湿热痞满，呕吐吞酸**——半夏泻心汤、左金丸、连理汤 2. **湿热泻痢**——葛根黄芩黄连汤 3. **高热神昏，心烦不寐，血热吐衄**：邪火内炽，迫血妄行——清瘟败毒饮、黄连阿胶汤、交泰丸、泻心汤 4. **痈肿疖疮，目赤牙痛**——黄连解毒汤、清胃散 5. **消渴**（中消，胃火炽盛） 6. **外治湿疹、湿疮、耳道流脓**
黄柏★ 3～12g	苦，寒。归肾、膀胱经		①**清热泻火**：泻相火、除骨蒸；主入肾经而**善泻相火、除骨蒸**，常与知母相须为用 ②**清热燥湿**：长于**清泻下焦湿热**，治疗**湿热下注诸证**；善除**大肠湿热**以治泻痢，常和黄连同用 ③**清热解毒**：清热解毒之力**不及黄连**，内服外用均可	清热燥湿 泻火解毒 除骨蒸 （95）	1. **湿热带下，热淋涩痛**——易黄汤、萆薢分清饮 2. **湿热泻痢，黄疸**——白头翁汤、栀子柏皮汤 3. **湿热脚气，痿证**——三妙丸、虎潜丸 4. **骨蒸劳热，盗汗，遗精**——知柏地黄丸、大补阴丸 5. **疮疡肿毒，湿疹瘙痒**——黄连解毒汤
龙胆草★ 3～6g （09X）	苦，寒。归肝、胆经	**【功效】**清热燥湿，泻肝胆火 **尤善清下焦湿热，并主泻肝胆实火**。略能清热解毒			1. **湿热黄疸，阴肿阴痒，带下，湿疹瘙痒**——龙胆泻肝汤 2. 肝火头痛（20），目赤耳聋，胁痛口苦——龙胆泻肝汤（96） 3. **惊风抽搐**——当归芦荟丸

（续表）

药名	药性	共性	个性		应用
			作用特点	功效	
苦参★ 4.5～9g	苦，寒。归心、肝、胃、大肠、膀胱经。反藜芦	清热燥湿，解毒，止痒 主治皮肤病	既清热燥湿，又杀虫止痒，为治湿热带下及皮肤病的常用药	清热燥湿 杀虫利尿 祛风止痒 （99）	1. 湿热泻痢，便血，黄疸 2. 湿热带下，阴肿阴痒，湿疹湿疮，皮肤瘙痒，疥癣——消风散 3. 湿热小便不利
白鲜皮★ 5～10g	苦，寒。归脾、胃、膀胱经		既能清热燥湿，又能祛风解毒通痹，可治风湿热痹关节红肿热痛	清热燥湿 祛风解毒	1. 湿热疮毒，湿疹，疥癣 2. 湿热黄疸，风湿热痹（92/93X/97）
秦皮	苦、涩，寒。归肝、胆、大肠经	【功效】清热燥湿，收涩止痢，止带，清肝明目			1. 湿热泻痢，带下阴痒——白头翁汤 2. 肝热目赤肿痛、目生翳膜

第三节　清热解毒药

药名	药性	共性	个性		应用
			作用特点	功效	
金银花★ 6～15g	甘，寒。归肺、心、胃经	①清热解毒 ②疏散风热（透热达表，透营转气） ③清热泻火 清气分热 清心肺热 （03）	①透表散邪之力优于连翘 ②为治一切内痈外痈之要药	清热解毒 疏散风热 凉血止痢 （11）	1. 痈肿疔疮——仙方活命饮、五味消毒饮 2. 外感风热，温病初起——银翘散、清营汤、新加香薷饮（14X） 3. 热毒血痢（16） 4. 咽喉肿痛、小儿热疮及痱子
连翘★ 6～15g	苦，微寒，归肺、心、小肠经 （92X）		①长于清心解毒 ②善于消痈散结，素有“疮家圣药”之称	清热解毒 消肿散结 疏散风热 清心利尿	1. 痈肿疮毒，瘰疬痰核（95X） 2. 风热外感，温病初起——银翘散、清营汤、清宫汤（14X） 3. 热淋涩痛

（续表）

药名	药性	共性	个性：作用特点	个性：功效	应用
大青叶★ 叶片 9～15g 鲜品 30～60g （十二五）	苦、寒。归心、胃经	清热解毒，凉血消斑（抗病毒）（09）	又善利咽：①善解心胃二经实火热毒，又入血分凉血消斑，**用治温病心胃毒盛，气血两燔**	清热解毒 凉血消斑 （16）	1. 热入营血，温毒发斑（91X/10X） 2. 喉痹口疮，痄腮丹毒
板蓝根★ 9～15g	苦，寒。归心、胃经		又善利咽：②既清心胃实火，**又善解瘟疫时毒**，解毒利咽，凉血消肿之力较强	清热解毒 凉血利咽	1. 外感发热，温病初起，咽喉肿痛 2. 温毒发斑，痄腮，丹毒，痈肿疮毒——普济消毒饮（91X/10X）
青黛★ 难溶 1～3g，入丸散用	咸，寒。归肝、肺经		主清肝火，又泻肺热，且凉血止血，**主治肝火犯肺咳血**	清热解毒 凉血消斑 清肝泻火 息风定惊 止血，祛暑热（13X/16）	1. 温毒发斑，血热吐衄 2. 咽痛口疮，火毒疮疡 3. 咳嗽胸痛，痰中带血——黛蛤散 4. 暑热惊痫，惊风抽搐——碧玉散
蒲公英★ 10～15g	苦、甘，寒。归肝、胃经	解毒消肿散结	①又兼通经下乳，**为治疗乳痈之要药** ②**抗幽门螺旋杆菌**	清热解毒，消肿散结 利湿通淋 清肝明目，疏郁通乳 （95X/05）	1. 痈肿疔毒，乳痈内痈——五味消毒饮 2. 热淋涩痛，湿热黄疸 3. 目赤肿痛
紫花地丁★ 15～30g	苦、辛，寒。归心、肝经		功专解毒，**尤善治疗疮**	**清热解毒 凉血消肿**	1. 疔疮肿毒，乳痈肠痈——五味消毒饮 2. 毒蛇咬伤 3. 肝热目赤肿痛以及外感热病
野菊花	苦、辛，微寒。归肝、心经		**为治外科疔痈之良药**	**清热解毒 泻火平肝**	1. 痈疽疔疖，咽喉肿痛——五味消毒饮 2. 目赤肿痛，头痛眩晕 3. 湿疹、湿疮、风疹痒痛等
重楼★（蚤休、七叶一枝花） 3～9g	苦，微寒。有小毒。归肝经	**清热解毒， 消肿止痛， 凉肝定惊， 化瘀止血**	清热解毒，消肿止痛之力较强，**为治痈肿疔毒、毒蛇咬伤的常用药**	**清热解毒 消肿止痛 凉肝定惊 化瘀止血**	1. 痈肿疔疮，咽喉肿痛，毒蛇咬伤 2. 惊风抽搐 3. 跌打损伤

（续表）

药名	药性	共性	个性			应用
			作用特点		功效	
鱼腥草★ （08） 15～25g 不宜久煎	辛，微寒。归肺经	清热解毒消痈 （长于消内痈） （09）	主治肺痈	①又能排脓，为治疗肺痈之要药 ②亦为外痈疮毒常用之品	清热解毒 消痈排脓 利尿通淋 清热止痢 （94/96/06/16）	1. 肺痈吐脓，肺热咳嗽 2. 热毒疮痈 3. 湿热淋证 4. 湿热泻痢
大血藤 （红藤）	苦，平。归大肠、肝经		主治肠痈	长于清热解毒，消痈止痛，善散肠中瘀滞，为治肠痈要药	清热解毒 活血，祛风，止痛	1. 肠痈腹痛，热毒疮疡 2. 跌打损伤，经闭痛经 3. 风湿痹痛
败酱草	辛、苦，微寒。归胃、大肠、肝经			①长于消痈排脓，常和大血藤相须治疗肠痈，也治肺痈、肝痈 ②为治疗肠痈腹痛的首选药物	清热解毒 消痈排脓 祛瘀通经止痛 （94/16）	1. 肠痈肺痈，痈肿疮毒——薏苡附子败酱散 2. 产后瘀阻腹痛 3. 肝热目赤肿痛及赤白痢疾
射干★ 3～10g	苦，寒。归肺经	清热解毒 长于利咽喉， 主治咽喉肿痛		又能祛痰，兼散血消肿，尤宜于热结血瘀、痰热壅盛之咽喉肿痛	清热解毒 消痰，利咽	1. 咽喉肿痛 2. 痰盛咳喘——射干麻黄汤
山豆根★ 3～6g	苦，寒。有毒。归肺、胃经			大苦大寒，功善清肺火、解热毒，利咽消肿，治疗咽喉肿痛之要药 过量服用易引起呕吐、腹泻、胸闷、心悸等	清热解毒 利咽消肿	1. 咽喉肿痛 2. 牙龈肿痛 3. 湿热黄疸，肺热咳嗽，痈肿疮毒等证
马勃	辛，平。归肺经			①既能宣散肺经风热，又能清泻肺经实火，适用于风热袭肺或肺有郁热之咽痛失音 ②又能止血敛疮，故对喉证有出血和溃烂者尤为适宜	清热解毒 利咽，止血 （02X/09/12）	1. 咽喉肿痛，咳嗽失音 2. 吐血衄血，外伤出血

（续表）

药名	药性	共性	个性		应用
			作用特点	功效	
白头翁★ 9～15g	苦，寒。归胃、大肠经	清热解毒，长于凉血止痢，主治热毒血痢（93）	尤善于清胃肠湿热及血分热毒，故为治热毒血痢之良药	清热解毒 凉血止痢	1. 热毒血痢——白头翁汤 2. 疮痈肿毒 3. 阴痒带下 4. 血热出血以及温疟发热烦躁
马齿苋	酸，寒。归肝、大肠经		味酸而寒，入肝经血分，有清热凉血，收敛止血之效	清热解毒 凉血止血 止痢 （12）	1. 热毒血痢 2. 热毒疮疡 3. 崩漏，便血 4. 湿热淋证、带下等
鸦胆子	苦，寒。有小毒。归大肠、肝经		①又燥湿杀虫止痢，用治冷积久痢，口服灌肠并用 ②能清肝胆湿热，杀虫截疟，尤以间日疟及三日疟效佳	清热解毒 凉血止痢，截疟 外用腐蚀赘疣	1. 热毒血痢，冷积久痢（15） 2. 各型疟疾 3. 鸡眼赘疣
半边莲	辛，平。归心、小肠、肺经	清热解毒，利水祛湿	清热解毒，兼利水祛湿，宜于皮肤湿疮湿疹及手足疥癣	清热解毒 利水消肿	1. 疮痈肿毒，蛇虫咬伤 2. 腹胀水肿 3. 湿疮湿疹
白花蛇舌草	微苦、甘，寒。归胃、大肠、小肠经		清热解毒作用较强，广泛用于各种癌证的治疗	清热解毒 利湿通淋	1. 痈肿疮毒，咽喉肿痛，毒蛇咬伤 2. 各种癌证 3. 热淋涩痛 4. 湿热黄疸
山慈菇	甘、微辛，凉。归肝、脾经	清热解毒，消痈散结	解毒散结之力较强，广泛应用于癥瘕痞块和多种肿瘤	清热解毒 消痈散结 化痰	1. 痈疽疔毒，瘰疬痰核（95X） 2. 癥瘕痞块 3. 风痰所致癫痫等症
漏芦	苦，寒。归胃经		长于通经下乳，为治乳痈之良药，亦为产后乳汁不通的常用药	清热解毒 消痈散结 通经下乳 舒筋通脉	1. 乳痈肿痛，瘰疬疮毒 2. 乳汁不下 3. 湿痹拘挛

（续表）

药名	药性	共性	个性		应用
			作用特点	功效	
穿心莲	苦，寒。归心、肺、大肠、膀胱经	清热解毒	①善清肺火，还可清气分热、退烧，类似于黄芩 ②非常苦，又名“苦胆草”，入汤剂易致恶心呕吐	清热解毒 凉血，消肿 燥湿，止痢	1. 外感风热，温病初起（10X） 2. 肺热咳喘，肺痈吐脓，咽喉肿痛 3. 湿热泻痢，热淋涩痛，湿疹瘙痒 4. 痈肿疮毒，蛇虫咬伤
贯众* 5～10g	苦，微寒。有小毒。归肝、脾经		①有凉血止血之功，尤善治崩漏下血收缩子宫（孕妇慎用）（12） ②绵马贯众可驱绦虫，但有毒，不可逆性损伤视神经 ③杀虫及清热解毒宜生用；止血宜炒炭用（18）	清热解毒 凉血止血 杀虫（十二五） 驱虫（十三五） （09）	1. 风热感冒，温毒发斑（15X） 2. 血热出血 3. 虫积腹痛 4. 烧烫伤及妇人带下等病证（95X/14X）
土茯苓* （92X） 15～60g	甘、淡，平。归肝、胃经		解毒利湿，通利关节，兼解汞毒，为治梅毒之要药	解毒，除湿 通利关节	1. 杨梅毒疮，肢体拘挛（94X/98X） 2. 淋浊带下，湿疹瘙痒 3. 痈肿疮毒
熊胆* 0.25～0.5g	苦，寒。归肝、胆、心经	清热解毒，清肝明目	清脏腑热：清肝、心、肺、胃热 清肝热*（兼息风止痉）：对于惊风，既清肝热又直接息风止痉 清肺热（兼清热化痰）：用于肺热咳喘痰多	清热解毒 息风止痉 清肝明目 （02/15）	1. 热极生风，惊痫抽搐 2. 热毒疮痈 3. 目赤翳障 4. 黄疸，小儿疳积，风虫牙痛等

第四节 清热凉血药

药名	药性	共性	个性		应用
			作用特点	功效	
生地黄★ 10～15g	甘、苦，寒。归心、肝、肾经（04）	清热凉血，养阴生津（91）	养阴生津力强，为**凉血滋阴之要药**	清热凉血 养阴生津	1. 热入营血，舌绛烦渴、斑疹吐衄——清营汤（91X） 2. **阴虚内热，骨蒸劳热**——青蒿鳖甲汤 3. 津伤口渴，内热消渴，肠燥便秘——益胃汤、增液汤（01）
玄参★ 9～15g	甘、苦、咸，微寒。归肺、胃、肾经。反藜芦		**长于泻火解毒散结**	**清热凉血 泻火解毒 软坚散结 滋阴**	1. 温邪入营，内陷心包，温毒发斑——清营汤、清宫汤、化斑汤（91X） 2. 热病伤阴，津伤便秘，骨蒸劳嗽——增液汤、百合固金汤（01） 3. 目赤咽痛，瘰疬，白喉，痈肿疮毒——普济消毒饮、消瘰丸、四妙勇安汤（95X）
牡丹皮★ 6～12g	苦、辛，微寒。归心、肝、肾经	清热凉血，活血化瘀止痛 凉血不留瘀，活血不妄行（98）	①清热凉血之力较强，且善于清透阴分伏热，为治无汗骨蒸之要药（99X） ②善于**散瘀消痈**，治火毒炽盛，痈肿疮毒	清热凉血 活血祛瘀 退虚热，消内痈 （01/03）	1. 温毒发斑，血热吐衄——十灰散，滋水清肝饮（91X） 2. **温病伤阴，阴虚发热，夜热早凉，无汗骨蒸**——青蒿鳖甲汤（16X） 3. 血滞经闭、痛经，跌打伤痛——桂枝茯苓丸（02X） 4. **痈肿疮毒**——大黄牡丹皮汤
赤芍★ 6～12g	苦，微寒。归肝经。反藜芦		①**散瘀止痛之力较强** ②苦寒入肝经，长于**清泻肝火**	清热凉血 散瘀止痛 泻肝火 （14）	1. 温毒发斑，血热吐衄（91X） 2. **目赤肿痛，痈肿疮疡**——仙方活命饮 3. 肝郁胁痛，经闭痛经，癥瘕腹痛，跌打损伤——少腹逐瘀汤（02X）
水牛角★ 角 15～30g 先煎3h 冲服1.5～3g	苦，寒。归心、肝经（92X/93X）	**凉血解毒**	**泻火解毒**之力较紫草强，常作为**犀角的代用品**	**清热凉血，解毒定惊** **泻火** 清气分热、退壮热 清心、肝热	1. **温病高热，神昏谵语，惊风，癫狂**——紫雪、清开灵注射液 2. 血热妄行斑疹、吐衄（91X） 3. **痈肿疮疡，咽喉肿痛**
紫草	甘、咸，寒。归心、肝经		**长于透疹**，主治血热毒盛斑疹紫黑及麻疹不透	清热凉血 活血消肿 解毒透疹消斑 （96/04）	1. **温病血热毒盛，斑疹紫黑，麻疹不透** 2. **疮疡，湿疹，水火烫伤**——生肌玉红膏

第五节　清虚热药

药名	药性	共性	个性		个性	应用
			作用特点		功效	
青蒿★ 6～12g 后下	苦、辛，寒。归肝、胆经	清虚热，凉血	除骨蒸	①清中兼透，长于清透阴分伏热，为清虚热之要药（99X） ②截疟之功甚强，尤善除疟疾寒热，为治疗疟疾之良药	清透虚热 凉血除蒸 解暑，截疟，退黄	1. 温邪伤阴，夜热早凉——青蒿鳖甲汤 2. 阴虚发热，劳热骨蒸——清骨散 3. 暑热外感，发热口渴 4. 疟疾寒热——蒿芩清胆汤（95/97） 5. 湿热黄疸
地骨皮★ 9～15g	甘，寒。归肺、肝、肾经		除骨蒸	①为退虚热、疗骨蒸之佳品 ②善清泄肺热，除肺中伏火 ③清热除蒸泄火之中，而能生津止渴，用治内热消渴（99X）	凉血除蒸 清肺降火 生津止渴 （95/01/03）	1. 阴虚发热，盗汗骨蒸——秦艽鳖甲散 2. 肺热咳嗽——泻白散 3. 血热出血证 4. 内热消渴（95X/97）
银柴胡	甘，微寒。归肝、胃经		除骨蒸；除疳热	为退虚热除骨蒸之常用药	清虚热 除疳热	1. 阴虚发热——清骨散 2. 疳积发热
胡黄连	苦，寒。归肝、胃、大肠经		除骨蒸；除疳热	尤善除胃肠湿热，为治湿热泻痢之良药	退虚热 除疳热 清湿热 （06）	1. 骨蒸潮热——清骨散 2. 小儿疳热——肥儿丸 3. 湿热泻痢 4. 痔疮肿痛、痔漏成管
白薇★ 5～10g	苦、咸，寒。归胃、肝、肾经			既清泄肺热而透邪，又清退虚热而益阴，用治阴虚外感	清热凉血 利尿通淋 解毒疗疮	1. 阴虚发热，产后虚热 2. 热淋，血淋 3. 疮痈肿毒，毒蛇咬伤，咽喉肿痛 4. 阴虚外感——加减葳蕤汤

第三章 泻下药

第一节 攻下药

药名	药性	共性		个性		应用
				作用特点	功效	
大黄★ 3～15g	苦，寒。归脾、胃、大肠、肝、心包经	攻下（泻下攻积导滞）	泻热通便，清热消肿	泻下攻积力强，为苦寒攻下之要药（00X）	泻下攻积 清热泻火 凉血解毒，止血 逐瘀通经 利湿退黄 （93/99/00/02/06/16/16X/17X）	1. 积滞便秘——大承气汤、麻子仁丸、黄龙汤、增液承气汤、温脾汤（95/99X） 2. 血热吐衄，目赤咽肿——泻心汤、凉膈散（13） 3. 热毒疮疡，烧烫伤——大黄牡丹汤、金黄散 4. 瘀血诸证——下瘀血汤、桃核承气汤、复元活血汤 5. 湿热痢疾、黄疸、淋证——茵陈蒿汤、八正散 6. 老痰壅塞，喘逆不得平卧，大便秘结者——礞石滚痰丸
芒硝★ 6～12g（09X） 畏硫黄	咸、苦，寒。归胃、大肠经 （03）			性寒味咸，善于润燥软坚而泻下通便	泻下攻积通便 润燥软坚 清热消肿 （17X）	1. 积滞便秘——大承气汤、调胃承气汤 2. 咽痛，口疮，目赤及痈疮肿痛——冰硼散 3. 肠痈腹痛——大黄牧丹汤
番泻叶 2～6g 后下	甘、苦，寒。归大肠经			小剂量缓泻，大剂量攻下	泻热行滞 通便，利水	1. 热结便秘 2. 腹水肿胀
芦荟	苦，寒。归肝、胃、大肠经			既泻下通便，又清肝火，大便秘结兼肝经火盛者尤宜	泻下通便 清肝泻火 杀虫疗疳 （97X/16X）	1. 热结便秘——更衣丸（97X/99X） 2. 烦躁惊痫——当归芦荟丸（13） 3. 小儿疳积——肥儿丸（11） 4. 治疗癣疮

第二节　润下药

药名	药性	共性	个性：作用特点	个性：功效	应用
火麻仁★ 10～15g	甘，平。归脾、胃、大肠经	润下（润肠通便）	**兼有滋养补虚作用**，尤宜于老人、产妇及体弱津血不足之肠燥便秘	**润肠通便** **滋养补虚**	**肠燥便秘**——麻子仁丸
郁李仁	辛、苦、甘，平。归脾、大肠、小肠经		**兼可行大肠之气滞**，尤宜于大肠气滞津少之肠燥便秘	**润肠通便** **下气利水** **消肿**	1. **肠燥便秘**——五仁丸 2. 水肿胀满，脚气浮肿（13）

第三节　峻下逐水药

药名	药性	共性	个性：作用特点			个性：功效	应用
甘遂★ （98/03X/07） 丸、散 0.5～1.5g	苦，寒。有毒。归肺、肾、大肠经。反甘草 （95X）	峻下逐水（有毒）	泻水逐饮，通利二便 （96X）	消肿散结 （18X）	泻水逐饮、通利二便之力**最强**，毒性居中，**善行经隧之水湿**	**泻水逐饮** **外用消肿散结** **逐痰涎**	1. **水肿，鼓胀，胸胁停饮**——十枣汤 2. **风痰癫痫** 3. 疮痈肿毒（95）
京大戟★ （05/17） 煎服 1.5～3g 丸、散 1g	苦，寒。有毒。归肺、脾、肾经。反甘草 （95X）				**【功效】泻水逐饮，消肿散结**（20） 泻水逐饮逊于甘遂，但消肿散结之力强于甘遂，毒性最小，**偏行脏腑之水湿，多治水肿，鼓胀**，正气未衰者		1. **水肿，鼓胀，胸胁停饮**——十枣汤、舟车丸 2. **痈肿疮毒，瘰疬痰核**

（续表）

药名	药性	共性	个性		功效	应用
			作用特点			
芫花★ （09X/18） 煎服 1.5～3g 丸、散 0.6g	苦、辛，温。有毒。归肺、脾、肾经。反甘草（95X）	峻下逐水（有毒）	泻水逐饮，通利二便（96X）	泻水逐饮之力**最缓**，而毒性**最大**，**以泻胸胁水饮见长**，并能**祛痰止咳**	泻水逐饮 祛痰止咳 外用杀虫疗疮 （03/15/20）	**1. 胸胁停饮，水肿，鼓胀**——十枣汤、舟车丸 **2. 咳嗽痰喘** **3. 头疮，白秃，顽癣及痈肿**
商陆	苦，寒。有毒。归肺、脾、肾、大肠经	峻下逐水（有毒）	泻水逐饮，通利二便（96X）	作用似京大戟、甘遂、芫花，但药力较缓 外用有**消肿散结和解毒**的作用	泻下逐水 消肿散结 （10） 逐水消肿 通利二便 外用解毒散结 （十二五、十三五）	**1. 水肿，鼓胀**——疏凿饮子 **2. 疮痈肿毒**
牵牛子★ （05） 煎服 3～6g 丸、散 1.5～3g	苦，寒。有毒。归肺、肾、大肠经。畏巴豆	峻下逐水（有毒）	泻水逐饮，通利二便（96X）	作用似京大戟、甘遂、芫花，但药力较缓 **能泻肺气，逐痰饮**，用治肺气壅滞，痰饮咳喘，面目浮肿者	泻下逐水 去积，杀虫 泻肺气，逐痰饮 （10）	**1. 水肿，鼓胀**——舟车丸 **2. 痰饮喘咳** 3. 虫积腹痛（95/14）
巴豆★ （91X/93） 丸、散 0.1～0.3g	辛，热；有大毒。归胃、大肠经。畏牵牛子	峻下逐水（有毒）	**逐水退肿**	性热，有大毒，**药力刚猛，善于峻下冷积**，**常用治**寒积便秘	峻下冷积 逐水退肿 祛痰利咽 外用蚀疮 （12）	**1. 寒积便秘**——三物备急丸 **2. 腹水鼓胀** **3. 喉痹痰阻**——三物小白散 **4. 痈肿脓成未溃、疥癣恶疮**

第四章　祛风湿药

第一节　祛风寒湿药

药名	药性	共性	个性		应用
			作用特点	功效	
独活★ 3～10g	辛、苦，微温。归肾、膀胱经	祛风湿，止痛	①功善祛风湿，止痹痛，为治风湿痹痛之主药 ②性善下行，尤宜于下半身风寒湿痹 ③善入肾经而搜伏风，可治风扰肾经，伏而不出之少阴头痛	祛风湿，通痹止痛，解表	1. 风寒湿痹——独活寄生汤 2. 风寒夹湿表证——羌活胜湿汤 3. 少阴头痛（09X） 4. 皮肤瘙痒（92/97）
威灵仙★ 6～10g	辛、咸，温。归膀胱经		性猛善走，通行十二经，既祛风湿，又通络止痛，为治风湿痹痛之要药	祛风湿，通经络止痹痛，消骨鲠逐痰饮	1. 风湿痹证 2. 骨鲠咽喉 3. 跌打伤痛，头痛，牙痛，胃脘痛 4. 痰饮，噎膈，痞积（92/97）
蕲蛇★ 煎汤 3～9g 研末 1～1.5g	甘、咸，温。有毒。归肝经	祛风，通络，止痉（11）	【功效】祛风，通络，止痉 ①性善走窜，通表达里，内走脏腑，外达肌肤，透骨搜风，为截风之要药 ②尤善治病深日久之风湿顽痹经络不通，及中风半身不遂者，亦为活络之要药；“以毒攻毒”		1. 风湿顽痹，中风半身不遂 2. 小儿惊风，破伤风（12） 3. 麻风，疥癣（18） 4. 瘰疬，梅毒，恶疮
乌梢蛇	甘，平。归肝经		【功效】祛风，通络，止痉 无毒，而药力较蕲蛇为缓		1. 风湿顽痹，中风半身不遂 2. 小儿惊风，破伤风 3. 麻风，疥癣（18） 4. 瘰疬、恶疮

（续表）

药名	药性	共性	个性：作用特点	个性：功效	应用
川乌	辛、苦，热。有大毒。归心、肝、肾、脾经。反半、蒌、贝、蔹、及。畏犀角	祛风除湿，温经散寒，止痛（08）	【功效】祛风除湿，温经止痛（20） 疏利迅速，开通关滕，驱逐寒湿，有明显的止痛作用，尤宜于寒邪偏盛之风湿痹痛		1. 风寒湿痹——乌头汤、活络丹 2. 心腹冷痛，寒疝疼痛——乌头赤石脂丸、大乌头煎 3. 跌打损伤，麻醉止痛（12）
草乌	（同上）	（同上）	【功效】祛风除湿，温经止痛 性能、用法与川乌同，而毒性更强，宜先煎、久煎至入口无麻味		
木瓜* 6～9g	酸，温。归肝、脾经	祛风湿，舒筋，化湿和胃	①善舒筋活络，为治筋脉拘挛之要药 ②能祛湿除痹，尤善除湿痹	祛风湿 舒筋活络 和胃化湿 消食、生津止渴 （14）	1. 风湿痹证 2. 脚气水肿（00） 3. 吐泻转筋（10） 4. 消化不良 5. 津伤口渴
海风藤	辛、苦，微温。归肝经	祛风湿，通络	止痛：治风寒湿痹，肢节疼痛，筋脉拘挛，屈伸不利的常用药	祛风湿 通络止痛 （05）	1. 风寒湿痹——蠲痹汤 2. 跌打损伤
昆明山海棠	苦、辛，微温。有大毒。归肝、脾、肾经	祛风湿，通络	活血祛瘀：为治风寒湿痹日久关节肿痛麻痹之良药	祛风湿 祛瘀通络 活血止痛 续筋接骨 止血、解毒杀虫	1. 风湿痹证 2. 跌打损伤，骨折 3. 产后出血过多，癌肿，顽癣

第二节　祛风湿热药

药名	药性	共性	个性：作用特点	个性：功效	应用
防己★ 5～10g	苦、辛，寒。归膀胱、肺经	祛风湿（风湿热）；止痛	①风湿痹证湿热偏盛之要药 ②善走下行而泄下焦膀胱湿热，尤宜于下肢水肿，小便不利者	祛风湿，止痛 利水消肿，降血压	1. 风湿痹证——宣痹汤（93X） 2. 水肿，小便不利，脚气——防己黄芪汤、防己茯苓汤、己椒苈黄丸 3. 湿疹疮毒 4. 高血压病
秦艽★ 3～10g	辛、苦，平。归胃、肝、胆经	祛风湿（风湿热）；止痛；通络	①亦为风药中之润剂 ②舒筋络，善“活血荣筋” ③能退虚热，除骨蒸，亦为治虚热之要药（99X）	祛风湿，通络止痛 退虚热，清湿热 利胆退黄	1. 风湿痹证（93X） 2. 中风不遂 3. 骨蒸潮热，疳积发热——秦艽鳖甲散 4. 湿热黄疸 5. 治痔疮、肿毒
桑枝	微苦，平。归肝经	祛风湿（风湿热）；止痛；通络	性平，祛风湿而善达四肢经络，通利关节，尤宜于上肢风湿热痹	祛风湿，利关节 利水消肿 祛风止痒 生津液	1. 风湿痹证 2. 水肿 3. 白癜风、皮疹瘙痒 4. 消渴
络石藤	苦，微寒。归心、肝、肾经	祛风湿（风湿热）；止痛；通络	尤宜于风湿热痹，筋脉拘挛，腰膝酸痛者	祛风通络 凉血利咽 消肿止痛	1. 风湿热痹（93X） 2. 喉痹，痈肿 3. 跌仆损伤
豨莶草	辛、苦，寒。归肝、肾经	祛风湿（风湿热）；止痛；通络	降血压：能祛筋骨间风湿，通经络，利关节	祛风湿，通经络，利关节，解毒 降血压 （98/13X）	1. 风湿痹痛，中风半身不遂 2. 风疹，湿疮，疮痈 3. 高血压病（16X） 4. 中风半身不遂
臭梧桐	辛、苦、甘，凉。归肝经	祛风湿（风湿热）；止痛；通络	降血压：性凉入肝，能凉肝平肝，降血压作用较豨莶草为强	祛风湿，通经络 凉肝平肝 （13X）	1. 风湿痹证 2. 风疹，湿疮 3. 肝阳上亢，头痛眩晕，高血压病（16X） 4. 中风半身不遂

（续表）

药名	药性	共性	个性：作用特点	个性：功效	应用
海桐皮	苦、辛，平。归肝经	祛风湿（风湿热） 止痛 通络 止痛，杀虫止痒	①尤善治下肢关节痹痛 ②入血分，能祛风燥湿，又能杀虫，皮肤病尤为多用	祛风湿，通络止痛 杀虫止痒 （04）	1. 风湿痹证 2. 疥癣，湿疹
雷公藤	苦、辛，寒。有大毒。归肝、肾经		①有较强的祛风湿，活血通络之功，为治风湿顽痹要药 ②尤宜于关节僵硬变形者	祛风湿，活血通络 消肿止痛，杀虫解毒	1. 风湿顽痹 2. 麻风，顽癣，湿疹，疥疮 3. 疔疮肿毒（以毒攻毒）

第三节　祛风湿强筋骨药

药名	药性	共性	个性：作用特点	个性：功效	应用
五加皮★ 5～10g	辛、苦，温。归肝、肾经	祛风湿 补肝肾 强筋骨	兼补益之功，为强壮性祛风湿药，尤宜于老人及久病体虚者	祛风湿，补肝肾 强筋骨，利水消肿 （92X/09X）	1. 风湿痹证 2. 筋骨痿软，小儿行迟，体虚乏力 3. 水肿，脚气
桑寄生★ 9～15g	苦、甘，平。归肝、肾经		尤宜于痹证日久，伤及肝肾，腰膝酸软，筋骨无力者（15X）	祛风湿，补肝肾 强筋骨，养血安胎 降血压 （92X/96/99X/00/09X）	1. 风湿痹证——独活寄生汤（15X） 2. 崩漏经多，妊娠漏血，胎动不安——寿胎丸 3. 高血压病，头晕目眩
狗脊	苦、甘，温。归肝、肾经		能温补固摄，治肾虚不固之尿频、遗尿，冲任虚寒之带下	祛风湿，补肝肾 强腰膝，绒毛止血 （92X/06X）	1. 风湿痹证（15X） 2. 腰膝酸软，下肢无力（15X） 3. 遗尿，白带过多（温补固摄） 4. 外敷治金疮出血

第五章 化湿药

药名	药性	共性	个性：作用特点	个性：功效	应用
藿香★ 3～10g	辛，微温。归脾、胃、肺经 （05）	化湿，解暑（解表）（18X）	①气味芳香，为芳香化湿浊之要药 ②既能化湿，又能和中止呕，为治疗呕吐之常用药 ③外能散表邪，内能化湿浊，且辛散而不峻烈，微温而不燥热，为治暑天感受风寒湿邪上吐下泻之要药	芳香化湿 和中止呕 发表解暑	1. 湿阻中焦——不换金正气散 2. 呕吐（96/07X/16X） 3. 暑湿、湿温初起——藿香正气散、甘露消毒丹（07X/12X/16X） 4. 阴寒闭暑（07X/16X）
佩兰★ 3～10g	辛，平。归脾、胃、肺经		发表之力不如藿香，以化内湿、辟秽浊为长，善治脾瘅（01）	芳香化湿 醒脾开胃 发表解暑	1. 湿阻中焦——兰草汤 2. 暑湿、湿温初起（06/12X）
苍术★ 3～9g	辛、苦，温。归脾、胃、肝经	燥湿运脾	①为燥湿健脾之要药 ②长于祛湿，故痹证湿胜者尤宜 ③能开腠发汗，祛风散寒，风寒表证夹湿者最为适宜	燥湿健脾 祛风散寒 明目	1. 湿阻中焦证——平胃散、胃苓汤（06） 2. 风湿痹证——薏苡仁汤、白虎加苍术汤、四妙散 3. 风寒夹湿表证（05） 4. 夜盲症及眼目昏涩（09）
厚朴★ 3～10g	苦、辛，温。归脾、胃、肺、大肠经		为消除胀满之要药	燥湿消痰 下气宽中 消胀除满 （01）	1. 湿阻中焦，脘腹胀满 2. 食积气滞，腹胀便秘——厚朴三物汤、大承气汤（05） 3. 痰饮喘咳——苏子降气汤、厚朴麻黄汤、桂枝加厚朴杏子汤（下气平喘） 4. 梅核气证——半夏厚朴汤（11X/13）
（白）豆蔻★ 3～6g 后下	辛，温。归肺、脾、胃经	化湿行气，温中止呕 白豆蔻 白豆蔻 白豆蔻 白豆蔻 ∧ ∨ ∧ ∨ 砂仁 砂仁 砂仁 砂仁 ∧ ∨ ∧ ∨ 草豆蔻 草豆蔻 草豆蔻 草豆蔻 ∧ ∨ ∧ ∨ 草果＋ 草果－ 草果＋ 草果－ （草果不行气）（17X） “＋”代表最强，“－”代表最弱	偏于中上二焦，善理脾肺气滞，长于温胃止呕（00）	化湿行气 温中止呕 开胃消食 （94/09X/16X）	1. 湿阻中焦以及脾胃气滞证——三仁汤（10X） 2. 湿温初起，胸闷不饥证 3. 呕吐 4. 食积不化
砂仁★ （03X） 3～6g 后下	辛，温。归脾、胃、肾经		偏于中下二焦，善理脾胃气滞，长于温脾止泻 被古人誉之为“醒脾调胃之要药”	化湿行气 温中止呕止泻 理气安胎 （08）	1. 湿阻中焦及脾胃气滞证（10X） 2. 脾胃虚寒吐泻（20） 3. 气滞妊娠恶阻及胎动不安——泰山磐石散
草豆蔻★	辛，温。归脾、胃经		温燥之性较强，长于温中散寒，燥湿化浊	燥湿行气 温中止呕 止泻痢	1. 寒湿中阻证 2. 寒湿呕吐 3. 寒湿泻痢
草果	辛，温。归脾、胃经		具有特殊的臭气和辣味，气浓味厚，其燥烈之性最强，燥湿、温中之力皆强于草豆蔻	燥湿温中 除痰截疟 （94/14）	1. 寒湿中阻证——达原饮 2. 疟疾（94/14）

第六章 利水渗湿药

第一节 利水消肿药

药名	药性	共性	个性：作用特点	个性：功效	应用
茯苓★ 10～15g	甘、淡，平。归心、脾、肺、肾经	利水渗湿	健脾；利而兼补 ①性平和缓，利水而不伤正气，扶正而不峻补，为利水渗湿之要药 ②能健脾渗湿而止泻，尤宜于脾虚湿盛泄泻	利水渗湿 健脾止泻 宁心安神 （95/99/04）	1. 水肿——五苓散、真武汤、猪苓汤 2. 痰饮——苓桂术甘汤、小半夏加茯苓汤 3. 脾虚泄泻——参苓白术散、四君子汤 4. 心悸，失眠——归脾汤、安神定志丸
薏苡仁★ 9～30g	甘、淡，凉。归脾、胃、肺经	利水渗湿	健脾；利而兼补 药性偏凉，渗湿健脾之力较茯苓为弱 清热利湿宜生用，健脾止泻宜炒用	利水渗湿，健脾止泻 除痹舒筋，清热排脓 解毒散结 （99）	1. 水肿，小便不利，脚气 2. 脾虚泄泻（06） 3. 湿痹拘挛（93X/08/13X） 4. 肺痈，肠痈——苇茎汤、薏苡附子败酱散 5. 赘疣，癌肿
猪苓★ 6～12g	甘、淡，平。归肾、膀胱经（07）	利水渗湿	作用单纯，利水作用较强	利水渗湿	水肿，小便不利，泄泻
泽泻★ 6～10g	甘、淡，寒。归肾、膀胱经	利水渗湿	①利水作用较强，能利小便而实大便 ②性寒，既能清膀胱之热，又能泄肾经之虚火，下焦湿热者尤为适宜	利水渗湿，泄热 化浊降脂 （00/17）	1. 水肿，小便不利，泄泻——五苓散、胃苓汤、泽泻汤 2. 淋证，遗精，带下——六味地黄丸 3. 高脂血症
香加皮 （北五加）	辛、苦，温。有毒。归肝、肾、心经 （99X/16）	为治风湿痹证常用之药		利水消肿 祛风湿，强筋骨 （06X）	1. 水肿，小便不利 2. 风湿痹证

第二节 利尿通淋药

药名	药性	共性	个性：作用特点	个性：功效	应用
车前子★ 9～15g 包煎	甘，微寒。归肝、肾、肺、小肠经	利尿通淋	①善分清浊而止泻，即利小便以实大便，尤宜于小便不利之水泻 ②入肝经，善清肝热而明目，又可直接明目 ③入肺经，能清肺化痰止咳	利尿通淋，渗湿止泻 清肝明目，清肺祛痰 （12）	1. 淋证，水肿——八正散、济生肾气丸 2. 泄泻 3. 目赤肿痛，目暗昏花，翳障（10） 4. 痰热咳嗽（10）
滑石★ 10～20g 包煎	甘、淡，寒。归膀胱、肺、胃经		①性滑利窍，清膀胱湿热而通利水道，为治淋常用药 ②既能利水湿，又能解暑热，是治疗暑湿之常用药	利尿通淋 清热解暑 外用收湿敛疮	1. 热淋，石淋，尿热涩痛——八正散 2. 暑湿，湿温——六一散、三仁汤 3. 湿疮，湿疹，痱子
木通★ 3～6g	苦，寒。有毒。归心、小肠、膀胱经 （92X/93X/03）		①泄降力强，善于泄热，尤善于上清心经之火，下泄小肠之热 ②入血分，能通经下乳，还可通利血脉、关节，用治湿热痹痛	利尿通淋 清心火 通经下乳 利血脉，通关节 （91/09X/17）	1. 热淋涩痛，水肿——八正散、小蓟饮子 2. 口舌生疮，心烦尿赤——导赤散 3. 经闭乳少 4. 湿热痹痛（93X/96）（龙胆泻肝汤）
通草★ 3～5g	甘、淡，微寒。归肺、胃经		①泄降力缓，善于清肺热 ②入气分，使胃气上达而下乳汁，能通气下乳	清热利尿通淋，通气下乳 （09X）	1. 淋证，水肿（三仁汤、当归四逆汤） 2. 产后乳汁不下
瞿麦★ 9～15g	苦，寒。归心、小肠经		苦寒泄降，清心与小肠火，导热下行，尤以热淋、血淋最为适宜	利尿通淋，破血通经	1. 淋证——八正散 2. 闭经，月经不调
萹蓄	苦，微寒。归膀胱经		①尤宜于淋证涩痛，多用于热淋、石淋 ②又善“杀三虫”，用治蛔虫病，蛲虫病，钩虫病	利尿通淋，杀虫止痒 （05X/18X）	1. 淋证——八正散 2. 虫证，湿疹，阴痒

（续表）

药名	药性	共性	个性		应用
			作用特点	功效	
地肤子	辛、苦，寒。归肾、膀胱经	利尿通淋	能清除皮肤湿热与风邪，止痒之力较强，皮肤病尤为多用	利尿通淋 清热利湿 祛风止痒 （05X/18X）	1. 淋证 2. 阴痒带下，风疹，湿疹
海金沙	甘、咸，寒。归膀胱、小肠经。宜包煎（13X）		善清小肠、膀胱湿热，尤善止尿道疼痛，为治诸淋涩痛之要药（20）	清热利湿，利尿通淋，止痛	1. 淋证 2. 水肿
石韦* 6～12g	甘、苦，微寒。归肺、膀胱经		兼可凉血止血，尤宜于血淋、石淋	利尿通淋 清肺止咳 凉血止血 （02/09）	1. 淋证——石韦散 2. 肺热咳喘 3. 血热出血
冬葵子	甘、涩，凉。归大肠、小肠、膀胱经		通关格，通利二便（96X）	利尿通淋，下乳 润肠通便 （91/93/14）	1. 淋证 2. 水肿胀满，关格胀满，大小便不通 3. 乳汁不通、乳房胀痛 4. 便秘
灯心草	甘、淡，微寒。归心、肺、小肠经		能入心经清心火，又利尿泄热，以引导心火下降	利尿通淋 清心降火 （14）	1. 淋证——八正散 2. 心烦失眠，口舌生疮
萆薢* 9～15g	苦，平。归肾、胃经		善利湿而分清去浊，为治膏淋要药	利湿去浊 祛风除痹 （11）	1. 膏淋，白浊——萆薢分清饮 2. 风湿痹痛（祛风除湿，通络止痛）

第三节 利湿退黄药

药名	药性	共性	个性		应用
			作用特点	功效	
茵陈★ 6～15g	苦、辛，微寒。归脾、胃、肝、胆经	利湿退黄，清热解毒	清利湿热、利胆退黄力强，为治黄疸之要药	清利湿热 利胆退黄	1. 黄疸——茵陈蒿汤、茵陈五苓散 2. 湿疮瘙痒
金钱草★ 15～60g	甘、淡、咸，微寒。归肝、胆、肾、膀胱经		善排结石，尤宜于治疗石淋，为治疗结石病之要药	利湿退黄 利尿通淋 解毒消肿 软坚排石 （94）	1. 湿热黄疸 2. 石淋，热淋 3. 痈肿疔疮，毒蛇咬伤
虎杖★ 9～15g	微苦，微寒。归肝、胆、肺经		活血化瘀	【功效】利湿退黄，清热解毒，散瘀止痛，化痰止咳，泻热通便 （92/93/94/97/02X）	1. 湿热黄疸，淋浊，带下 2. 水火烫伤，痈肿疮毒，毒蛇咬伤 3. 经闭，癥瘕，跌打损伤 4. 肺热咳嗽 5. 热结便秘
珍珠草	甘、苦，凉。归肝、肺经			【功效】利湿退黄，清热解毒，清肝明目，健脾消疳积	1. 湿热黄疸，泄痢，淋证 2. 疮疡肿毒，蛇犬咬伤 3. 目赤肿痛 4. 小儿疳积

第七章　温里药

药名	药性	共性	个性：作用特点	个性：功效	应用
附子★ 3～15g 先煎久煎	辛，甘，大热。**有毒**。归心、肾、脾经。反半、蒌、贝、蔹、及 （09/18X）	**补火助阳，散寒止痛** 温中散寒 温经止痛	①上助心阳、中温脾阳、下补肾阳，为“回阳救逆第一品药”（09） ②气雄性悍，**走而不守**，能逐经络中风寒湿邪，**散寒止痛较强**	回阳救逆 补火助阳 散寒止痛 （98X）	1. 亡阳证——四逆汤、参附汤、回阳急救汤 2. **阳虚证**——右归丸、附子理中汤、真武汤、麻黄附子细辛汤 3. 寒痹证（93/95）
肉桂★ （03X） 煎服 1～5g 研末 1～2g 后下或焗服	辛，甘，大热。归肾、脾、心、肝经。畏赤石脂（14）		**通脉** ①作用温和持久，为**治命门火衰之要药** ②能**引火归原**，用治虚阳上浮 ③还可**温运阳气**，鼓舞气血生长	补火助阳 散寒止痛 温经通脉 引火归原 （98X/13X）	1. **阳痿，宫冷**——右归饮 2. **腹痛，寒疝** 3. **腰痛，胸痹，阴疽，闭经，痛经**——独活寄生汤、阳和汤、少腹逐瘀汤 4. **虚阳上浮诸症** 5. **久病体虚气血不足者**（鼓舞气血生长）
干姜★ 3～10g	辛，热。归脾、胃、肾、心、肺经	温中散寒，止呕 （10）	①**主入脾胃长于温中散寒，为温暖中焦之主药** ②温阳守中，**守而不走，能回阳通脉**，与附子相须为用 ③**长于温运脾阳**，偏治脾寒腹痛泄泻	温中散寒 回阳通脉 温肺化饮 （97X/10）	1. 腹痛，呕吐，泄泻——理中丸（95） 2. **亡阳证** 3. **寒饮喘咳**——小青龙汤
高良姜★ 3～6g	辛，热。归脾、胃经		**长于止痛止呕**，偏治**胃寒冷痛，呕吐嗳气**，与炮姜相须为用	**散寒止痛** **温中止呕**	1. **胃寒冷痛**——良附丸 2. **胃寒呕吐**

（续表）

药名	药性	共性	个性：作用特点	个性：功效	应用
吴茱萸* 2～5g	辛、苦，热；有小毒。归肝、脾、胃、肾经（08）	散寒止痛 温中散寒 温经止痛 止呕， 温肾暖肝 （寒滞肝脉诸痛证）	①主入肝经，为治肝寒气滞诸痛之主药 ②又善降逆止呕，兼能制酸止痛（04） ③助阳止泻，为治脾肾阳虚，五更泄泻之常用药	散寒止痛 降逆止呕 助阳止泻 （00X）	1. 寒凝疼痛——吴茱萸汤、温经汤 2. 胃寒呕吐——吴茱萸汤、左金丸（04） 3. 虚寒泄泻——四神丸（91X/94X/15）
小茴香	辛，温。归肝、肾、脾、胃经		①理气作用强于吴茱萸，既行气止痛，又行气消胀 ②既散肝脉之寒邪，又行肝经之气滞，用治寒疝腹痛 ③既温中散寒止痛，又善理脾胃之气而和胃止呕	散寒止痛 理气和胃 （03/12）	1. 寒疝腹痛，睾丸偏坠胀痛，少腹冷痛，痛经——天台乌药散（11） 2. 中焦虚寒气滞证
丁香*（99）1～3g	辛，温。归脾、胃、肺、肾经。畏郁金	温中散寒止痛（12）	①尤善降逆，为治胃寒呕逆之要药 ②入肾经，有温肾助阳起痿之功	温中降逆 散寒止痛 温肾助阳 （06）	1. 胃寒呕吐、呃逆——丁香柿蒂汤、丁香散（20） 2. 脘腹冷痛 3. 阳痿，宫冷
花椒* 3～6g	辛，温。归脾、胃、肾经		长于温中燥湿、散寒止痛、止呕止泻	温中止痛 杀虫止痒	1. 中寒腹痛，寒湿吐泻——大建中汤 2. 虫积腹痛，湿疹，阴痒——乌梅丸（05X/11/16）
胡椒	辛，热。归胃、大肠经		理气：能下气行滞，消痰宽胸，治痰气蒙窍之癫痫痰多证	温中散寒 下气消痰 开胃进食	1. 胃寒腹痛，呕吐泄泻 2. 癫痫证 3. 调味品
荜茇	辛，热。归胃、大肠经		能温中散寒止痛，降胃气，止呕呃	温中散寒 下气止痛，止呃逆	1. 胃寒腹痛，呕吐，呃逆，泄泻（20） 2. 治龋齿疼痛
荜澄茄	辛，温。归脾、胃、肾、膀胱经		尚可治下焦虚寒之小便不利，或寒湿郁滞之小便浑浊	温中散寒 行气止痛，止呃逆	1. 胃寒腹痛，呕吐，呃逆 2. 寒疝腹痛 3. 下焦虚寒之小便不利，或寒湿郁滞之小便浑浊

第八章　理气药

药名	药性	共性	个性：作用特点	个性：功效	应用
陈皮★ 3～9g	辛、苦，温。归脾、肺经（93）	行气消胀	其性较缓，温和不峻，主要**理中上二焦之气**，长于**理气健脾**，**燥湿化痰**，为脾肺二经之气分药，亦为**治痰之要药**	**理气健脾** **燥湿化痰**	1. **脾胃气滞证**——平胃散、保和丸、藿香正气散、异功散 2. **呕吐、呃逆证** 3. **湿痰、寒痰咳嗽**——二陈汤、苓甘五味姜辛汤、六君子汤 4. **胸痹**——橘皮枳实生姜汤
青皮★ 3～10g	苦、辛，温。归肝、胆、胃经（95X）	行气消胀；止痛	其性峻猛，沉降下行，行气力强，主要**理中下焦之气**，长于**疏肝破气**，**消积导滞**，兼能**散结止痛**	疏肝破气 消积化滞 （94X/98）	1. **肝郁气滞证**——天台乌药散 2. **气滞脘腹疼痛** 3. **食积腹痛** 4. **癥瘕积聚、久疟痞块**
枳实★ 3～10g 大量至30g	苦、辛、酸，微寒。归脾、胃、大肠经（05）	①**破气** 破气消胀除痞 ②**化痰** 化痰消积导滞 止痛	**【功效】破气消积，化痰除痞**（15） 气锐力猛，善于破气消积，化痰除痞（94X）		1. **胃肠积滞，湿热泻痢**——枳实导滞丸 2. **胸痹、结胸**——枳实薤白桂枝汤、枳实消痞丸 3. **气滞胸胁疼痛** 4. **产后腹痛** 5. 胃扩张、胃下垂、子宫脱垂、脱肛等脏器下垂病症（97）
枳壳★ 3～10g			功用、性能同枳实，但**作用较缓和**，**长于行气开胸**，**宽中除胀**		1. **胃肠积滞，湿热泻痢** 2. **胸痹，结胸，气滞胸胁疼痛等**

（续表）

药名	药性	共性	个性			应用
			作用特点		功效	
香附★ 6～10g	辛、微苦、微甘、平。归肝、脾、三焦经（95X）	行气止痛	①药性平和，长于疏肝解郁，为疏肝理气之良药和妇科调经止痛之要药 ②自古便有“气病之总司”“女科之主帅”“气中血药”之美称（94X）		疏肝解郁 调经止痛 理气调中	1. 肝郁气滞胁痛、腹痛——柴胡疏肝散、良附丸、越鞠丸 2. 月经不调，痛经，乳房胀痛 3. 气滞腹痛
木香★ 3～6g	辛、苦，温。归脾、胃、大肠、胆、三焦经		①通理三焦善行脾胃之气滞，尤善行大肠之气滞，为行气调中止痛之要药和治湿热泻痢里急后重之要药 ②尚可疏利肝胆，治疗肝胆疼痛，止痛效果明显		行气止痛 健脾消食 醒脾开胃	1. 脾胃气滞证——香砂六君子汤 2. 泻痢里急后重——香连丸、木香槟榔丸 3. 腹痛胁痛，黄疸，疝气疼痛 4. 气滞血瘀之胸痹 5. 在补益方中能减轻补益药腻胃滞气之弊——归脾汤
青木香	辛、苦，寒。归肝、胃经		主入肝胃经，能行气疏肝，和中止痛，并能解毒消肿；过量易致呕吐（93X/97X/02X）		行气止痛 解毒消肿	1. 胸胁、脘腹疼痛 2. 泻痢腹痛 3. 疔疮肿毒，皮肤湿疮，毒蛇咬伤
川楝子★ 5～10g	苦，寒。有小毒。归肝、胃、小肠、膀胱经（96/05X/12）		苦寒降泄，能清肝火、泄郁热、行气止痛，尤宜于肝郁化火诸痛证		疏肝泄热 行气止痛 杀虫疗癣 （98/04/07）	1. 肝郁化火所致诸痛证——金铃子散（03） 2. 虫积腹痛 3. 头癣、秃疮
乌药★ 6～10g	辛，温。归肺、脾、肾、膀胱经（92/97）		散寒（13）	上入肺，中走脾，下达肾与膀胱，善于行气散寒止痛（01）	行气止痛 温肾散寒	1. 寒凝气滞胸腹诸痛证——天台乌药散 2. 尿频，遗尿——缩泉丸
荔枝核	辛、微苦，温。归肝、胃经			性温祛寒，主入肝经，疏肝理气，散结止痛，主治厥阴肝经寒凝气滞之疝气疼痛、睾丸肿痛，兼入胃经，还可疏肝和胃	疏肝理气 行气散结 散寒止痛 （17）	1. 疝气痛，睾丸肿痛 2. 胃脘久痛，痛经，产后腹痛
檀香★ 2～5g后下 丸散1～3g	辛，温。归脾、胃、心、肺经			善调畅脾肺，宽胸利膈而行气止痛，散寒调中	行气止痛 散寒调中 （10X/13）	胸腹寒凝气滞证

（续表）

药名	药性	共性	个性		功效	应用
				作用特点		
沉香★ （08） 1～5g 丸散 0.5～1g 后下	辛、苦，微温。归脾、胃、肾经	行气止痛	散寒（13）	质重沉降下行，善温肾纳气，降逆平喘，又可温中降逆止呕	行气止痛 温中止呕 纳气平喘 （00X/13）	1. 胸腹胀痛——四磨汤 2. 胃寒呕吐 3. 下元虚冷肾不纳气之虚喘证——黑锡丹
佛手	辛、苦、酸，温，归肝、脾、胃、肺经	疏肝解郁 理气和胃 （20）	燥湿化痰（07X）	偏理肝胃之气而止痛之力较强（93X）	疏肝解郁 理气和中 燥湿化痰 （16X）	1. 肝郁胸胁胀痛 2. 气滞脘腹疼痛 3. 久咳痰多，胸闷作痛（14X）
香橼	辛、苦、酸，温。归肝、脾、胃、肺经			偏理脾肺之气而化痰止咳之力较佳（93X）	疏肝解郁 理气和中 燥湿化痰 （15X）	1. 肝郁胸胁胀痛 2. 气滞脘腹胀痛 3. 痰饮咳嗽，胸膈不利（14X）
绿萼梅（梅花）	微酸、涩，平。归肝、胃、肺经		醒脾	还可化痰散结，治疗痰气郁结之梅核气	疏肝解郁 和中，化痰散结	1. 肝胃气痛 2. 梅核气
玫瑰花	甘、微苦，温。归肝、脾经		止痛	功善疏肝解郁，调经解胀，常用治肝气郁滞之月经不调及经前乳房胀痛，还可活血止痛（93X）	疏肝解郁 活血止痛 （18）	1. 肝胃气痛 2. 月经不调、经前乳房胀痛 3. 跌打伤痛
甘松	辛、甘，温。归脾、胃经				行气止痛 开郁醒脾 外用祛湿消肿	1. 脘腹闷胀，疼痛 2. 思虑伤脾，不思饮食 3. 湿脚气

（续表）

药名	药性	共性	个性		应用
			作用特点	功效	
薤白* （92X） 5～10g	辛、苦，温。归肺、胃、大肠经（11）	行气导滞	善散阴寒之凝滞，通胸阳之闭结，为治胸痹之要药	通阳散结 行气导滞	1. 胸痹心痛（01/05） 2. 脘腹痞满胀痛，泻痢里急后重
大腹皮	辛，微温。归脾、胃、大肠、小肠经		主入脾胃经，能行气导滞，为宽中利气之捷药，又能开宣肺气而行水消肿	行气宽中 利水消肿 （96）	1. 胃肠气滞，脘腹胀闷，大便不爽 2. 水肿胀满，脚气浮肿，小便不利
刀豆	甘，温。归胃、肾经	降气止呃	能温中和胃，降气止呃，入肾经而能温肾助阳，治肾阳虚腰痛	温中降气止呃 温肾助阳 （06）	1. 呃逆，呕吐 2. 肾虚腰痛
柿蒂	苦、涩，平。归胃经（02）		其性平和，专入胃经，善降胃气而止呃逆，为止呃之要药	降气止呃	呃逆——丁香柿蒂汤

第九章　消食药

药名	药性	共性	个性：作用特点			个性：功效	应用
山楂★ 9～12g 大剂量30g	酸、甘，微温。归脾、胃、肝经（04）	消食化积	焦三仙	（大山楂丸）	①尤善消油腻肉食积滞，为消油腻肉食积滞之要药（13X） ②生山楂擅长活血散瘀，炒山楂善于消食化积，焦山楂长于消食止泻，多用于食积腹泻，山楂炭偏于止泻痢、止血（13X）	消食化积 行气散瘀 化浊降脂	1. 饮食积滞 2. 泻痢腹痛，疝气痛 3. 瘀阻胸腹痛，痛经（09/14X/15） 4. 治疗冠心病，高血压病，高脂血症，细菌性痢疾等
神曲	甘、辛，温。归脾、胃经				①尤善消面谷、酒食积滞，略兼解表之功，尤宜于外感表证兼食滞者（13X） ②消食宜炒焦用，糊丸可助金石贝壳类消化	消食和胃 解表退热 （06）	1. 饮食积滞证 2. 尤宜外感表证兼食滞者（13X） 3. 糊丸助丸剂中金石贝壳类消化——磁朱丸
麦芽	甘，平。归脾、胃、肝经（10）				①尤能促进淀粉性食物的消化，主治米面薯芋类积滞不化 ②生麦芽功偏消食健胃，炒麦芽多用于回乳消胀	行气消食 健脾开胃 回乳消胀 疏肝解郁	1. 米面薯芋食滞证 2. 断乳、乳房胀痛 3. 肝气郁滞，或肝胃不和之胁痛、脘腹痛等
谷（稻）芽	甘，温。归脾、胃经				与稻芽相似，我国北方地区多习用	消食和中 健脾开胃 （17X）	1. 米面薯芋食滞证 2. 脾虚食少
鸡内金★ （03X） 3～10g 研末1.5～3g	甘，平。归脾、胃、小肠、膀胱经		健运脾胃		①消食化积作用较强，并可健运脾胃，广泛用于各种食积（13X） ②为消食健脾之良药和治疗小儿疳积之要药 ③研末服比煎剂效果好	消食健胃 涩精止遗 通淋化石	1. 饮食积滞，小儿疳积（12X/18X） 2. 肾虚遗精、遗尿（12X/18X） 3. 砂石淋证，胆结石（12X/18X）
莱菔子★ 6～10g	辛、甘，平。归肺、脾、胃经（08X）		①尤善行气消食除胀，尤宜于食积气滞者（13X） ②生用涌吐风痰，炒用消食下气化痰 ③不宜与人参同用（12）			消食除胀 降气化痰 涌吐风痰	1. 食积气滞证——保和丸（13X） 2. 咳喘痰多，胸闷食少（16） 3. 研服以涌吐风痰

第十章 驱虫药

药名	药性	共性	个性：作用特点	个性：最佳	个性：功效	应用
使君子* 9～12g	甘，温。归脾、胃经	驱虫	①有良好的驱蛔作用，又具缓慢的滑利通肠之性，故为驱蛔要药（17X） ②又健脾胃、消疳积，尤宜于小儿患蛔虫、蛲虫病及小儿疳积 ③注意：用量过大可致呃逆、呕吐、腹泻，且不宜同热茶服用（02X/07/16）	蛔虫	杀虫消积	1. 蛔虫病，蛲虫病 2. 小儿疳积——肥儿丸
苦楝皮* 3～6g	苦，寒。有毒。归肝、脾、胃经（05X）	驱虫	有毒，杀虫之力较强，为广谱驱虫药，尤以驱蛔虫见长（17X）	蛔虫	清热燥湿 杀虫疗癣	1. 蛔虫，蛲虫，钩虫等病 2. 疥癣，湿疮（12X）
槟榔* 3～10g 驱虫 30～60g	苦，辛，温。归胃、大肠经	驱虫	①亦为广谱驱虫药，兼能缓泻通便，尤宜于驱绦虫，常与南瓜子同用（07/14X/18X） ②生用力佳，炒用力缓，鲜者优于陈久者 ③脾虚便溏者忌用（09/16X）	绦虫	杀虫消积 行气，利水，截疟 （92/97/03X/04/08/09/14X）	1. 多种肠道寄生虫病（99/12X） 2. 食积气滞，泻痢后重 3. 水肿，脚气肿痛（00） 4. 疟疾——截疟七宝饮（11/12X）
南瓜子	甘，平。归胃、大肠经	驱虫	①甘平，杀虫而不伤正气，尤善于驱绦虫，亦治血吸虫病 ②驱绦虫：先服南瓜子，两小时后服槟榔，再过半小时服玄明粉	绦虫	杀虫	1. 绦虫病（99） 2. 血吸虫病
鹤草芽	苦、涩，凉。归肝、小肠、大肠经	驱虫	①善驱绦虫，并有泻下作用，对阴道滴虫也有抑制作用（07/14X/18X） ②不溶于水，不宜入煎剂	绦虫	杀虫	1. 绦虫病 2. 滴虫性阴道炎 3. 小儿头部疖肿
雷丸* （03X） 丸散 15～21g	微苦，寒。有小毒。归胃、大肠经	驱虫	消痞积：①驱虫面广，尤以驱杀绦虫为佳，并主入阳明经以开滞消疳 ②注意：本品含蛋白酶，加热 60℃左右即易于破坏而失效（06）	绦虫	杀虫消积 （16）	1. 绦虫病，钩虫病，蛔虫病，脑囊虫病 2. 小儿疳积
榧子	甘，平。归肺、胃、大肠经	驱虫	既杀虫消积，又润肠通便，故可不与泻下药同用（12X/14X）		杀虫消积 润肠通便 润肺止咳 （13）	1. 虫积腹痛 2. 肠燥便秘 3. 肺燥咳嗽 4. 丝虫病

第十一章 止血药

第一节 凉血止血药

药名	药性	共性	个性			应用
			作用特点		功效	
小蓟★ 5～12g 鲜品加倍	甘、苦，凉。归心、肝经	凉血止血	凉血止血不留瘀 解毒消痈兼散瘀 （降血压、收缩子宫） （00）	①兼能利尿通淋，故**尤善治尿血、血淋** ②收缩子宫之力强于大蓟，用于妇科出血证，类似于贯众	凉血止血 散瘀解毒消痈 利尿通淋 （91/97/03/11X）	1. **血热出血证** 2. 热毒痈肿（05）
大蓟★ 9～15g 鲜品30～60g	甘、苦，凉。归心、肝经			①**散瘀解毒消痈之力优于小蓟，内外痈皆可** ②**止血作用广泛，且对吐血、咯血及崩漏下血尤为适宜**	凉血止血 散瘀解毒消痈	1. **血热出血证** 2. 热毒痈肿（05）
地榆★ 9～15g 大剂量至30g	苦、酸、涩，微寒。归肝、大肠经		尤宜于**下焦出血证**	亦为**治水火烫伤之要药**	凉血止血 解毒敛疮 （92/97/20X）	1. **血热出血证** 2. **血痢不止**（涩肠止痢） 3. **烫伤，湿疹，疮疡痈肿**
槐花★ 5～10g	苦，微寒。归肝、大肠经			**善清泄大肠之火热**而止血，对**痔血、便血最为适宜**	凉血止血 清肝泻火 （10）	1. 血热出血证（18） 2. 目赤，头痛（18）
侧柏叶	苦、涩，寒。归肺、肝、脾经		既能清肺祛痰止咳，又能凉血止血，尤宜于**肺热咳痰带血者**		凉血止血 化痰止咳 生发乌发 （06/17/20X）	1. **血热出血证** 2. **肺热咳嗽** 3. **脱发，须发早白**
白茅根★ 9～30g	甘，寒。归肺、胃、膀胱经		入膀胱经，能清热利尿，导热下行，尤宜于**膀胱湿热蕴结之尿血、血淋**		凉血止血 清热利尿 清肺胃热 （11X/17）	1. 血热出血证（18） 2. 水肿，热淋，**黄疸**（08X/18） 3. 胃热呕吐、肺热咳喘（02/08X）
苎麻根★ 10～30g 鲜品30～60g	甘，寒。归心、肝经		尤宜于**崩漏、月经过多**，既止血，又能清热安胎，历来视为**安胎之要药**		凉血止血 安胎 清热解毒 （00）	1. **血热出血证** 2. **胎动不安，胎漏下血** 3. **热毒痈肿**

第二节　化瘀止血药

药名	药性	共性	个性：作用特点	个性：功效	应用
三七★ 煎服 3～9g 研末 1～3g	甘、微苦，温。归肝、胃经	化瘀止血	功善止血，又能化瘀生新，有止血不留瘀，化瘀不伤正的特点，为止血之要药，尤宜于有瘀滞之出血，且还能活血化瘀，消肿定痛，亦为伤科之要药、“金疮之要药”	化瘀止血 消肿定痛 补虚强壮 （15）	1. 出血证 2. 跌打损伤，瘀血肿痛 3. 治虚损劳伤
茜草★ 6～10g 大剂量至 30g	苦，寒。归肝经 （13）	化瘀止血	通经：①既化瘀止血，又凉血，尤宜于血热夹瘀之出血证 ②能通经络，行瘀滞，尤为妇科调经之要药	凉血化瘀止血，通经 （01/09X/16X）	1. 出血证 2. 血瘀经闭，跌打损伤，风湿痹痛
蒲黄★ 5～10g 包煎	甘，平。归肝、心包经	化瘀止血	通经：①生用偏凉化瘀止血，炒炭偏温收敛止血，无论属寒属热，有无瘀滞均可应用，尤宜于出血属实夹瘀者（07） ②体轻行滞，能行血通经，消瘀止痛，尤为妇科所常用（收缩子宫） ③兼能利尿通淋，可用治血淋、尿血	止血，化瘀，利尿通淋 （03/11X/14）	1. 出血证 2. 瘀血痛证——失笑散 3. 血淋尿血
花蕊石	酸、涩，平。归肝经	化瘀止血	作用单纯，为化瘀止血之专药，尚能收敛止血	化瘀止血，止痛	出血证
降香	辛，温。归肝、脾经	化瘀止血	既化瘀止血，又理气止痛，且其味芳香，其性主降，还可降气辟秽，和中止呕	化瘀止血，理气止痛 （10X）	1. 出血证 2. 胸胁疼痛、跌损瘀痛 3. 秽浊内阻，呕吐腹痛

第三节　收敛止血药

药名	药性	共性	个性		应用
			作用特点	功效	
白及★ 煎服 6～15g 大剂量至 30g 入散 2～5g 研末 3～6g	苦、甘、涩，寒。归肺、胃、肝经。反乌头类	收敛止血（96X）	①为收敛止血之要药，主入肺、胃经，多用于肺胃出血证 ②质黏液多，能保湿消肿、黏合生肌，为外疡消肿生肌之常用药	收敛止血 消肿生肌	1. 出血证 2. 痈肿疮疡，手足皲裂，水火烫伤
仙鹤草★ 6～12g 大剂量 30～60g	苦、涩，平。归心、肝经		药性平和，广泛用于全身各部出血证，无论寒热虚实，皆可应用	收敛止血 止痢，截疟 补虚强壮 解毒杀虫 （08X）	1. 出血证 2. 腹泻、痢疾 3. 疟疾寒热 4. 脱力劳伤 5. 疮疖痈肿、阴痒带下
棕榈炭	苦、涩，平。归肝、肺、大肠经	收敛止血	收敛性强，为收敛止血之要药，多用于崩漏、月经过多，尤宜于出血而无瘀滞者	收敛止血 止泻止带	1. 出血证——十灰散、固冲汤 2. 久泻久痢，妇人带下
血余炭	苦，平。归肝、胃经		化瘀止血／止血不留瘀：①多用于咳血、衄血、吐血，以及血淋、尿血等出血病证 ②还能化瘀通窍，通利水道，用治小便不利	收敛止血 化瘀利尿 （11X/12）	1. 出血证 2. 小便不利——滑石白鱼散
紫珠	苦、涩，凉。归肝、肺、胃经		清热解毒：既能收敛止血，又能凉血止血，适用于各种内伤出血，尤多用于肺胃出血（04）	凉血收敛止血 清热解毒，敛疮 散瘀解毒消肿 （12/15X/16X/20X）	1. 出血证 2. 烧烫伤，热毒疮疡

第四节　温经止血药

<table>
<tr><th rowspan="2">药名</th><th rowspan="2">药性</th><th rowspan="2">共性</th><th colspan="3">个性</th><th rowspan="2">应用</th></tr>
<tr><th colspan="2">作用特点</th><th>功效</th></tr>
<tr><td>艾叶★
3～9g</td><td>辛、苦，温。有小毒。归肝、脾、肾经</td><td rowspan="3">温经止血</td><td>下焦</td><td>①暖气血，温经脉，为温经止血之要药，尤善疗下元虚冷，冲任不固之崩漏下血
②温经脉，止冷痛，“尤为调经之妙品”，为治妇科下焦虚寒或寒客胞宫之要药
③亦为妇科安胎之要药
④还可防大队寒凉药物凉遏留瘀之弊</td><td>温经止血
散寒调经，安胎
外用祛湿止痒</td><td>1. 出血证——胶艾汤
2. 月经不调，痛经——艾附暖宫丸（05）
3. 胎动不安
4. 用艾条、艾炷熏灸穴位，能温煦气血，透达经络</td></tr>
<tr><td>炮姜</td><td>辛，热。归脾、胃、肾经</td><td rowspan="2">中焦
温脾摄血</td><td>作用较为局限，守而不走，善暖脾胃，温中止血，止痛止泻</td><td>温经止血
温中止痛止泻</td><td>1. 出血证
2. 腹痛，腹泻——生化汤</td></tr>
<tr><td>灶心土</td><td>辛，温。归脾、胃经</td><td>能温暖中焦，收摄脾气而止血，为温中止血之要药，尤宜于吐血、便血</td><td>温中止血
降逆止呕
涩肠止泻</td><td>1. 出血证——黄土汤
2. 胃寒呕吐
3. 脾虚久泻</td></tr>
</table>

第十二章　活血化瘀药

第一节　活血止痛药

药名	药性	共性	个性			应用
			作用特点		功效	
川芎★ 3～10g	辛，温。归肝、胆、心包经	活血止痛	行气（血中气药）	①“血中气药”（96） ②“上行头目，下行血海，中开郁结，旁达四肢”（05） ③“头痛须用川芎”，为治头痛之要药 ④“下调经水”，亦为妇科要药	活血行气 祛风止痛	1. 血瘀气滞痛证——柴胡疏肝散、血府逐瘀汤、温经汤、生化汤 2. 头痛，风湿痹痛——川芎茶调散、羌活胜湿汤、加味四物汤、通窍活血汤、独活寄生汤
郁金★ 3～10g 研末2～5g	辛、苦，寒。归肝、胆、心经。畏丁香（92X）			偏于寒凉，既入血分，又入气分，善活血止痛，行气解郁，长于治疗肝郁气滞血瘀之痛证（12X）	活血止痛 行气解郁开窍 清心凉血 利胆退黄 （92/94/14X）	1. 气滞血瘀之胸、胁、腹痛（13） 2. 热病神昏，癫痫痰闭——菖蒲郁金汤 3. 吐血，衄血，倒经，尿血，血淋（13） 4. 肝胆湿热黄疸、胆石症（03X）
姜黄★ 3～10g	辛、苦，温。归肝、脾经			外散风寒湿邪，内行气血，善通经除痹止痛，尤长于治疗风湿肩臂部疼痛（12X）	活血行气 通经止痛	1. 气滞血瘀所致心胸胁腹诸痛（13） 2. 风湿痹痛（13） 3. 治牙痛，用于牙龈肿胀疼痛 4. 外敷可用于皮癣痛痒
延胡索★ 3～10g 研粉1.5～3g	辛、苦，温。归心、肝、脾经（95X）			【功效】活血，行气，止痛 “专治一身上下诸痛”，止痛作用优良，为止痛之常用药（08/09）		气血瘀滞之痛证——金铃子散

（续表）

<table>
<tr><th rowspan="2">药名</th><th rowspan="2">药性</th><th rowspan="2">共性</th><th colspan="4">个性</th><th rowspan="2">应用</th></tr>
<tr><th colspan="3">作用特点</th><th>功效</th></tr>
<tr><td>乳香*
3～5g</td><td>辛、苦，温。归心、肝、脾经</td><td rowspan="4">活血止痛</td><td rowspan="2">行气</td><td rowspan="2">消肿生肌
（95/10）</td><td colspan="2">【功效】活血行气止痛，消肿生肌
①为外伤科要药，内能宣通脏腑气血，外能透达经络，“定诸经之痛”
②偏于行气、伸筋，治疗痹证多用
③剂量过大可以引起呕吐（95/97X）
④内服宜炒制去油，脾胃弱者慎用（17）</td><td>1. 跌打损伤，疮疡痈肿——七厘散、仙方活命饮
2. 气滞血瘀之痛证——手拈散、活络效灵丹、蠲痹汤</td></tr>
<tr><td>没药*
3～10g</td><td>辛、苦，平。归心、肝、脾经</td><td colspan="2">【功效】活血止痛，消肿生肌
偏于散血化瘀，治疗血瘀气滞较重之胃痛多用
内服宜炒制去油，脾胃弱者慎用（18）</td><td>主治与乳香相似</td></tr>
<tr><td>五灵脂*
（02）
3～10g
包煎</td><td>苦、咸、甘，温。归肝经
（95X）</td><td>止血</td><td colspan="2">【功效】活血止痛，化瘀止血（15）
且能止血，为治疗瘀滞疼痛之要药，常与蒲黄相须为用（93/09）</td><td>人参畏五灵脂</td><td>1. 瘀血阻滞之痛证——失笑散（01）
2. 瘀血阻滞出血证</td></tr>
<tr><td>夏天无</td><td>苦、微辛，温。归肝经</td><td colspan="3">能活血行血，又能舒筋通络，还可祛风除湿，且有一定平抑肝阳的作用
行气止痛</td><td>活血通络
行气止痛
祛风除湿</td><td>1. 中风半身不遂，跌仆损伤，肝阳头痛（平抑肝阳）
2. 风湿痹痛，关节拘挛不利</td></tr>
</table>

第二节　活血调经药

药名	药性	共性	个性：作用特点		个性：功效	应用
丹参★ 10～15g	苦，微寒。归心、心包、肝经。反藜芦 （92X/93X）	活血调经	活血不伤血	①《妇科明理论》：“一味丹参散，功同四物汤”，祛瘀生新而不伤正，善调经水，为妇科调经常用药 ②《神农本草经》：丹参“破癥除瘕” ③善通行血脉，祛瘀止痛，广泛用治血脉瘀阻之胸痹心痛	活血调经 祛瘀止痛 凉血消痈 除烦安神 （94X/11X）	1. 月经不调，闭经痛经，产后瘀滞腹痛 2. 血瘀心痛、脘腹疼痛，癥瘕积聚，跌打损伤，风湿痹证——丹参饮、活络效灵丹 3. 疮痈肿毒 4. 热病烦躁神昏，心悸失眠——天王补心丹
鸡血藤★ 9～15g	苦、微甘，温。归肝、肾经	活血调经	活血不伤血	又能补血，血瘀兼血虚者尤宜，善舒筋活络，治络脉不和	活血补血 调经止痛 舒筋活络 （03X/07）	1. 月经不调，痛经，闭经（10X） 2. 风湿痹痛，手足麻木，肢体瘫痪，血虚萎黄
桃仁★ 5～10g	苦、甘，平。有小毒。归心、肝、大肠经（12）	活血调经	善泄血滞，祛瘀力强，又称“破血药”，为多种瘀血阻滞病证常用药		活血祛瘀 润肠通便 止咳平喘	1. 瘀血阻滞病证——桃红四物汤、生化汤、桂枝茯苓丸、桃核承气汤、复元活血汤 2. 肺痈、肠痈——大黄牡丹皮汤 3. 肠燥便秘 4. 咳嗽气喘
红花★ 3～10g	辛，温。归心、肝经	活血调经	①为活血祛瘀、通经止痛之要药 ②是妇产科血瘀病证常用药 ③善治瘀阻心腹胁痛 ④善通利血脉，消肿止痛，为治跌打损伤，瘀滞肿痛之要药 ⑤还活血通脉以化滞消斑，用治瘀热郁滞之斑疹色暗 ⑥“少用活血，多用破血”（96）		活血通经 祛瘀止痛	1. 血滞经闭、痛经，产后瘀滞腹痛 2. 癥瘕积聚 3. 胸痹心痛，血瘀腹痛，胁痛（20X） 4. 跌打损伤，瘀滞肿痛（20X） 5. 瘀滞斑疹色暗 6. 用于回乳、瘀阻头痛、眩晕、中风偏瘫、喉痹、目赤肿痛等证（01）

（续表）

药名	药性	共性	个性			应用
			作用特点		功效	
益母草★ 9～30g 鲜品 12～40g	辛、苦，微寒。归心、心包、肝、膀胱经	活血调经	利水消肿（07）	①善活血调经，祛瘀通经，为妇产科要药，故名益母 ②既利水消肿，又活血化瘀，尤宜于水瘀互阻之水肿	活血调经 利水消肿 清热解毒 （93/94X/96/02X/16）	1. 血滞经闭，痛经，经行不畅，产后恶露不尽，瘀滞腹痛 2. 水肿，小便不利 3. 跌打损伤，疮痈肿毒，皮肤瘾疹
泽兰★ 6～12g	苦、辛，微温。归肝、脾经			行而不峻，善活血调经，为妇科经产瘀血病证常用药	活血调经 祛瘀消痈 利水消肿 （16）	1. 血瘀经闭，痛经，产后瘀滞腹痛 2. 跌打损伤，瘀肿疼痛及疮痈肿毒 3. 水肿，腹水
怀牛膝★ 5～12g	苦、甘、酸，平。归肝、肾经	活血通经	利尿通淋（13X）	【功效】活血通经，补肝肾，强筋骨，祛风湿，利水通淋，引火（血）下行	长于补肝肾，强筋骨 （97）	1. 瘀血阻滞之经闭，痛经，经行腹痛，胞衣不下，跌仆伤痛 2. 腰膝酸痛，下肢痿软 3. 淋证，水肿，小便不利 4. 头痛，眩晕、齿痛，口舌生疮，吐血，衄血——镇肝息风汤、玉女煎（04X）
川牛膝★ 5～10g					长于活血祛瘀通经 （97/16）	
王不留行★ 5～10g	苦，平。归肝、胃经			善通利血脉，活血通经，走而不守，行而不留，行血脉，通乳汁，为治疗产后乳汁不下常用之品，且性善下行，能活血利尿通淋，善治多种淋证	活血通经 下乳消痈 利尿通淋 （09X）	1. 血瘀经闭、痛经、难产 2. 产后乳汁不下，乳痈肿痛（93X） 3. 热淋、血淋、石淋

第三节 活血疗伤药

药名	药性	共性	个性			应用
				作用特点	功效	
土鳖虫★ 3～10g 研末1～1.5g	咸，寒。有小毒。归肝经	活血疗伤		性善走窜，善破血逐瘀，续筋接骨疗伤，为治疗筋伤骨折和癥瘕积聚之常用药	破血逐瘀 续筋接骨 （05X）	1. 跌打损伤，筋伤骨折，瘀肿疼痛 2. 血瘀经闭，产后瘀滞腹痛，积聚痞块——大黄䗪虫丸、鳖甲煎丸
自然铜	辛，平。归肝经（95X）	活血疗伤	散瘀止痛	活血散瘀，续筋接骨，尤长于促进骨折的愈合，为伤科要药	散瘀止痛 续筋接骨疗伤 （05X）	跌打损伤，骨折筋断，瘀肿疼痛
苏木	甘、咸、辛，平。归心、肝经	活血疗伤	散瘀止痛；通经	①活血散瘀、消肿止痛，治"扑损瘀血" ②又善通经，为妇科瘀滞经产诸证常用药	活血疗伤 祛瘀通经 消肿止痛	1. 跌打损伤，骨折筋伤，瘀滞肿痛 2. 血滞经闭，产后瘀阻腹痛，痛经，心腹疼痛，痈肿疮毒等
刘寄奴	苦，温。归心、肝、脾经	活血疗伤	散瘀止痛；通经	①辛散苦泄，善于行散，能破血通经，散瘀止痛 ②气味芳香，既能醒脾开胃，又能消食化积	散瘀止痛 疗伤止血 破血通经 消食化积	1. 跌打损伤，肿痛出血 2. 血瘀经闭、产后瘀滞腹痛 3. 食积腹痛、赤白痢疾
骨碎补	苦，温。归肝、肾经	活血疗伤		①以其入肾治骨，能治骨伤碎而得名，为伤科要药 ②骨碎补能"止血"（02X）	活血续伤止痛 补肾强骨 外用消风祛斑	1. 跌打损伤或创伤，筋骨损伤，瘀滞肿痛 2. 肾虚腰痛脚弱，耳鸣耳聋，牙痛，久泻 3. 斑秃、白癜风等病证
马钱子★ （92/11） 0.3～0.6g 炮后入丸散	苦，寒。有大毒。归肝、脾经	活血疗伤		①善散结消肿止痛，为伤科疗伤止痛之佳品 ②善搜筋骨间风湿，开通经络，透达关节，止痛强，是治疗风湿顽痹、拘挛疼痛、麻木瘫痪之常用药	散结消肿 通络止痛	1. 跌打损伤，骨折肿痛 2. 痈疽疮毒，咽喉肿痛 3. 风湿顽痹，麻木瘫痪

（续表）

药名	药性	共性	个性			应用
			作用特点		功效	
血竭* （00/15） 入丸散 1～2g	甘、咸，平。归肝经	活血疗伤	敛疮生肌止血	①入血分而散瘀止痛，为伤科及其他瘀滞痛证要药 ②既能散瘀，又能止血，止血不留瘀，还有敛疮生肌之功	活血定痛 化瘀止血 外用敛疮生肌 （03X）	1. 跌打损伤、瘀滞心腹疼痛——七厘散（92X） 2. 外伤出血 3. 疮疡不敛
儿茶	苦、涩，凉。归心、肺经			性涩，收敛止血，又解毒收湿，敛疮生肌，还可清肺化痰	活血疗伤止痛 止血生肌 收湿敛疮 清肺化痰 （02X）	1. 跌打伤痛、出血（92X） 2. 疮疡，湿疮，牙疳，下疳，痔疮 3. 肺热咳嗽
银杏叶	苦、涩，平				敛肺平喘 活血止痛	用于肺虚咳喘，以及高血脂、高血压、冠心病心绞痛、脑血管痉挛等
月季花	甘、淡、微苦，温。归肝经				活血调经 疏肝解郁 消肿解毒	1. 肝血郁滞月经不调、痛经、闭经及胸胁胀痛 2. 跌打损伤，瘀肿疼痛，痈疽肿毒，瘰疬

第四节　破血消癥药

药名	药性	共性	个性：作用特点			个性：功效	应用
莪术★ 6～9g	辛、苦，温。归肝、脾经	破血逐瘀消癥	行气止痛	既入血分，又入气分，破血散瘀，消癥化积，行气止痛，二者常常相须为用	莪术偏于破气消积	破血行气 消积止痛	1. 癥瘕积聚，经闭，心腹瘀痛 2. 食积脘腹胀痛 3. 跌打损伤，瘀肿疼痛
三棱★ 5～10g	辛、苦，平。归肝、脾经。畏牙硝（95X）				三棱偏于破血逐瘀		与莪术基本相同
水蛭★ 1～3g 研0.3～0.5g	咸、苦，平。有小毒。归肝经		疗伤	较虻虫为缓而持久，常与虻虫相须为用		破血通经 逐瘀消癥	1. 血瘀经闭，癥瘕积聚——抵当汤 2. 跌打损伤，心腹疼痛
虻虫	苦，微寒。有小毒。归肝经			性刚而猛，破血逐瘀，通利血脉，服后即泻，药过即止		破血逐瘀 散积消癥	1. 血瘀经闭，癥瘕积聚——大黄䗪虫丸 2. 跌打损伤，瘀滞肿痛
斑蝥★ 丸散 0.03～0.06g	辛，热。有大毒。归肝、肾、胃经		有大毒，破血逐瘀，散结消癥，近人常用治多种癌肿，尤以肝癌为优，外用并能攻毒蚀疮 外用对皮肤、黏膜有很强的刺激作用，能引起皮肤发红、灼热、起泡，甚至腐烂，故不宜久敷和大面积使用（18）			破血逐瘀 散结消癥 攻毒蚀疮	1. 癥瘕，经闭 2. 多种癌肿，尤以肝癌为优 3. 痈疽恶疮，顽癣，瘰疬等（94） 4. 面瘫、风湿痹痛等
穿山甲★ 5～10g 研末1～1.5g	咸，微寒。归肝、胃经（95X）		①善于走窜，内达脏腑，外通经络，既能活血祛瘀，又能消癥通经 ②尤擅长通经下乳，为治疗产后乳汁不下之要药 ③还可活血消痈，消肿排脓，脓未成者使其消散，已成脓者使其速溃，亦为治疗疮疡肿痛之要药（注意：痈肿已溃者忌用）			活血消癥 通经，下乳 消肿排脓 搜风通络（09X）	1. 癥瘕，经闭 2. 风湿痹痛，中风瘫痪 3. 产后乳汁不下 4. 痈肿疮毒，瘰疬——仙方活命饮（95X）

第十三章　化痰止咳平喘药

第一节　温化寒痰药

<table>
<tr><th rowspan="2">药名</th><th rowspan="2">药性</th><th rowspan="2" colspan="3">共性</th><th colspan="3">个性</th><th rowspan="2">应用</th></tr>
<tr><th colspan="2">作用特点</th><th>功效</th></tr>
<tr><td>半夏★
3～9g</td><td>辛，温。有毒。归脾、胃、肺经。反乌头类
（03/12X）</td><td rowspan="4">外用，散结消肿（17）</td><td rowspan="4">止痛（17）</td><td rowspan="3">燥湿化痰（17）</td><td colspan="2">为燥湿化痰，温化寒痰之要药，尤善治脏腑之湿痰</td><td>燥湿化痰
降逆止呕
消痞散结
外用消肿止痛
止咳</td><td>1. 湿痰，寒痰证——二陈汤、半夏白术天麻汤
2. 呕吐——小半夏汤、大半夏汤
3. 心下痞，结胸，梅核气——半夏泻心汤、小陷胸汤、半夏厚朴汤
4. 瘿瘤，痰核，痈疽肿毒，毒蛇咬伤</td></tr>
<tr><td>天南星★
3～9g</td><td>苦、辛，温。有毒。归肺、肝、脾经
（12X/20X）</td><td rowspan="2">祛风痰，解痉（10X）</td><td>①有较强的燥湿化痰之功，多治顽痰
②归肝经，走经络，善祛风痰而止痉厥</td><td>燥湿化痰
祛风解痉
外用散结消肿
（96/08/20X）</td><td>1. 湿痰，寒痰证——导痰汤
2. 风痰眩晕、中风、癫痫、破伤风——玉真散
3. 痈疽肿痛，蛇虫咬伤</td></tr>
<tr><td>禹白附★
3～6g
研 0.5～1g</td><td>辛、甘，温。有毒。归胃、肝经（12X）</td><td>善祛风痰而解痉止痛，其性上行，尤擅治头面部诸疾</td><td>燥湿化痰
祛风止痉，止痛
解毒散结
（04/09）</td><td>1. 中风痰壅，口眼㖞斜，惊风癫痫，破伤风——牵正散
2. 痰厥头痛，眩晕
3. 瘰疬痰核，毒蛇咬伤（13）</td></tr>
<tr><td>白芥子★
3～9g</td><td>辛，温。归肺、胃经</td><td colspan="2">温肺化痰
温经消痰</td><td>①功善温肺化痰，兼能祛痰利气，通络止痛
②又能温经消痰，尤擅长散“皮里膜外之痰”
兼消肿散结止痛，用治痰湿流注之阴疽肿毒</td><td>温肺化痰
利气散结
通络止痛
（98/02/04）</td><td>1. 寒痰喘咳，悬饮——三子养亲汤、控涎丹
2. 阴疽流注，肢体麻木，关节肿痛</td></tr>
<tr><td>皂荚</td><td>辛、咸，温。有小毒。归肺、大肠经
（01X）</td><td colspan="4">祛顽痰</td><td>①能软化胶结之痰，用治顽痰胶阻于肺
②味辛性窜，入鼻则嚏，入喉则吐，能开噤通窍（97X）
③尚可“通肺及大肠气”</td><td>祛顽痰
通窍开闭
祛风杀虫止痒
外用散结消肿
（02/04X/09X）</td><td>1. 顽痰阻肺，咳喘痰多
2. 中风，痰厥，癫痫，喉痹痰盛——通关散
3. 疮肿未溃者，皮癣，便秘</td></tr>
</table>

（续表）

药名	药性	共性	个性：作用特点	个性：功效	应用
旋覆花★（05）3～9g	苦、辛、咸，微温。归肺、大肠、脾、胃经	降气化痰	①入肺经降气行水化痰，入胃经降逆止呕止噫（94） ②“诸花皆升，旋覆花独降；诸子皆降，苍耳子独升”	降气化痰 降逆止呕 行水 （01X/06/15）	1. 咳喘痰多，痰饮蓄结，胸膈痞满 2. 噫气，呕吐——旋覆代赭汤 3. 治气血不和之胸胁痛——香附旋覆花汤
白前★ 3～10g	辛、苦，微温。归肺经	降气化痰	【功效】降气化痰止咳 ①微温不燥，长于祛痰，降肺气，以平咳喘 ②无论属寒属热，外感内伤，新嗽久咳，均可用之，素有“肺家要药”之称		咳嗽痰多，气喘——止嗽散
胆南星★ 3～6g	苦，微辛，凉。归肺、脾、肝、胆经	偏于苦寒，由燥湿化痰变成了清热化痰，由祛风止痉变成了息风止痉		清热化痰 息风定惊 （01）	1. 中风、癫痫、惊风、头风眩晕，痰火喘咳等证

第二节　清化热痰药

药名	药性	共性		个性：作用特点	个性：功效	应用
川贝母★ 3～10g 研末1～2g	苦、甘，微寒。归肺、心经。反乌头类	清热化痰	散结消肿	长于润肺止咳，尤宜于阴虚燥咳痰黏者	清热化痰 润肺止咳 散结消肿	1. 虚劳咳嗽，肺热燥咳 2. 瘰疬，乳痈，肺痈（95X）
浙贝母★ 5～10g	苦，寒。归肺、心经。反乌头类			清热散结之力优于川贝，多用于风热或痰热咳嗽，且更宜于痈肿、瘰疬、瘿瘤	清热化痰止咳 解毒散结消痈	1. 风热、痰热咳嗽 2. 瘰疬，瘿瘤，乳痈疮毒，肺痈——消瘰丸（94/95X）
瓜蒌★（92X）全9～15g 皮6～10g 仁9～15g	甘、微苦，寒。归肺、胃、大肠经。反乌头类			能利气开郁，导痰浊下行而宽胸散结，为治疗胸痹之要药	清热化痰 宽胸散结 润燥滑肠通便 （01）	1. 痰热咳喘——清气化痰丸 2. 胸痹，结胸——瓜蒌薤白白酒汤、瓜蒌薤白半夏汤、小陷胸汤 3. 肺痈，肠痈，乳痈 4. 肠燥便秘

（续表）

药名	药性	共性	个性·作用特点		个性·功效	应用
竹茹★ 5～10g	甘，微寒。归肺、胃、心、胆经	清热化痰	消心肝二经痰热 竹沥＞竺黄＞竹茹 清泻肺热	能清热降逆止呕，为治热性呕逆之要药（既清胃又止呕：竹茹、枇杷叶、芦根）	清热化痰 除烦止呕 凉血止血	1. 肺热咳嗽，痰热心烦不寐——温胆汤 2. 胃热呕吐，妊娠恶阻——橘皮竹茹汤（03X） 3. 吐血、衄血、崩漏等
竹沥	甘，寒。归心、肺、肝经			①治痰热咳喘，痰稠难咯，顽痰胶结者最宜 ②入心肝经，善涤痰泄热而开窍定惊	清热豁痰 定惊利窍	1. 痰热咳喘——竹沥达痰丸 2. 中风痰迷，惊痫癫狂
天竺黄	甘，寒。归心、肝经			清化热痰，清心定惊与竹沥相似而无寒滑之弊	清热化痰 清心定惊 （14）	1. 小儿惊风，中风癫痫，热病神昏 2. 痰热咳喘
桔梗★ 3～10g	苦、辛，平。归肺经	宣肺化痰，利咽开音，通便	善开宣肺气，载药上行，素有“舟楫之剂”之称 《神农本草经》：“主胸痛如刀刺”→血府逐瘀汤 “主惊恐悸气”→天王补心丹 “主腹满肠鸣幽幽”→参苓白术散 此外，本品又可开宣肺气而通二便		宣肺，祛痰 利咽，排脓 （98/05X）	1. 咳嗽痰多，胸闷不畅——杏苏散、桑菊饮 2. 咽喉肿痛，失音——桔梗汤 3. 肺痈吐脓 4. 癃闭，便秘
胖大海	甘，寒。归肺、大肠经		偏于清肺化痰，利咽开音		清肺化痰 利咽开音 润肠通便	1. 肺热声哑，咽喉疼痛，咳嗽 2. 燥热便秘，头痛目赤
海藻	苦、咸，寒。归肝、胃、肾经。海藻反乌头类	消痰软坚，利水消肿（96X/18）	【功效】消痰软坚散结，利水消肿 为治瘰疬、瘿瘤之要药，二者常相须为用			1. 瘿瘤，瘰疬，睾丸肿痛——海藻玉壶汤、内消瘰疬丸、橘核丸（95X） 2. 痰饮水肿
昆布	咸，寒。归肝、胃、肾经					同海藻

（续表）

<table>
<tr><th rowspan="2">药名</th><th rowspan="2">药性</th><th rowspan="2">共性</th><th colspan="4">个性</th><th rowspan="2">应用</th></tr>
<tr><th colspan="3">作用特点</th><th>功效</th></tr>
<tr><td>海浮石</td><td>咸，寒。归肺、肾经</td><td rowspan="2">消痰软坚散结（18）</td><td rowspan="2">清肺化痰</td><td rowspan="2">利尿</td><td>寒能清肺降火，咸能软坚化痰，尚可利尿通淋</td><td>清肺化痰
软坚散结
利尿通淋
（96X）</td><td>1. 痰热咳喘，肝火灼肺，久咳痰中带血——咳血方（海浮石替海粉）
2. 瘰疬，瘿瘤（95X）
3. 血淋、石淋</td></tr>
<tr><td>海蛤壳</td><td>苦、咸，寒。归肺、肾、胃经</td><td>制酸　能清肺热而化痰清火，常配青黛同用</td><td>清肺化痰
软坚散结
利尿
制酸止痛
外用收湿敛疮</td><td>1. 肺热，痰热咳喘——黛蛤散
2. 瘿瘤，痰核（95X）
3. 水气浮肿，小便不利及胃痛泛酸之证
4. 湿疮、烫伤</td></tr>
<tr><td>前胡</td><td>苦、辛，微寒。归肺经</td><td rowspan="2">降气化痰</td><td colspan="3">①既降气化痰，又疏散风热，“能宣能降”
②寒性不大，常与白前相须为用</td><td>降气化痰
疏散风热
止咳（06/15）</td><td>1. 痰热咳喘
2. 风热咳嗽——杏苏散（94）</td></tr>
<tr><td>礞石</td><td>甘、咸，平。归肺、心、肝经</td><td colspan="3">①质重性烈，功专坠降，味咸软坚，善消痰化气，以治顽痰、老痰胶固
②既能攻消痰积，又能平肝镇惊，为治惊痫之良药</td><td>坠痰下气
平肝镇惊</td><td>1. 气逆喘咳——礞石滚痰丸
2. 癫狂，惊痫</td></tr>
<tr><td>黄药子</td><td>苦，寒。有毒。归肺、肝、心经（13）</td><td colspan="5">【功效】化痰软坚，散结消瘿，清热解毒，凉血止血，止咳平喘（16）
①化痰软坚，散结消瘿，清热解毒，尚可凉血止血，还兼有止咳平喘之功
②多服、久服对肝肾有一定损害（97）</td><td>1. 瘿瘤（95X）
2. 疮疡肿毒，咽喉肿痛，毒蛇咬伤
3. 吐血，衄血，咯血等
4. 咳嗽、气喘、百日咳等</td></tr>
</table>

第三节　止咳平喘药

药名	药性	共性	个性：作用特点	个性：功效	应用
苦杏仁★ 5～10g	苦，微温。有小毒。归肺、大肠经	降气止咳平喘，润肠通便	**肃降肺气之中兼宣发肺气而止咳平喘，为治咳喘之要药**	降气止咳平喘 润肠通便 开宣肺气 （94/98）	1. 咳嗽气喘——三拗汤、桑菊饮、桑杏汤、清燥救肺汤、麻杏石甘汤 2. 肠燥便秘 3. 外用可治蛲虫病、外阴瘙痒
紫苏子★ 3～10g	辛，温。归肺、大肠经		长于**降肺气，化痰涎**，气降痰消则咳喘自平	降气化痰 止咳平喘 润肠通便	1. 咳喘痰多——三子养亲汤、苏子降气汤 2. 肠燥便秘
百部★ 3～9g	甘、苦，微温。归肺经	润肺止咳，温润不燥	甘润苦降，微温不燥，**功专润肺止咳**，无论外感内伤、暴咳久嗽，**皆可用之**	润肺下气止咳 外用杀虫灭虱 （00）	1. 新久咳嗽，百日咳，肺痨咳嗽——止嗽散 2. 蛲虫、阴道滴虫，头虱及疥癣
紫菀★ 5～10g	苦、辛、甘，微温。归肺经		化痰：祛痰作用较强，略能止咳，微弱平喘；常相须为用	润肺下气 化痰止咳 开宣肺气	1. 咳嗽有痰——止嗽散 2. 肺痈、胸痹及小便不通等
款冬花★ 5～10g	辛、微苦，温。归肺经		化痰：止咳作用较强，平喘次之，祛痰较弱；常相须为用	润肺下气 止咳化痰	咳嗽气喘
马兜铃	苦、微辛，寒。归肺、大肠经	清肺化痰，止咳平喘	善清肺热，降肺气，又能化痰，最宜于热郁于肺，**咳嗽痰喘者**	清肺化痰 止咳平喘 清肠消痔 清热平肝降压	1. 肺热咳喘 2. 痔疮肿痛或出血（11） 3. 高血压病属肝阳上亢者
枇杷叶	苦，微寒。归肺、胃经		清肺热不如马兜铃，但能**清胃止呕**	清肺止咳 降逆止呕 清胃止渴 （01X/07）	1. 肺热咳嗽，气逆喘急——清燥救肺汤 2. 胃热呕吐，哕逆 3. 热病口渴及消渴（03X/11）

（续表）

药名	药性	共性	个性		应用
			作用特点	功效	
桑白皮★ 6～12g	甘，寒。归肺经	泻肺平喘，利水消肿 （98X/00X）	甘寒，**重在泻肺火，兼泻肺中水气而平喘，主治肺热咳喘** **其利水消肿之力较缓**	**泻肺平喘** **利水消肿** **清肝降压**，**止血**	**1. 肺热咳喘**——泻白散、补肺汤 **2. 水肿** **3. 衄血、咯血** **4. 肝阳肝火偏旺之高血压症**
葶苈子★ 3～10g 研末3～6g	苦、辛，大寒。归肺、膀胱经		苦寒，**专泻肺中水饮及痰火**而平喘咳，**兼泻大便**，主治痰涎壅盛，喘咳不得平卧，二便不利之实证，**其利水消肿之力较强**	**泻肺平喘** **利水消肿**	**1. 痰涎壅盛，喘息不得平卧**——葶苈大枣泻肺汤 **2. 水肿，悬饮，胸腹积水，小便不利**——已椒苈黄丸、大陷胸丸
白果★ 5～10g	甘、苦、涩，平。有毒。归肺、肾经	**止咳平喘**	祛痰　偏于敛肺化痰定喘	敛肺化痰定喘，收涩止带缩尿 （94）	**1. 哮喘痰嗽**——定喘汤 **2. 带下，白浊，尿频，遗尿**——易黄汤
洋金花	辛，温。有毒。归肺、肝经		**为麻醉镇咳平喘药，有良好的麻醉止痛作用，为中医麻醉之要药**	**平喘止咳** **麻醉镇痛** **解痉止搐**	**1. 哮喘咳嗽** **2. 心腹疼痛，风湿痹痛，跌打损伤** **3. 麻醉** **4. 癫痫，小儿慢惊风**

第十四章　安神药

第一节　重镇安神药

药名	药性	共性	个性：作用特点	个性：功效	应用
朱砂★ 丸散 0.1～0.5g	甘，微寒。有毒。归心经 （92X）	镇惊安神	有毒，专入心经，既可重镇安神，又能清心安神，尤宜于心火亢盛，心神不宁者 本品有毒，内服不可过量或持续服用，孕妇及肝功能不全者禁服。入药只宜生用，忌火煅（06X/08X）	清心镇惊 安神明目解毒 （20）	1. 心神不宁，心悸失眠——朱砂安神丸 2. 惊风，癫痫——安宫牛黄丸、磁朱丸 3. 疮疡肿毒，咽喉肿痛，口舌生疮——冰硼散（13X/17）
磁石★ 9～30g 丸、散 1～3g 打碎先煎	咸，寒。归心、肝、肾经		平肝潜阳：又有益肾之功，纳气平喘，补益肝肾，聪耳明目	镇惊安神 平肝潜阳 聪耳明目 纳气平喘 （95X/14X）	1. 心神不宁，惊悸，失眠，癫痫——磁朱丸 2. 头晕目眩 3. 耳鸣耳聋，视物昏花——耳聋左慈丸 4. 肾虚气喘（93/03X/08/11）
龙骨★ 15～30g 先煎	甘、涩，平。归心、肝、肾经		平肝潜阳：①入心、肝经，能镇静安神，为重镇安神之常用药 ②且有较强的平肝潜阳作用（宜生用）（12） ③味涩能敛，收敛固涩（多煅用）（12）	镇惊安神 平肝潜阳 收敛固涩 外用收湿敛疮生肌 （98/12/14X）	1. 心神不宁，心悸失眠，惊痫癫狂——孔圣枕中丹 2. 肝阳眩晕——镇肝息风汤 3. 滑脱诸证——金锁固精丸、桑螵蛸散、固冲汤 4. 湿疮痒疹，疮疡久溃不敛 5. 湿疮流水，阴汗瘙痒（11）
琥珀★ （97） 研末冲服 1.5～3g	甘，平。归心、肝、膀胱经		①入心、肝血分，能活血通经，散瘀消癥，还可利尿通淋 ②研末冲服，不入煎剂，忌火煅（04）	镇惊安神 活血散瘀 利尿通淋 外用生肌敛疮 （10/16）	1. 心神不宁，心悸失眠，惊风，癫痫——琥珀定志丸、琥珀养心丸、琥珀抱龙丸 2. 痛经经闭，心腹刺痛，癥瘕积聚 3. 淋证，癃闭 4. 疮痈肿毒（15X）

第二节　养心安神药

药名	药性	共性	个性：作用特点	个性：功效	应用
酸枣仁★ 10～15g 研末 1.5～2g	甘、酸，平。 归心、肝、胆经	养心安神	①养心阴，益肝血而有安神之效，为养心安神要药 ②味酸能敛，而有收敛止汗，敛阴生津止渴之功	养心益肝 宁心安神 敛汗生津 （03）	1. 心悸失眠——酸枣仁汤、归脾汤、天王补心丹 2. 自汗，盗汗 3. 伤津口渴咽干者（18）
柏子仁★ 3～10g	甘，平。归心、肾、大肠经	养心安神	味甘质润，药性平和，主入心经，具有养心安神之功效	养心安神 润肠通便止汗 滋补阴液	1. 心悸失眠——柏子仁丸、养心汤 2. 肠燥便秘 3. 阴虚盗汗、小儿惊痫等（01X）
灵芝	甘，平。归心、肺、肝、肾经	养心安神	①入心经，能补心血、益心气、安心神 ②入肺经，补益肺气，温肺化痰，止咳平喘	补气安神 止咳平喘	1. 心神不宁，失眠，惊悸 2. 咳喘痰多 3. 虚劳证
夜交藤 （首乌藤）	甘，平。归心、肝经	养心安神	入心、肝二经，能补养阴血，养心安神	养血安神 祛风通络	1. 心神不宁，失眠多梦 2. 血虚身痛，风湿痹痛 3. 皮肤痒疹
合欢皮	甘，平。归心、肝、肺经	悦心安神	活血：入心、肝经，善解肝郁，为悦心安神要药 “安五脏，和心志，令人欢乐无忧”（00）	解郁安神 活血消肿	1. 心神不宁，忿怒忧郁，烦躁失眠 2. 跌打骨折，血瘀肿痛 3. 肺痈，疮痈肿毒（07）
远志★ 3～10g	苦、辛，温。 归心、肾、肺经	交通心肾	宣泄通达，既能开心气而宁心安神、又能通肾气而强志不忘，为交通心肾、安定神志、益智强识之佳品	安神益智 交通心肾 祛痰开窍 消散痈肿 （94/02/04X/09X）	1. 失眠多梦，心悸怔忡，健忘 2. 癫痫惊狂 3. 咳嗽痰多 4. 痈疽疮毒，乳房肿痛，喉痹

第十五章　平肝息风药

第一节　平抑肝阳药

药名	药性	共性	个性			应用
			作用特点		功效	
石决明★ 6～20g 打碎先煎 （07X）	咸，寒。归肝经	平肝潜阳	清肝明目（08X/09）	专入肝经，能清泄肝热，镇潜肝阳，清利头目，为凉肝、镇肝之要药，又兼有滋养肝阴之功	平肝潜阳 清肝明目 煅用：收敛、制酸、止痛、止血（96/16X/20X）	1. 肝阳上亢，头晕目眩——阿胶鸡子黄汤 2. 目赤，翳障，视物昏花 3. 煅用可用于胃酸过多之胃脘痛，研末外敷，可用于外伤出血（01X）
珍珠母	咸，寒。归肝、心经		清肝明目（08X/09）；镇惊安神	质重入心经，有镇惊安神之功	平肝潜阳 清肝明目 镇惊安神 外用燥湿收敛 （20X）	1. 肝阳上亢，头晕目眩 2. 惊悸失眠，心神不宁 3. 目赤翳障，视物昏花 4. 湿疮瘙痒，溃疡久不收口，口疮等 5. 胃、十二指肠球部溃疡
牡蛎★ 9～30g	咸，微寒。归肝、胆、肾经		镇惊安神	质重能镇，有安神之功，常与龙骨相须为用	重镇安神 平肝潜阳补阴 软坚散结 收敛固涩 煅牡蛎内服：制酸止痛 外用：收湿敛疮 （91/94X/98/06）	1. 心神不安，惊悸失眠——桂甘龙牡汤 2. 肝阳上亢，头晕目眩——镇肝息风汤 3. 痰核，瘰疬，瘿瘤，癥瘕积聚（95X） 4. 滑脱诸证——牡蛎散、金锁固精丸 5. 胃痛泛酸
代赭石★ 9～30g 入丸、散 1～3g 打碎先煎	苦，寒。归肝、肺、胃、心经			①为重镇降逆要药，尤善降上逆之胃气而止呕、止呃、止噫，降上逆之肺气而平喘 ②善于降气、降火，且能凉血止血，尤适宜于气火上逆，迫血妄行之出血证	平肝潜阳 重镇降逆 胃：止呕呃噫 肺：平喘息 凉血止血 （00/01X）	1. 肝阳上亢，头晕目眩——镇肝息风汤 2. 呕吐，呃逆，噫气——旋覆代赭汤 3. 气逆喘息 4. 血热吐衄，崩漏（93）

（续表）

药名	药性	共性	个性		应用
			作用特点	功效	
刺蒺藜	辛、苦，微温。有小毒。归肝经	平抑肝阳	能疏肝而散郁结，尚入血分而活血，善疏散肝经风热而明目退翳，为祛风明目之要药	平肝疏肝 活血祛风 明目，止痒 （92/95）	1. 肝阳上亢，头晕目眩 2. 胸胁胀痛，乳闭胀痛 3. 风热上攻，目赤翳障——白蒺藜散 4. 风疹瘙痒，白癜风（95X）
罗布麻叶	甘、苦，凉。有小毒。归肝经	平抑肝阳	专入肝经，既平抑肝阳，又清泻肝热，还具有较好的清热利尿作用	平抑肝阳 清热利尿 （16/20X）	1. 头晕目眩 2. 水肿，小便不利

第二节 息风止痉药

药名	药性	共性	个性			应用
			作用特点		功效	
羚羊角★ （08） 1～3g 研粉 0.3～0.6g	咸，寒。归肝、心经	息风止痉	平抑肝阳（04）	①清热力量极强，善清泄肝热，平肝息风，镇惊解痉，为治惊痫抽搐之要药，尤宜于热极生风所致者 ②善清泻肝火而明目 ③入心肝二经，能气血两清，清热凉血散血，泻火解毒	平肝息风 清肝明目 清热解毒 解热，镇痛	1. 肝风内动，惊痫抽搐——羚角钩藤汤（14） 2. 肝阳上亢，头晕目眩（09X） 3. 肝火上炎，目赤头痛 4. 温热病壮热神昏，热毒发斑——紫雪丹（91X） 5. 风湿热痹，肺热咳喘，百日咳等
钩藤★ （03X） 3～12g	甘，凉。归肝、心包经	息风止痉	平抑肝阳（04）	①既能清肝热，又能平肝阳 ②息风止痉作用较为和缓，为治疗肝风内动，惊痫抽搐之常用药，尤宜于热极生风，四肢抽搐及小儿高热惊风症	清热平肝 息风止痉 疏风散热	1. 头痛，眩晕——天麻钩藤饮 2. 肝风内动，惊痫抽搐——羚角钩藤汤 3. 外感风热，头痛目赤及斑疹透发不畅 4. 治小儿惊啼、夜啼（09X）
天麻★ 3～10g 研末 1～1.5g	甘，平。归肝经	息风止痉	平抑肝阳（04）	①味甘质润，药性平和，为“治内风之圣药”（94/00） ②为治眩晕、头痛之要药 ③可治疗小儿急慢惊风（17X）	息风止痉 平抑肝阳 祛风通络 （93X/98）	1. 肝风内动，惊痫抽搐——玉真散（09X） 2. 眩晕，头痛——天麻钩藤饮、半夏白术天麻汤 3. 肢体麻木，手足不遂，风湿痹痛（93）

（续表）

药名	药性	共性	个性·作用特点		个性·功效	应用
全蝎★ 3～6g 研末 0.6～1g	辛，平。有毒。归肝经	息风止痉	攻毒散结 搜风通络 止痛 （11X）	【功效】息风镇痉，攻毒散结，通络止痛 性善走窜，搜风通络之力较强，为治痉挛抽搐之要药，作用较缓		1. 痉挛抽搐 2. 疮疡肿毒，瘰疬结核 3. 风湿顽痹 4. 顽固性偏正头痛（93）
蜈蚣★ 3～5g 研末 0.6～1g	辛，温。有毒。归肝经			【功效】息风镇痉，攻毒散结，通络止痛 与全蝎均为息风要药，均有良好搜风通络止痛之功，作用较猛（92） 可治疗小儿急慢惊风（17X）		
牛黄★ （03） 丸散 0.15～0.35g	苦，凉。归心、肝经（92X）		清热	①入心经，能清心，祛痰，开窍醒神（02） ②入心、肝二经，有清心，凉肝，息风止痉之功 ③性凉，为清热解毒之良药	清心化痰 开窍醒神 凉肝息风 清热解毒 （94/15）	1. 热病神昏——安宫牛黄丸 2. 小儿惊风，癫痫（18X） 3. 口舌生疮，咽喉肿痛，牙痛，痈疽疔毒
地龙★ 5～10g 鲜品 10～20g 研末1～2g	咸，寒。归肝、脾、膀胱经			①性寒，既息风止痉，又善清热定惊 ②性走窜，善于通行经络，用治痹证尤宜于热痹 ③长于清肺平喘，用治邪热壅肺，肺失肃降之肺热喘息	清热息风 通络，平喘 利尿，降压 （91）	1. 高热惊痫，癫狂 2. 气虚血滞，半身不遂——补阳还五汤 3. 痹证——小活络丹 4. 肺热哮喘 5. 小便不利，尿闭不通 6. 肝阳上亢型高血压病
僵蚕★ 5～10g 研末 1～1.5g	咸、辛，平。归肝、肺、胃经		既能息风止痉，又能化痰定惊，对惊风、癫痫而夹痰热者尤为适宜（18X）		息风止痉 祛风止痛 化痰散结 （92/93X/95/16）	1. 惊痫抽搐 2. 风中经络，口眼㖞斜——牵正散 3. 风热头痛，目赤，咽痛，风疹瘙痒（20） 4. 痰核，瘰疬
珍珠	甘、咸，寒。归心、肝经		性寒清热，甘寒益阴，故更适用于心虚有热之心烦不眠者		安神定惊 明目消翳 解毒生肌 润肤祛斑 （02/10X）	1. 心神不宁，心悸失眠 2. 惊风，癫痫 3. 目赤翳障，视物不清 4. 口内诸疮，疮疡肿毒，溃久不敛 5. 皮肤色斑

第十六章　开窍药

药名	药性	共性	个性			应用
			作用特点		功效	
麝香★ 丸、散 0.03～0.1g	辛，温。归心、脾经	开窍醒神	止痛	①气极香，走窜之性甚烈，有极强的开窍通闭、辟秽化浊作用，为醒神回苏之要药 ②善活血通经，消肿止痛，为伤科之要药 ③力达胞宫，有催生下胎之效	开窍醒神 活血通经 消肿止痛，催产 （97X/07X）	1. 闭证神昏——安宫牛黄丸、至宝丹、苏合香丸（12） 2. 疮疡肿毒，瘰疬痰核，咽喉肿痛（06X） 3. 血瘀经闭，癥瘕，心腹暴痛，头痛，跌打损伤，风寒湿痹——通窍活血汤、七厘散、八厘散（92X/13） 4. 难产，死胎，胞衣不下
冰片 0.15～0.3g （20）	辛、苦，微寒。归心、脾、肺经 （92X）			①性偏寒凉，为凉开之品，更宜于热病神昏 ②能“清热”消肿、止痛、明目退翳，为五官科常用药	开窍醒神 清热止痛	1. 闭证神昏——安宫牛黄丸、苏合香丸 2. 目赤肿痛，喉痹口疮——冰硼散（16） 3. 疮疡肿痛，疮溃不敛，水火烫伤（18） 4. 治冠心病心绞痛及齿痛（06X）
苏合香	辛，温。归心、脾经			①辛散温通，芳香辟秽，为温开代表药，寒闭神昏之要药 ②能温通散寒止痛，为治疗冻疮的良药	开窍醒神 辟秽，止痛 温通散寒 （98/17X）	1. 寒闭神昏——苏合香丸（10） 2. 胸腹冷痛，满闷（09） 3. 冻疮（03）
石菖蒲★ （11X） 3～10g	辛、苦，温。归心、胃经			①开窍之力较缓，善于化湿浊，豁痰，辟秽，而开窍、宁神益志，擅长治痰湿秽浊之邪蒙蔽清窍所致之神志昏乱 ②善化湿浊、醒脾胃，又行胃肠之气，行气滞、消胀满	开窍醒神 化湿和胃 宁神益志 （18X）	1. 痰蒙清窍，神志昏迷——涤痰汤、菖蒲郁金汤、生铁落饮、安神定志丸 2. 湿阻中焦，脘腹痞满，胀闷疼痛——连朴饮 3. 噤口痢★——开噤散（02） 4. 健忘，失眠，耳鸣，耳聋——安神定志丸 5. 声音嘶哑、痈疽疮疡、风湿痹痛、跌打损伤等证（91）

第十七章　补虚药

第一节　补气药

药名	药性	共性			个性：作用特点	个性：功效	应用
人参★ （99） 3～9g 救脱 15～30g	甘、微苦，微温。归肺、脾、肾、心经。反藜芦。畏五灵脂	补脾肺气，生津止渴	气津双补	扶正祛邪	①能大补元气，复脉固脱，为拯危救脱之要药 ②为补肺之要药，亦为补脾之要药 ③既能补气，又能生津	大补元气 复脉固脱 补脾益肺 生津养血 安神益智 扶正祛邪 （95X/03）	1. 元气虚脱证——独参汤、参附汤、生脉散 2. 肺脾心肾气虚证——补肺汤、四君子汤、归脾汤、八珍汤、天王补心丹 3. 热病气虚津伤口渴及消渴证——白虎加人参汤 4. 气虚外感或里实热结而邪实正虚之证（97X）
党参★ 9～30g	甘，平。归脾、肺经。反藜芦 （93X/06X）				①补脾肺气之功与人参相似而药力较缓，常代替人参 ②并能补血，用治气虚不能生血，或血虚无以化气者（01）	补脾肺气 补血，生津 （16）	1. 脾肺气虚证 2. 气血两虚证 3. 气津两伤证 4. 气虚外感，或里实热结而气血亏虚等邪实正虚之证
西洋参★ 3～6g	甘、微苦，凉。归肺、心、肾、脾经。反藜芦		气阴双补	清补之品	①药性偏凉，补气之力不及人参，长于养阴清热生津，尤宜于气阴两虚而有火热者 ②西洋参不能补脾气 ③补益脾肺心肾之气，清补脾肺心肾之阴	补气养阴 清热生津 （98/15）	1. 气阴两伤证 2. 肺气虚及肺阴虚证 3. 热病气虚津伤口渴及消渴——清暑益气汤
太子参★ 9～30g	甘、微苦、平。归脾、肺经 （93X/06X）				①平而微偏寒，类似于西洋参，气阴双补，但作用非常缓和，亦为清补之品（09） ②补益肺心脾之气，清补肺心脾之阴	补气健脾 生津润肺	1. 脾肺气阴两虚证 2. 心气与心阴两虚所致心悸不眠，虚热汗多

（续表）

药名	药性	共性	个性：作用特点	个性：功效	应用
山药★ 15～30g	甘，平。归脾、肺、肾经 （99/06X）		脾：补脾气 益脾阴 略止泻 肺：补肺气 益肺阴 略敛肺气 肾：补肾气 补肾精 固涩肾气	益气养阴 补脾肺肾 固精止带 （92/97/99）	1. 脾虚证 2. 肺虚证 3. 肾虚证 4. 消渴气阴两虚证——玉液汤
黄芪★ 9～30g	甘，微温。归脾、肺经 （93X）		①善入脾胃，为补中益气之要药 ②能补气生津，促进津液的生成与输布而有止渴之效 ③长于升阳举陷，为治气虚下陷之要药 ④炙黄芪长于补中，生黄芪善走，长于益卫固表 ⑤凭补气之功，尚可托疮生肌、利水退肿、益气生血行血 ⑥蜜炙可增强其补中益气作用，利尿消肿多生用（14）	补气健脾 升阳举陷 益卫固表 利尿消肿 生津养血 行滞通痹 托毒生肌 （91X/03/12X/14）	1. 脾气虚证——补中益气汤、当归补血汤、归脾汤、玉液汤 2. 肺气虚证 3. 气虚自汗证——牡蛎散、玉屏风散 4. 气血亏虚，疮疡难溃难腐或溃久难敛——托里透脓散、十全大补汤（04） 5. 痹证、中风后遗症等——补阳还五汤（06）
白术★ 6～12g	甘、苦，温。归脾、胃经	补脾气，祛湿	不补肺气 ①长于补气以复脾之健运，又能燥湿、利尿以除湿邪，被前人誉之为“脾脏补气健脾第一要药” ②炒用可增强其补气健脾止泻之功（10）	益气健脾 燥湿利水 固表止汗，安胎 （91X/12X）	1. 脾气虚证——四君子汤、苓桂术甘汤 2. 气虚自汗——玉屏风散 3. 脾虚胎动不安（06）
白扁豆	甘，微温。归脾、胃经		不补肺气 能补气以健脾，兼能化湿，药性温和，补而不滞	健脾化湿 和中消暑	1. 脾气虚证——参苓白术散 2. 暑湿吐泻——香薷散（96）
大枣	甘，温。归脾、胃、心经	补脾气	不补肺气 为治疗心失充养，心神无主而脏躁之要药	补中益气 养血安神	1. 脾虚证 2. 脏躁，失眠证——甘麦大枣汤 3. 缓和甘遂、大戟、芫花毒烈性——十枣汤
甘草★ 1.5～9g	甘，平。归心、肺、脾、胃经		不补肺气 缓急止痛 解毒 ①作用缓和，“助参芪成气虚之功”，善于缓急止痛，又善于调和诸药 ②生用性微寒，可清热解毒；蜜炙药性微温，并可增强补益心脾之气和润肺止咳作用（13） ③大剂量久服可导致水钠潴留，引起浮肿（02）	补脾益气 祛痰止咳 缓急止痛 清热解毒 调和诸药 （13）	1. 心气不足，脉结代、心动悸——炙甘草汤 2. 脾气虚证 3. 咳喘 4. 脘腹、四肢挛急疼痛——芍药甘草汤 5. 热毒疮疡、咽喉肿痛及药物、食物中毒（04X） 6. 调和药性

（续表）

药名	药性	共性	个性		应用
			作用特点	功效	
刺五加	甘、微苦，温。归脾、肺、心、肾经	补脾肺气	①能补脾气，益肺气，并略有祛痰平喘之力 ②能温助阳气，强健筋骨 ③能补心脾之气，并益气以养血，安神益志	益气健脾 补肾安神	1. 脾肺气虚证 2. 肾虚腰膝酸痛 3. 心脾不足，失眠、健忘（20X）
绞股蓝	甘、苦，寒。归脾、肺经		①性偏苦寒，兼能生津止渴，尤宜于脾胃气阴两伤者 ②能益肺气，清肺热，又有化痰止咳之效	益气健脾 化痰止咳 清热解毒 （08）	1. 脾虚证 2. 肺虚咳嗽证 3. 肿瘤而有热毒之证
红景天	甘、苦，平。归脾、心、肺经		①能健脾益气，长于治疗脾气虚衰，倦怠乏力等症 ②兼有止带作用，亦常用于脾虚带下 ③能补肺气，养肺阴，其性偏寒，能清肺热	健脾益气 清肺止咳 通脉平喘 活血化瘀 （08）	1. 脾气虚证 2. 肺阴虚、肺热咳嗽 3. 跌打损伤等瘀血证
沙棘	甘、酸、涩，温。归脾、胃、肺、心经	①温养脾气，开胃消食；其味甘酸，又可化阴生津 ②入于肺经，能止咳祛痰，为藏医和蒙医治疗咳喘痰多常用药 ③较长于活血通脉，故以胸痹瘀滞疼痛者多用		健脾消食 止咳祛痰 活血祛瘀	1. 脾虚食少 2. 咳嗽痰多 3. 瘀血证，如胸痹心痛、跌打损伤、妇女月经不调等

小结：

1. 绝大多数补气药都能补脾气，西洋参不能补脾气。绝大多数都能补肺气，不能补肺气的有：①白术；②白扁豆；③大枣；④甘草；⑤沙棘。

2. 补心气：①人参；②西洋参；③甘草；④刺五加。补肾气：①人参；②西洋参；③山药；④刺五加。

第二节　补阳药

药名	药性	共性	个性：作用特点		个性：功效	应用
鹿茸★ 研末1～2g	甘、咸，温。 归肾、肝经	补肾阳	①善于峻补肾阳、兼益精血，为补阳之要药 ②兼能固冲任，止带下，强筋骨，托疮毒 ③凡发热者均当忌服（01X）		补肾阳，益精血 强筋骨，调冲任 托疮毒（95X）	1. 肾阳虚衰，精血不足证 2. 肾虚骨弱，腰膝无力或小儿五迟 3. 妇女冲任虚寒，崩漏带下 4. 疮疡久溃不敛，阴疽疮肿内陷不起——阳和汤
淫羊藿★ 6～10g	辛、甘，温。 归肾、肝经	补肾阳	补肾阳， 祛风湿， 强筋骨 （92X）	补肾壮阳之力强	补肾阳 强筋骨 祛风湿 （00X）	1. 肾阳虚衰，阳痿尿频，腰膝无力 2. 风寒湿痹，肢体麻木
巴戟天★ 3～10g	辛、甘，微温。 归肾、肝经	补肾阳	补肾阳， 祛风湿， 强筋骨 （92X）	补肾助阳之力较逊，甘润不燥，兼能“益”精血	补肾阳 强筋骨 祛风湿 （95X/99X/00X）	1. 阳痿不举，宫冷不孕，小便频数 2. 风湿腰膝疼痛，肾虚腰膝酸软
仙茅	辛，热。有毒。 归肾、肝、脾经	补肾阳	补肾阳， 祛风湿， 强筋骨 （92X）	有毒，祛寒湿之力较强，燥热之性较巴戟天、淫羊藿为强，久服有伤阴之弊	补肾阳，强筋骨 祛寒湿，培补肝肾 （92X/00X）	1. 肾阳不足，命门火衰，阳痿精冷，小便频数 2. 腰膝冷痛，筋骨痿软 3. 肝肾亏虚，须发早白，目昏目暗
杜仲★ 6～10g	甘，温。归肝、肾经	补肾阳	补肝肾， 强筋骨， 止痛， 安胎	补肝肾，安胎之力较强，且为治肾虚腰痛之要药	补肝肾，强筋骨，安胎 （93/96/99X/00）	1. 肾虚腰痛及各种腰痛 2. 胎动不安或习惯性堕胎
续断★ 9～15g	苦、辛，微温。 归肝、肾经	补肾阳	补肝肾， 强筋骨， 止痛， 安胎	①补肝肾、安胎之力不及杜仲，但善于行血脉，疗伤续折，为中医骨伤科之常用药 ②治疗肝肾不足所致的崩漏下血宜炒用（11）	补益肝肾 强筋健骨 止血安胎 疗伤续折 （93/01）	1. 阳痿不举，遗精遗尿 2. 腰膝酸痛，寒湿痹痛 3. 崩漏下血，胎动不安 4. 跌打损伤，筋伤骨折 5. 治痈肿疮疡，血瘀肿痛，乳痈肿痛

（续表）

药名	药性	共性	个性			应用
			作用特点		功效	
肉苁蓉★ 6～10g	甘、咸，温。归肾、大肠经	补肾阳	补肾助阳，润肠通便	从容平和，兼能益精血，为补肾阳，益精血之良药	补肾阳，益精血 润肠通便 （93X）	1. 肾阳亏虚，精血不足，阳痿早泄，宫冷不孕，腰膝酸痛，痿软无力 2. 肠燥津枯便秘——润肠丸、济川煎
锁阳	甘，温。归肝、肾、大肠经			兼能“润燥养筋”，肝肾不足，腰膝痿软，筋骨无力，步行艰难者尤为多用	补肾阳，益精血 润肠通便	1. 肾阳亏虚，精血不足，阳痿，不孕，下肢痿软、筋骨无力等 2. 血虚津亏，肠燥便秘
补骨脂★ 6～10g	苦、辛，温。归肾、脾经		补肾阳，固精缩尿温脾止泻	助阳之力较强，偏于肾，长于补肾壮阳	补肾壮阳，固精缩尿 温脾止泻，纳气平喘 外用消风祛斑 （95X/96X/98X/00X/10X/12/14）	1. 肾虚阳痿、腰膝冷痛 2. 肾虚遗精、遗尿、尿频 3. 脾肾阳虚，五更泄泻——四神丸 4. 肾不纳气，虚寒喘咳 5. 白癜风，斑秃
益智仁	辛，温。归肾、脾经			助阳之力较补骨脂为弱，偏于脾，长于温脾开胃摄唾，且长于缩尿	暖肾固精缩尿 温脾开胃摄唾 （98X/00X/10X/12/14）	1. 下元虚寒，遗精，遗尿，小便频数 2. 脾胃虚寒，腹痛吐泻，口涎自流
菟丝子★ 10～20g	辛、甘，平。归肾、肝、脾经（18X）		补肾阳，益肾精固精缩尿（止带）养肝明目（14）	性平不燥，既补肾阳又益肾精，为平补阴阳之品，并可滋补肝肾，益精养血而明目	补肾益精缩尿 养肝明目 止泻，安胎 外用消风祛斑 （92/94/95X/96/96X/99X/00X/01X）	1. 肾虚腰痛，阳痿遗精，尿频，宫冷不孕——五子衍宗丸 2. 肝肾不足，目暗不明 3. 脾肾阳虚，便溏泄泻 4. 肾虚胎动不安——寿胎丸 5. 治肾虚消渴 6. 白癜风
沙苑子	甘，温。归肝、肾经			补益之力不如菟丝子，兼具涩性，而以收涩见长，固精缩尿止带多用	补肾固精缩尿 养肝明目 （92/95X/01X）	1. 肾虚腰痛，阳痿遗精，遗尿尿频，白带过多——金锁固精丸 2. 目暗不明，头昏眼花

（续表）

药名	药性	共性	个性				应用
			作用特点			功效	
紫河车★ 研末 2～3g	甘、咸，温。归肺、肝、肾经	补肾阳	补肺肾定喘咳	益肾精	补气养血：既温肾阳，又益精血，并能益气养血	补肾益精 养血益气 （95X/96X/03X/04/07）	1. 阳痿遗精，腰酸，头晕，耳鸣 2. 气血不足诸证 3. 肺肾两虚之咳喘
蛤蚧★ 3～6g 研末1～2g	咸，平。归肺、肾经	补肾阳	补肺肾定喘咳	益肾精	补气养血：纳气定喘之力较强，为治虚证喘咳之要药	补肺益肾 纳气平喘 助阳益精 （95X/96X/98X/00X/04）	1. 肺虚咳嗽，肾虚作喘，虚劳喘咳 2. 肾虚阳痿
冬虫夏草★ 3～9g	甘，平。归肾、肺经	补肾阳	补肺肾定喘咳	益肾精	①甘平，为平补肺肾之佳品 ②又止血化痰、止咳平喘，尤为劳嗽痰血多用	补肾益肺 止血化痰 止咳平喘 补虚扶弱 （96X/98X/03X/16）	1. 阳痿遗精，腰膝酸痛 2. 久咳虚喘，劳嗽痰血 3. 病后体虚不复或自汗畏寒
核桃仁	甘，温。归肾、肺、大肠经	补肾阳	补肺肾定喘咳	长于补肺肾、定喘咳，尚可润肠通便		补肾温肺 润肠通便 （96X/98X）	1. 肾阳虚衰，腰痛脚弱，小便频数 2. 肺肾不足，虚寒喘咳，肺虚久咳、气喘——人参胡桃汤 3. 肠燥便秘

小结：

祛风湿，强筋骨：香加皮。

补肝肾，强筋骨：①杜仲；②续断；③牛膝；④骨碎补；⑤鹿茸；⑥龟甲；⑦仙茅。

补肝肾，祛风湿，强筋骨：①五加皮；②桑寄生；③狗脊；④淫羊藿；⑤巴戟天。

第三节　补血药

药名	药性	共性	个性		应用
			作用特点	功效	
当归★ 6～12g	甘、辛，温。归肝、心、脾经	补血	①既补血，又活血，为补血之圣药和妇科调经之要药 ②兼散寒，其止痛机制乃活血止痛，散寒止痛	补血调经 活血止痛 润肠通便 （03X/07）	1. 血虚诸证——当归补血汤、人参养荣汤、四物汤 2. 血虚血瘀，月经不调，经闭，痛经等——四物汤 3. 虚寒性腹痛，跌打损伤，痈疽疮疡，风寒痹痛——当归生姜羊肉汤、复元活血汤、活络效灵丹、仙方活命饮、四妙勇安汤、蠲痹汤 4. 血虚肠燥便秘——济川煎（10X）
白芍★ 6～15g 大剂量 15～30g	苦、酸，微寒。归肝、脾经。反藜芦		①味酸，能养血敛阴，功善柔肝以平肝阳，止疼痛 ②其止痛机制乃柔肝止痛，缓急止痛	养血敛阴 柔肝止痛 平抑肝阳 （94X/97）	1. 肝血亏虚及血虚月经不调——四物汤 2. 肝脾不和之胸胁脘腹疼痛或四肢挛急疼痛——逍遥散、痛泻要方、芍药汤、芍药甘草汤 3. 肝阳上亢之头痛眩晕——镇肝息风汤、建瓴汤 4. 外感风寒，营卫不和之汗出恶风——桂枝汤（01X）
熟地黄★ 9～15g 大剂量 30～60g	甘，微温。归肝、肾经		①滋补之力较强，补阴益精以生血，为养血补虚之要药 ②善滋补肾阴，填精益髓，为补肾阴之要药，古人谓之“大补五脏真阴”“大补真水” ③但其性粘腻，有碍消化	补血滋阴 填精益髓	1. 血虚诸证——四物汤、胶艾汤 2. 肝肾阴虚诸证——六味地黄丸、大补阴丸、七宝美髯丹、虎潜丸 3. 崩漏等血虚出血证
何首乌★ 制何首乌 6～12g 生何首乌 3～6g	苦、甘、涩，微温。归肝、心、肾经		①不寒、不燥、不腻，为滋补之良药 ②功善补肝肾、益精血、乌须发	制用： 补肝肾，益精血 乌须发，强筋骨 化浊降脂 生用： 解毒，截疟，消痈 润肠通便（07X）	1. 精血亏虚，头晕眼花，须发早白，腰膝酸软——七宝美髯丹 2. 久疟，痈疽，瘰疬，肠燥便秘等
阿胶★ 3～9g	甘，平。归肺、肝、肾经		为血肉有情之品，为补血要药，亦为止血要药	补血，止血 滋阴，润肺 （94X/95/97）	1. 血虚诸证——炙甘草汤 2. 出血证——胶艾汤、黄土汤 3. 肺阴虚燥咳——补肺阿胶汤、清燥救肺汤 4. 热病伤阴之心烦失眠及阴虚风动，手足瘛疭等——黄连阿胶汤、大定风珠（11X）
龙眼肉	甘，温。归心、脾经		入心、脾经，既养血，又补气，为补益心脾之要药	补益心脾 养血安神	思虑过度，劳伤心脾，惊悸怔忡，失眠健忘

第四节　补阴药

药名	药性	共性	个性：作用特点			个性：功效	应用
北沙参★ 5～12g	甘、微苦，微寒。归肺、胃经。反藜芦	清补肺胃阴： 清补肺阴、润肺燥、清肺热 清补胃阴、益胃阴、生津止渴、清胃热	清补肺胃阴作用稍强于南沙参			养阴清肺 益胃生津	1. 肺阴虚证 2. 胃阴虚证
南沙参★ 9～15g	甘，微寒。归肺、胃经。反藜芦		兼补气和祛痰作用，可气阴双补，较宜于气阴两伤及燥痰咳嗽者			养阴清肺 益胃生津 补脾肺气，化痰	1. 肺阴虚证 2. 胃阴虚证——益胃汤
玉竹★ （92X） 6～12g	甘，微寒。归肺、胃经	清补肺胃心阴： 清补肺阴、补肺阴、润肺燥、清肺热 清补胃阴、益胃阴、生津止渴、清胃热 清补心阴、养心阴、清心热 天冬： 还可清补肾阴、滋肾阴、降虚火	①作用缓和，长于养阴润燥，生津止渴 ②养阴不滋腻敛邪，阴虚外感者常选用			养阴润燥 生津止渴 （91X）	1. 肺阴虚证——沙参麦冬汤、加减葳蕤汤 2. 胃阴虚证 3. 热伤心阴之烦热多汗、惊悸等证
百合★ 6～12g （92X）	甘，微寒。归肺、心、胃经		宁心安神		①微寒，作用平和，清补肺阴之力不强，兼能止咳祛痰 ②既养心肺之阴，又清心肺之热，还能养心安神 ③还能养胃阴、清胃热，且作用也较弱 ④清心安神宜生用，止咳宜蜜炙（20）	养阴润肺 清心安神	1. 阴虚燥咳，劳嗽咳血——百合固金汤 2. 阴虚有热之失眠心悸及百合病心肺阴虚内热证
麦冬★ （92X） 6～12g	甘、微苦，微寒。归胃、肺、心经 （92X/93X）		宁心安神	润肠通便	①清补肺胃阴的作用强于沙参、玉竹、百合 ②尤长于清补心阴，兼能除烦安神，强于百合（94X）	养阴润肺 益胃生津 清心除烦 （91X/93/99/05）	1. 胃阴虚证——麦门冬汤、增液汤（01） 2. 肺阴虚证——清燥救肺汤 3. 心阴虚证——天王补心丹、清营汤（99）
天冬★ （92X） 6～12g	甘、苦，寒。归肺、肾、胃经			润肠通便	①清补肺胃阴的作用比麦冬还强 ②但不能宁心安神，尚可清补肾阴	养阴润燥 清肺生津	1. 肺阴虚证 2. 肾阴虚证（16X） 3. 热病伤津之食欲不振、口渴及肠燥便秘等证（99）

（续表）

药名	药性	共性	个性：作用特点	个性：功效	应用
石斛* 6～12g 鲜用 15～30g	甘，微寒。归胃、肾经	清补胃肾阴：清补胃阴、益胃阴 生津止渴、清胃热 清补肾阴、滋肾阴、降虚火	①清补胃阴的强度中等，和麦冬相当，不及天冬 ②清补肾阴的作用也不及天冬 排序： 清补肺阴：百合＜玉竹＜南沙参＜北沙参＜麦冬＜天冬 清补胃阴：百合＜玉竹＜南沙参＜北沙参＜麦冬＜石斛＜天冬 清补心阴：玉竹＜百合＜天冬＜麦冬 清补肾阴：石斛＜天冬	益胃生津 滋阴清热 （91X/93）	1. 胃阴虚证，热病伤津证 2. 肾阴虚证——石斛夜光丸（02）
黄精*（92X）9～15g	甘，平。归脾、肺、肾经（99X/17X）	补阴	肺：补肺气 补肺阴 脾：补脾气 养脾阴 肾：补肾气 益肾精 气精双补，脾肺肾兼治	【功效】补气养阴 健脾，润肺，益肾	1. 阴虚肺燥，干咳少痰，肺肾阴虚，劳咳久咳 2. 脾胃虚弱 3. 肾精亏虚，内热消渴
枸杞子* 6～12g	甘，平。归肝、肾经	补阴；滋养肝肾	益精血，抗衰老 为平补肾精肝血之品，明目效果较好（96） 明目	【功效】滋补肝肾，益精明目	肝肾阴虚及早衰证——七宝美髯丹、杞菊地黄丸（96）
女贞子* 6～12g	甘、苦，凉。归肝、肾经	补阴；滋养肝肾	清补肝肾阴：滋肾阴 益肝阴 降虚火 补肾精 明目 性偏寒凉，不易溶于水	滋补肝肾 乌须明目 （91X/96）	肝肾阴虚证——二至丸（96）
墨旱莲* 6～12g	甘、酸，寒。归肝、肾经	补阴；滋养肝肾	清补肝肾阴：滋肾阴 益肝阴 降虚火 补肾精 兼凉血止血，尤宜于阴虚血热出血证	滋补肝肾 凉血止血 （91X/16X）	1. 肝肾阴虚证——二至丸 2. 阴虚血热的失血证

（续表）

药名	药性	共性			个性		应用
					作用特点	功效	
龟甲★ 9～24g 先煎（07X）	甘，寒。归肾、肝、心经	补阴	平肝潜阳	清补肝肾阴：滋肾阴 益肝阴 降虚火	长于滋阴，又能益肾健骨，固经止血，入心经，还可养血补心，安神定志	滋阴潜阳 益肾健骨 养血补心 固经止崩 （09/10X/15X）	1. 肝肾阴虚所至的阴虚阳亢、阴虚内热、阴虚风动证——镇肝息风汤、大补阴丸、大定风珠 2. 肾虚骨痿、囟门不合——虎潜丸（09） 3. 阴血亏虚，惊悸，失眠，健忘——枕中丹（安神定志）（09） 4. 阴虚血热，冲任不固之崩漏、月经过多
鳖甲★ 9～24g 先煎	甘、咸，寒。归肝、肾经				长于退虚热，降虚火，除骨蒸，并能软坚散结	滋阴潜阳 退热除蒸 软坚散结 （10X）	1. 肝肾阴虚证——青蒿鳖甲汤 2. 癥瘕积聚——鳖甲煎丸
桑椹	甘、酸，寒。归心、肝、肾经		补肝肾，益精血 润肠通便		补益肝肾之阴，补血养肝，生津润燥，凉血退热	滋阴补血 生津润燥 凉血退热 （05）	1. 肝肾阴虚 2. 津伤口渴、消渴及肠燥便秘等证

第十八章　收涩药

第一节　固表止汗药

药名	药性	共性	个性：作用特点	个性：功效	应用
麻黄根	甘、微涩，平。归心、肺经	固表止汗	作用单纯而药力较强，内服外扑均能止汗，为敛肺固表止汗之要药	固表止汗	1. 自汗、盗汗——牡蛎散 2. 外用：配伍牡蛎共研细末，扑于身上，可治各种虚汗证

第二节　敛肺涩肠药

药名	药性	共性	个性：作用特点	个性：功效	应用
五味子* 2～6g 研末1～3g	酸、甘，温。归肺、心、肾经	广泛收敛	肺：补肺气　敛肺止汗　止咳平喘祛痰 肾：补肾气　固涩肾气　固精缩尿　纳气平喘 心：补心气　敛液止汗　养心安神 脾：补脾气　生津止渴　涩肠止泻 ①上敛肺气，下纳肾气，为治疗久咳虚喘之要药 ②为治肾虚精关不固遗精、滑精之常用药	收敛固涩 （收敛止汗，固精止遗，涩肠止泻，敛肺止咳） 益气生津，补肾宁心 （93X/94X/95X/96X/02X/05X/12X/20X）	1. 久咳虚喘——都气丸、小青龙汤 2. 自汗，盗汗（01X） 3. 遗精，滑精——麦味地黄丸 4. 久泻不止——四神丸（二神丸＋五味子、吴茱萸） 5. 津伤口渴，消渴——生脉散、玉液汤 6. 心悸，失眠，多梦——天王补心丹（96/06X）
五倍子	酸、涩，寒。归肺、大肠、肾经		①既敛肺止咳，又清肺降火，还能止血，尤宜于肺热咳嗽咯血者 ②外用能收湿敛疮，且有解毒消肿之功	敛肺降火，止咳止汗 涩肠止泻，固精止遗 收敛止血，外用收湿敛疮 （96X/99X/13X/15X）	1. 咳嗽，咯血 2. 自汗，盗汗 3. 久泻，久痢 4. 遗精，滑精 5. 崩漏，便血痔血 6. 湿疮，肿毒 （96/02/06X/15X）

（续表）

药名	药性	共性	个性·作用特点		个性·功效	应用
乌梅★ 6～12g 大剂量至30g	酸、涩，平。归肝、脾、肺、大肠经	敛肺止咳 涩肠止泻 （94X）		①为治疗久泻、久痢之常用药 ②本品极酸，能安蛔止痛，为安蛔之良药	敛肺止咳，涩肠止泻 安蛔止痛，生津止渴 炒炭：**固崩止血** 外敷：**消疮平胬** （09）	1. 肺虚久咳 2. 久泻，久痢——乌梅丸 3. 蛔厥腹痛，呕吐——乌梅丸 4. 虚热消渴——玉泉散 5. 崩漏不止，便血 6. 胬肉外突，头疮
诃子★ 3～10g	苦、酸、涩，平。归肺、大肠经	敛肺止咳 涩肠止泻 （94X）		①善涩肠止泻，又能止血，为治疗久泻、久痢之常用药 ②能敛肺下气止咳，又能清肺利咽开音，为治失音之要药	涩肠止泻，敛肺止咳 降火利咽开音 （02X/16X）	1. 久泻，久痢 2. 久咳，失音
罂粟壳	酸、涩，平。有毒。归肺、大肠、肾经	敛肺止咳 涩肠止泻 （94X）		有毒成瘾，“为涩肠止泻之圣药”，有较强的敛肺止咳作用，还有良好的止痛作用	涩肠止泻 敛肺止咳，止痛 （91/02X/11）	1. 久泻，久痢——真人养脏汤 2. 肺虚久咳 3. 胃痛，腹痛，筋骨疼痛
肉豆蔻★ 3～10g 丸散 0.5～1g	辛，温。归脾、胃、大肠经	涩肠止泻		温中涩肠止泻，且行气消胀，涩而不滞，为治疗虚寒性泻痢之要药	涩肠止泻 温中行气 （00/09X/16X）	1. 虚泻，冷痢——二神丸（补骨脂、肉豆蔻） 2. 胃寒胀痛，食少呕吐
石榴皮	酸、涩，温。归大肠经	涩肠止泻	收敛止血止带（15）	①涩肠道，止泻痢，为治疗久泻久痢之常用药 ②杀虫，治疗蛔虫、蛲虫、绦虫等虫积腹痛	涩肠止泻 杀虫，收敛止血	1. 久泻，久痢 2. 虫积腹痛 3. 崩漏，便血 4. 遗精、带下等证
赤石脂★ 9～12g	甘、酸、涩，温。归大肠、胃经。肉桂畏赤石脂	涩肠止泻	收敛止血止带（15）	①长于涩肠止泻，尚可止血，为久泻久痢下痢脓血之常用药 ②能收敛止血，质重入于下焦，而以崩漏、便血者为多用 ③止泻和止血方面可代替灶心土，但不能止呕	涩肠止泻 收敛止血，止带 外用敛疮生肌 （07X）	1. 久泻，久痢——赤石脂禹余粮汤、桃花汤（02） 2. 崩漏，便血，带下 3. 疮疡久溃不敛，湿疮流水、外伤出血
禹余粮	甘、涩，微寒。归胃、大肠经	涩肠止泻	收敛止血止带（15）	①甘涩性平，能涩肠止泻，常与赤石脂相须而用 ②收敛止血，主下焦出血证	涩肠止泻 收敛止血，止带（15）	1. 久泻，久痢 2. 崩漏，便血 3. 带下

第三节　固精缩尿止带药

药名	药性	共性	个性：作用特点	个性：功效	应用
山茱萸★ 6～12g 救脱 20～30g	酸、涩，微温。归肝、肾经		①温而不燥，补而不峻，既能益精，又可助阳，为平补阴阳之要药 ②于补益之中又具封藏之功，为固精止遗之要药 ③入于下焦，能补肝肾、固冲任以止血 ④酸涩性温，能收敛止汗，固涩滑脱，为防止元气虚脱之要药	补益肝肾 收敛固涩 （01X/11X/12X） 固精缩尿 敛汗固脱 收敛止血	1. 腰膝酸软，头晕耳鸣，阳痿——六味地黄丸、肾气丸 2. 遗精滑精，遗尿尿频——六味地黄丸、肾气丸 3. 崩漏，月经过多——固冲汤 4. 大汗不止，体虚欲脱 5. 消渴证
桑螵蛸★ 5～10g	甘、咸，平。归肝、肾经	固精、缩尿	长于缩尿，为治肾虚不固之遗精滑精、遗尿尿频之良药	固精缩尿，补肾助阳 （04X/10X/16）	1. 遗精滑精，遗尿尿频，白浊——桑螵蛸散 2. 肾虚阳痿
覆盆子★ 6～12g	甘、酸，微温。入肝、膀胱、肾经	固精、缩尿	固精缩尿作用相当缓和，兼能益肝肾明目	固精缩尿，益肝肾明目 （04X/10X）	1. 遗精滑精、遗尿尿频，不孕——五子衍宗丸 2. 肝肾不足，目暗不明（02）
金樱子★ 6～12g	酸、甘、涩，平。归肾、膀胱、大肠经	固精、缩尿、止带	功专固敛，具有固精、缩尿、止带作用，还可涩肠止泻	固精缩尿止带 涩肠止泻，收敛固涩 （91/96X/03X/14X/15X）	1. 遗精滑精，遗尿尿频，带下——水陆二仙丹（金樱子＋芡实） 2. 久泻、久痢 3. 崩漏，脱肛，子宫脱垂等（收敛固涩）
莲子★ 种子 6～15g	甘、涩，平。归脾、肾、心经 （92X/93X）	固精、止带	①偏于补脾，补力较芡实为强 ②补涩兼施，为治疗脾虚、肾虚带下之常用之品 ③入心肾，养心血，益肾气，能交通心肾而安神	益肾固精 补脾止泻，止带 养心安神，交通心肾 （91/94X/96X/99X/12X/14X）	1. 遗精滑精——金锁固精丸 2. 带下 3. 脾虚泄泻——参苓白术散 4. 心悸，失眠（08X）
芡实★ 9～15g	甘、涩，平。归脾、肾经	固精、止带	①偏于补肾，善益肾固精，常与金樱子相须而用 ②补力不如莲子，但能除湿，为治疗带下证之佳品	益肾固精 健脾止泻 除湿止带 （99X/07X/12X/14X/18X）	1. 遗精滑精 2. 脾虚久泻 3. 带下——易黄汤（08X）

（续表）

药名	药性	共性	个性		应用
			作用特点	功效	
海螵蛸★ 5～10g	咸、涩，微温。归肝、脾、肾经	收敛止血	能制酸止痛，为治疗胃脘痛胃酸过多之佳品	固精止带，收敛止血 制酸止痛，外用收湿敛疮 （92/97/00/02X/07X/16/17X）	1. 遗精，带下 2. 崩漏，吐血，便血及外伤出血——固冲汤（02X） 3. 胃痛吐酸 4. 湿疮，湿疹，溃疡不敛
椿皮★ 6～9g	苦、涩，寒。归大肠、肝、胃经	止泻痢 收敛止血	①既可清热燥湿，又能收敛止带，为止带之常用药物 ②善能收敛止血，性寒，尤宜于血热崩漏、便血者	清热燥湿，收敛止带 止泻，止血 （99/01X/07X）	1. 赤白带下 2. 久泻久痢，湿热泻痢 3. 崩漏经多，便血痔血——固经丸 4. 内服治蛔虫腹痛，外洗治疥癣瘙痒

小结：

1. 既温肾固精，又温脾止泻：①补骨脂；②益智仁；③菟丝子（补肾温脾止泻）；④吴茱萸（补肾温脾）；⑤附子；⑥肉桂；⑦丁香。
2. 既固精止遗，又涩肠止泻：①金樱子；②莲子；③芡实。注意：山药能固精止遗，不能涩肠止泻。
3. 既敛肺止咳，又涩肠止泻：①乌梅；②诃子；③罂粟壳。注意：白果能敛肺止咳，缩尿止带，不能固精。
4. 补敛并具：①五味子；②山茱萸；③桑螵蛸；④覆盆子；⑤莲子；⑥芡实；⑦山药。
5. 广泛收敛：①五味子；②五倍子。

第十九章　涌吐药

药名	药性	共性	个性		应用
			作用特点	功效	
常山★ 5～9g	苦、辛，寒。有毒。归肺、心、肝经	涌吐痰食	①善于涌吐痰涎，开泄痰结，用治胸中痰饮积聚（97X） ②“无痰不成疟”，善祛痰而截疟，为治疟之要药	涌吐痰涎，截疟（07X）	1. 胸中痰饮证 2. 疟疾——截疟饮（08X）
瓜蒂	苦，寒。有毒。归胃、胆经		善于涌吐热痰、宿食，主治痰热郁于胸中、宿食停滞胃脘所致病证	涌吐痰食，祛湿退黄（10）	1. 风痰、宿食停滞及食物中毒诸证——瓜蒂散 2. 湿热黄疸（12/16）
胆矾	酸、涩、辛，寒。有毒。归肝、胆经		善于涌吐风痰及毒物，用治风痰壅塞，喉痹，癫痫，或误食毒物	涌吐痰涎 解毒收湿 祛腐蚀疮 （14/15）	1. 喉痹，癫痫，误食毒物 2. 风眼赤烂，口疮，牙疳（16） 3. 胬肉，疮疡

第二十章　攻毒杀虫止痒药

药名	药性	共性	个性			应用
			作用特点		功效	
雄黄★ （99/01） 0.05 ～ 0.1g	辛，温。有毒。归肝、胃、大肠经	攻毒杀虫（16）		①温燥有毒，外用或内服均可以毒攻毒而解毒杀虫疗疮 ②切忌火煅（01）	解毒，杀虫，燥湿化痰 内服祛痰截疟	1. 痈肿疔疮，湿疹疥癣，虫蛇咬伤 2. 癫痫，小儿喘满咳嗽，疟疾
硫黄★ （11） 内服 1.5 ～ 3g	酸，温。有毒。归肾、大肠经。畏朴硝	攻毒杀虫（16）	收湿止痒	①有解毒杀虫，燥湿止痒诸功效，尤为治疗疥疮之要药 ②乃纯阳之品，入肾大补命门火而助元阳	外用解毒杀虫止痒 内服 补火助阳通便 （20）	1. 外用：治疥癣，湿疹，阴疽疮疡 2. 内服：治阳痿，虚喘冷哮，虚寒便秘——黑锡丹、半硫丸（93X）
白矾	酸、涩，寒。归肺、脾、肝、大肠经	攻毒杀虫（16）	收湿止痒	①性燥酸涩，而善收湿止痒，尤宜于疮面湿烂或瘙痒者 ②更是治疗痔疮、脱肛、子宫脱垂的常用药	外用解毒杀虫，燥湿止痒 内服止血，止泻，化痰 （95/09）	1. 外用：治湿疹瘙痒，疮疡疥癣（08） 2. 内服： ①便血、吐衄、崩漏 ②久泻久痢 ③痰厥癫狂痫证 ④湿热黄疸——硝石散
蛇床子★ 内服 3 ～ 10g	辛、苦，温。有小毒。归肾经	杀虫	收湿止痒	善于杀虫止痒燥湿，为皮肤病及妇科病常用药	杀虫止痒 燥湿祛风 温肾壮阳 （12X）	1. 阴部湿痒，湿疹，疥癣（08） 2. 寒湿带下，湿痹腰痛 3. 肾虚阳痿，宫冷不孕——赞育丹（10X）
蟾酥★ （91） 内服 0.015 ～ 0.03g	辛，温。有毒。归心经 （01X/07X）	醒神	辟秽开窍	①有良好解毒消肿，麻醉止痛作用 ②辛温走窜，有辟秽化浊，开窍醒神之功 ③内服 0.015 ～ 0.03g，多入丸、散用。外用不可入目，孕妇忌用（91/07X/17）	解毒消肿 麻醉止痛 开窍醒神 （04）	1. 痈疽疔疮，瘰疬，咽喉肿痛，牙痛 2. 痧胀腹痛，神昏吐泻
大蒜	辛，温。归脾、胃、肺经	攻毒	杀虫	有良好的解毒，杀虫，消肿作用，还可治泻痢，防治流感、流脑、乙脑等流行性传染病	解毒杀虫 消肿，止痢	1. 用于痈肿疔毒，疥癣 2. 痢疾，泄泻，肺痨，顿咳 3. 钩虫病，蛲虫病 4. 治脘腹冷痛，食欲减退或饮食不消
土荆皮 不能内服	辛，温。有毒。归肺、脾经。		杀虫	①有较好杀虫疗癣，祛湿止痒作用，以外用治癣为主 ②只供外用，不可内服（05）	杀虫疗癣 祛湿止痒 （13）	1. 体癣、手足癣、头癣等多种癣病 2. 湿疹，皮炎，皮肤瘙痒

第二十一章　拔毒化腐生肌药

药名	药性	共性		个性		应用
				作用特点	功效	
升药（红粉）★（93/02X/04X/12X）水银、火硝、白矾混合升华制成 不能内服	辛，热。有大毒。归肺、脾经	含水银成分	有大毒	①功善拔毒去腐排脓，为外科常用药 ②本品只供外用，不能内服（93）	拔毒，去腐，除脓生肌（96）	1. 痈疽溃后，脓出不畅，或腐肉不去，新肉难生——九一丹、八二丹、七三丹、五五丹、九转丹 2. 治湿疮、黄水疮、顽癣及梅毒等
轻粉 内服 0.1～0.2g/次	辛，寒。有毒。归大肠、小肠经			有较强的攻毒杀虫止痒及生肌敛疮作用	外用：攻毒杀虫，敛疮；内服：祛痰消积，通利二便，逐水退肿（11X/15）	1. 外用治疮疡溃烂，疥癣瘙痒，湿疹，酒齄鼻，梅毒下疳（94X/98X） 2. 内服治水肿胀满，二便不利——舟车丸
炉甘石★（04X/12X）一般不内服	甘，平。归肝、胃经	解毒防腐		①力缓，解毒力小，为眼科外用常用药 ②本品专供外用，不作内服	解毒明目退翳 收湿止痒敛疮	1. 目赤翳障 2. 溃疡不敛，湿疮，湿疹，眼睑溃烂
硼砂★ 内服宜慎	甘，咸，凉。归肺、胃经			清热解毒较好，为喉科及眼科外用常用药	外用清热解毒，消肿防腐 内服清肺化痰（14/16）	1. 咽喉肿痛，口舌生疮，目赤翳障 2. 痰热咳嗽（92/07X）

（续表）

药名	药性	共性	个性		应用
			作用特点	功效	
砒石 内服 0.002～0.004g/次 （13）	辛，大热。有大毒。忌火煅。归肺、肝、脾经。畏水银	外用：攻毒杀虫，蚀疮去腐；内服：劫痰平喘，截疟，攻毒抑癌（10/11X）			1. 腐肉不脱之恶疮，瘰疬，顽癣，牙疳，痔疮 2. 寒痰哮喘 3. 治疟疾 4. 癌肿
铅丹 内服 0.3～0.6g/次	辛、咸，微寒。有毒。归心、肝、脾经	外用：拔毒化腐生肌，收湿杀虫止痒；内服：坠痰镇惊			1. 外用治疮疡溃烂，湿疹瘙痒，疥癣，狐臭，酒齄鼻 2. 内服，可治惊痫癫狂，疟疾

方剂篇

笔记

方剂学总论

第一章 绪 论

一、方剂与方剂学的概念

方剂：中医在辨证审机、确立治法的基础上，按照组方原则，通过选择合适药物，酌定适当剂量，规定适宜剂型及用法等一系列过程，最后完成防治疾病的药方。

方剂学：研究治法与配伍规律及临床运用的一门基础临床学科。

一首合格的方剂应是安全有效的。影响方剂功用主治的因素是：药物、配伍、剂量、剂型（98）。

二、方剂的起源与发展

朝代	著作	意义
先秦时期	①《五十二病方》（战国），记载52种病，药物240余种（93/00/01）	意义：我国现存最古老的一部医方著作，也是按病证分类的方书
	②《黄帝内经》：大约成书于战国，略晚于《五十二病方》	意义：我国现存最早的医学理论著作，也是最早记载遣药组方和配伍宜忌的医籍
汉代	《伤寒杂病论》：（东汉末期）张仲景（机），载方314首； 分两部分：《伤寒论》主要是六经辨证；《金匮要略》讲杂病	意义：创造性地融理、法、方、药于一体。被后世尊为“方书之祖”
魏晋南北朝时期	①《肘后方》：晋·葛洪（评价：简、便、廉、效）	
	②《小品方》：晋·陈延之，其理法方药俱备	
	③《刘涓子鬼遗方》：晋末·刘涓子所传、南齐·龚庆宣所著	是我国现存最早的外科专著，对后世金疮、痈疽、疥癣、烫火伤等外科方剂的发展影响颇深（93）
唐朝	①《备急千金要方》与《千金翼方》：孙思邈著，共载方7500余首（97） ②《外台秘要》：王焘著	
宋代	①《太平惠民和剂局方》：载方788首	我国历史上第一部由政府颁发的成药药典
	②《小儿药证直诀》：钱乙著，六味地黄丸出于此书	
金元时期	《伤寒明理论》：金·成无己著	意义：开方论之先河，是历史上首次依据君臣佐使剖析组方原理之著（97）
	金元四大家：①刘完素：字守真，创河间学派（后人尊称刘河间） 《素问病机气宜保命集》《黄帝素问宣明方论》	倡导“火热论”“六气皆从火化”“五志过极皆能化火”（14）
	金元四大家：②张从正：字子和，号戴人，师从刘完素。《儒门事亲》 以汗、吐、下三法攻邪	“病由邪生，邪去正安”
	金元四大家：③李杲：字明之，号东垣老人，后人尊称李东垣。 《脾胃论》：辨析补益脾胃之法	“内伤脾胃，百病由生”
	金元四大家：④朱震亨：字彦修，号丹溪翁，尊称朱丹溪。《丹溪心法》	倡导“相火论”（15），主张滋阴降火之法

（续表）

朝代	著作		意义
明代	①《普济方》：朱橚著，载方61739首		我国最大的一部古方书（07）
	②《医方考》：吴崑著		方剂学发展史上第一部从理论上详细剖析方剂的专书（00/05）
清代	①《医方集解》：汪昂著		以治法为纲，创立了方剂的综合分类法
	②《医宗金鉴·删补名医方论》：吴谦著		
	温病学派	①叶天士（桂）：著有《温热论》	创立卫、气、营、血辨证
		②吴鞠通（瑭）：著有《温病条辨》	创立三焦辨证
		③薛雪（生白）	
		④王士雄（孟英）	

第二章　方剂与辨证论治

一、治法

辨明证候之后，在治疗原则的指导下，针对病证的病因病机所拟定的治疗方法（96）。

二、治法与方剂的关系

治法是用方或组方的依据，方剂是体现并验证治法的手段。

三、“八法”

临床常用的治疗大法（清·程钟龄《医学心悟·医门八法》）（92/02/13）。

1. 汗法：通过开泄腠理，调畅营卫，宣发肺气，以促进发汗，使邪气随汗而解的一种治疗方法。

【适应证】表证，麻疹初起，疮疡初起。痢疾初起有寒热表证者。

【分类】辛温，辛凉。

【注意】适度发汗（通身微汗出）。药常不宜久煎。

2. 吐法：通过涌吐的方法，使停留在咽喉、胸膈、胃脘的痰涎、宿食或毒物从口中吐出的一类治法。

【注意】吐法易伤胃气，故体虚气弱、妇人新产、孕妇等均应慎用。

3. 下法：通过泻下荡涤攻逐等作用，使停留于胃肠的宿食、燥屎、冷积、瘀血、结痰等从下窍而出，以祛邪除病的一类治法。

【适应证】邪在胃肠而致的大便不通、燥屎内结，或热结旁流，以及停痰留饮、瘀血积水等形证俱实者。

【分类】寒下、温下、润下、逐水、攻补兼施。

4. 和法：通过和解或调和作用，使少阳之邪，或脏腑、阴阳、表里失和之证得以解除的一类治法。

【适应证】邪犯少阳、肝脾不和、寒热错杂、气血营卫失和等证。

5. 温法：通过温里祛寒的作用，以治疗里寒证的一类治法。

【适应证】里寒证。或寒邪直中于里，或阳气受损，或素体阳气虚弱，以致寒从中生。

【分类】温中祛寒、回阳救逆、温经散寒。

6. 清法：通过清热、泻火、解毒、凉血等作用，以清除里热之邪的一类治法。

【适应证】里热证。

【分类】清气分热、清营凉血、气血两清、清热解毒、清脏腑热、清虚热。

7. 消法：通过消食导滞和消坚散结等作用，消除体内因气、血、痰、水、虫、食等久积而成的有形之邪的一种治疗方法（09）。

【适应范围】饮食停滞、气滞血瘀、癥瘕积聚、水湿内停、痰饮不化、疳积虫积等病证。

8. 补法：通过补益人体气血阴阳，以主治各种虚弱证候的一类治法。

【适应证】气虚、血虚、阳虚、阴虚、脏腑虚弱。

【分类】补气、补血、气血双补、补阴、补阳、阴阳并补。

第三章　方剂的分类

1.《景岳全书·古方八阵》：古方之散列于诸家者，既多且散，或互见于各门，或彼此之重复，而类为八阵，曰补、和、攻、散、寒、热、固、因（92/97/02）。

《景岳全书新方八略引》：补方之制，补其虚也；和方之制，和其不和者也；攻方之制，攻其实也；用散者，散表证也；寒方之制，为清火也；热方之制，为除寒也；固方之制，固其泄也；因方之制，因其可因者也（06/13）。

2. 十剂的内容：宣、通、补、泄、轻、重、滑、涩、燥、湿（93/94/99）。

最早提出“十剂”分类法的本草著作是《本草拾遗》，作者是陈藏器（10/11）。

宣可去壅，通可去滞，补可去弱，泄可去闭，轻可去实，重可去怯，滑可去著，涩可去脱，燥可去湿，湿可去枯（96/07）。

3. 金代成无己在《伤寒明理药方论·序》中云：“制方之用，大、小、缓、急、奇、偶、复七方是也。”至此，明确提出“七方”，并将《内经》的“重”改为“复”。后世引申“七方”为最早的方剂分类方法（06）。

4. 七方之说源于《内经》（09）。

第四章 方剂的组成与变化

一、药物配伍

此部分内容见《方剂学》教材。

二、方剂的组成

君药：针对主病或主症起主要治疗作用的药物。特点：药味少、药力居首（"君臣佐使"概念最早见于《黄帝内经》）。

臣药：针对兼病或兼症起主要治疗作用；辅助君药加强治疗作用的药物。

佐药：①佐助药：用以治疗次要兼症的药物。②佐制药：消除或缓解君、臣药毒性或烈性的药物。③反佐药：依病情需要选择与君药性味或作用相反又能起相成作用的药物（95/99/14）。

使药：①引经药：能引导方中药物的药力直达病所。②调和药：能调和方中诸药的性能，协调诸药的相互作用或起到矫味作用（味道）。

三、方剂的变化

此部分内容见《方剂学》教材。

第五章　方剂的使用方法

剂型：根据病情与药物的特点制成的一定形态（96）。

常用剂型：汤剂 / 散剂 / 丸剂 / 膏剂 / 丹剂 / 酒剂 / 茶剂 / 露剂 / 锭剂 / 条剂 / 线剂 / 栓剂 / 冲片剂 / 胶囊剂 / 糖浆剂 / 口服剂 / 注射剂。

丸剂的特点：吸收较慢，药效持久，节省药材，便于服用与携带，适用于慢性、虚弱性疾患（92）。

确定方剂剂型的主要依据是：病情的轻重缓急，药物的性能特点，给药方式与途径（96）。

汤剂的优点：药效发挥迅速（09）。可以直接影响方剂功用的是：剂型、服法（95）。

一、汤剂制备

用具：砂锅、瓦罐、陶瓷器皿，忌用铁器、铜器。

溶媒：水最常用，还见黄酒、米醋，童子便。

浸泡：根茎叶花类，20 ～ 30min；种子类，1h。

头煎加水高出药面 3 ～ 5cm，第二、三煎可略少：保证每次煎得药量为 100 ～ 200mL。

火候：武火煮沸后，文火续煎。

特殊煎法：

1. 先煎：①介类、金石；②某些有毒药（如：乌头、附子）。

2. 后下：①易挥发 芳香药材；②遇热不稳定的。

3. 另煎：多为贵重细料 。

4. 烊化：主要为胶质类药材。

5. 包煎：包括易成糊、易浑浊、含绒毛的、粉末状的（如：细小种子）。

6. 冲服：①极难溶于水的：珍珠、琥珀；②极易溶于水的：芒硝；③贵重药材；④某些芳香类药物：麝香。

二、服药方法

服药是否得法，对疗效也有一定的影响。一般1日1剂，2～3次/日，1剂100～200mL（95/04）。

1. 饭后服：对胃肠有刺激的方药。

2. 空腹服：补益、泻下、驱虫剂。

3. 睡前服：安神药（睡前15～30min服）。

4. 平旦服：十枣汤。

5. 五更服：鸡鸣散。

6. 寒药热服，热药冷服是反佐服法，意在防邪药格拒（92）。

方剂学方歌表格式背诵（第九版规划教材）

方名或方类	功用	主治	证治要点	方歌
第 1 章　解表剂				
麻黄汤[2]	发汗解表，宣肺平喘	外感风寒表实证	恶寒发热，无汗而喘，脉浮紧	麻黄汤中用桂枝，杏仁甘草四般施，发热恶寒头项痛，喘而无汗服之宜
桂枝汤[2]	解肌发表，调和营卫	外感风寒表虚证	发热，恶风，鼻鸣干呕，汗出，脉浮缓	桂枝汤治太阳风，桂芍甘草姜枣同，解肌发表调营卫，汗出恶风此方功
九味羌活汤[1]	发汗祛湿，兼清里热	外感风寒湿邪，内有蕴热证	恶寒发热，头痛无汗，肢体酸楚疼痛，口苦微渴	九味羌活用防风，细辛苍芷与川芎，黄芩生地同甘草，三阳解表宜变通
香苏散[2]	疏散风寒，理气和中	外感风寒，气郁不舒证	恶寒身热，头痛无汗，胸脘痞闷，不思饮食，舌苔薄白，脉浮	香苏散内草陈皮，疏散风寒又理气，外感风寒兼气滞，寒热无汗胸脘痞
小青龙汤[1]	解表散寒，温肺化饮	外寒内饮证	恶寒发热，无汗喘咳，不得平卧，痰多而稀，舌苔薄白，脉浮	小青龙汤治水气，喘咳呕哕渴利慰，姜桂麻黄芍药甘，细辛半夏兼五味
正柴胡饮[3]	解表散寒	外感风寒轻证	微恶风寒，发热，无汗，头身疼痛，舌苔薄白，脉浮	正柴胡饮平散方，芍药防风陈草姜，轻疏风邪解热痛，表寒轻证服之康
银翘散[1]	辛凉透表，清热解毒	温病初起	发热，微恶风寒，咽痛，口渴，舌尖红，脉浮数	银翘散主上焦疴，竹叶荆蒡豉薄荷，甘桔芦根凉解法，风温初感此方宜
桑菊饮[1]	疏风清热，宣肺止咳	风温初起，邪客肺络证	咳嗽，发热不甚，微渴，脉浮数	桑菊饮中桔梗翘，杏仁甘草薄荷绕，芦根为引轻清剂，热盛阳明入母膏

（续表）

方名或方类	功用	主治	证治要点	方歌
麻杏甘石汤[2]	辛凉疏表，清肺平喘	外感风邪，邪热壅肺证	发热，喘急，甚则鼻扇，口渴，苔薄黄，脉数	仲景麻杏甘石汤，辛凉宣肺清热良，邪热壅肺咳喘急，有汗无汗均可尝
柴葛解肌汤[3]	解肌清热	外感风寒，郁而化热证	恶寒发热，无汗，脉浮微洪	陶氏柴葛解肌汤，邪在三阳热势张，芩芍桔草姜枣芷，羌膏解表清热良
升麻葛根汤[3]	解肌透疹	麻疹初起	疹出不畅，身热舌红，脉数	局方升麻葛根汤，芍药甘草合成方，麻疹初起出不透，解肌透疹此方良
败毒散[1]	散寒祛湿，益气解表	气虚外感风寒湿证	憎寒壮热，头项强痛，肢体酸痛，无汗，咳嗽有痰，胸膈痞满，脉浮按之无力	人参败毒茯苓草，枳桔柴前羌独芎，薄荷少许姜三片，时行感冒有奇功
再造散[2]	助阳益气，解表散寒	阳气虚弱，外感风寒表证	恶寒发热，热轻寒重，无汗肢冷，神疲懒言，舌淡苔白，脉沉无力	再造散用参芪甘，桂附羌防芎芍参，细辛加枣煨姜煎，阳虚无汗法当谙
参苏饮[1]	益气解表，理气化痰	气虚外感风寒，内有痰湿证	恶寒发热无汗，头痛，咳嗽痰白，胸膈满闷，怠倦乏力，苔白脉弱，气短懒言	参苏饮内用陈皮，枳壳前胡半夏齐，干葛木香甘桔茯，内伤外感此方宜
麻黄细辛附子汤[3]	助阳解表	素体阳虚，外感风寒表证	发热，恶寒甚剧，其寒不解，神疲欲寐，脉沉微（太少两感）	麻黄细辛附子汤，发表温经两法彰，若非表里相兼治，少阴反热曷能康
加减葳蕤汤[2]	滋阴解表	阴虚外感风热证	头痛身热，微恶风寒，心烦，咽干口燥，舌赤脉数	加减葳蕤用白薇，豆豉生葱桔梗随，草枣薄荷共八味，滋阴发汗此方魁
葱白七味饮[3]	养血解表	血虚外感风寒证	病后阴血亏虚，调摄不慎，感受外邪，或失血（吐血、便血、咳血、衄血）之后，复感风寒，头痛身热，微寒无汗	葱白七味《外台》方，新豉葛根与生姜，麦冬生地千扬水，血虚外感最相当

（续表）

方名或方类	功用	主治	证治要点	方歌
第2章　泻下剂				
大承气汤[2]	峻下热结	阳明腑实证；热结旁流证；里实热证而见热厥、痉病、发狂者	大便不通，频转失气，脘腹痞满，腹痛拒按，按之硬，甚至潮热谵语，手足濈然汗出，舌苔黄燥起刺，或焦黑燥裂，脉沉实；下利清水，色纯青，其气臭秽，脐腹疼痛，按之坚硬有块，口舌干燥，脉滑实	大承气汤用芒硝，大黄枳实厚朴饶，去硝名曰小承气，调胃承气硝黄草
大陷胸汤[3]	泻热逐水	水热互结之大结胸证	心下疼痛，拒按，按之硬，或从心下至少腹硬满疼痛，手不可近	大陷胸汤用硝黄，甘遂一克效力强，擅疗热实结胸证，泻热逐水效专长
大黄牡丹汤[1]	泻热破瘀，散结消肿	肠痈初起，湿热瘀滞证	右腹疼痛拒按，右足屈而不伸，舌苔黄，脉滑数	金匮大黄牡丹汤，桃仁瓜子芒硝襄，肠痈初起腹按痛，苔黄脉数服之康
大黄附子汤[3]	温里散寒，通便止痛	寒积里实证	腹痛便秘，手足不温，苔白腻，脉弦紧	大黄附子金匮方，散寒通便止痛良，细辛三味同煎服，功专温下妙非常
温脾汤[1]	攻下冷积，温补脾阳	阳虚冷积证	腹痛便秘，脐周绞痛，手足不温，畏寒喜热，苔白，脉沉有力	温脾参附与干姜，甘草当归硝大黄，寒热并用治寒积，脐腹绞结痛非常
麻子仁丸[1]	润肠泄热，行气通便	脾约证	大便秘结，小便频数，脘腹胀痛，舌苔微黄，脉数	麻子仁丸小承气，杏芍麻仁治便秘，胃热津亏解便难，润肠通便脾约济
十枣汤[2]	攻逐水饮	悬饮，水肿	咳唾，胸胁引痛，心下痞硬；或一身悉肿，尤以身半以下为重，二便不利，脉沉弦	十枣非君非汤剂，芫花甘遂合大戟，攻逐水饮力峻猛，悬饮水肿实证宜
增液承气汤[3]	滋阴增液，泄热通便	阳明热结阴亏证	燥屎不行，下之不通，口干唇燥，苔黄，脉细数	增液承气用黄硝，玄参麦地五药挑，热结阴亏大便秘，增水行舟此方宜

（续表）

方名或方类	功用	主治	证治要点	方歌
舟车丸[3]	行气逐水	水热内壅，气机阻滞证	水肿水胀，口渴，气粗，腹坚，大小便秘，脉沉数有力	舟车牵牛及大黄，遂戟芫花槟木香，青皮橘皮轻粉入，泻水消胀力量强
济川煎[1]	温肾益精，润肠通便	肾阳虚弱，精津不足之便秘（肾虚便秘）	大便密结，小便清长，腰膝酸冷，舌淡苔白，脉沉迟	济川归膝肉苁蓉，泽泻升麻枳壳从，肾虚津亏肠中燥，寓通于补法堪宗
黄龙汤[1]	泻下热结，益气养血	阳明腑实，气血不足证	心下硬痛，下利清水，色纯青，大便秘结，脘腹胀满，身热口渴，神倦少气，谵语甚或循衣撮空，舌苔焦黄，脉虚	黄龙汤枳朴硝黄，参归甘桔枣生姜，阳明腑实气血弱，攻补兼施效力强
新加黄龙汤[1]	泄热通便，滋阴益气	热结里实，气阴不足证	大便秘结，腹胀，神倦少气，口干咽燥，唇裂舌焦，苔焦黄或焦黑燥裂，脉沉细	新加黄龙草硝黄，参归麦地玄海姜，滋阴养液补气血，正虚便秘此方良
第3章　和解剂				
小柴胡汤[1]	和解少阳	伤寒少阳证；妇人中风热入血室；疟疾、黄疸等见少阳证者	往来寒热，胸胁苦满，默默不欲饮食，心烦喜呕，口苦，咽干，目眩，苔白，脉弦	小柴胡汤和解供，半夏人参甘草从，更用黄芩加姜枣，少阳百病此为宗
蒿芩清胆汤[2]	清胆利湿，和胃化痰	少阳湿热痰浊证	寒热如疟，寒轻热重，口苦膈闷，胸胁胀闷，吐酸苦水，舌红苔腻，脉数而右滑左弦者	俞氏蒿芩清胆汤，陈皮半夏竹茹襄，赤苓枳壳兼碧玉，湿热轻宣此法良
达原饮[2]	开达膜原，辟秽化浊	温疫或疟疾，邪伏膜原证	憎寒壮热，一日三次或一次，发无定时。胸闷呕恶，头痛烦躁，脉弦数，舌边深红，苔垢腻或苔白厚如积粉	达原草果槟厚朴，知母黄芩芍甘佐，辟秽化浊达膜原，邪伏膜原寒热作

（续表）

方名或方类	功用	主治	证治要点	方歌
四逆散[1]	透邪解郁，疏肝理脾	阳郁厥逆证；肝脾不和证	手足不温，泄利下重，或胁肋疼痛，脉弦	四逆散里用柴胡，芍药枳实甘草须，此是阳郁成厥逆，疏肝理脾奏效奇
逍遥散[1]	疏肝解郁，养血健脾	肝郁血虚脾弱证	两胁作痛，神疲食少，口燥咽干，月经不调，或寒热往来，脉弦而虚	逍遥散用归芍柴，苓术甘草姜薄偕，疏肝养血兼理脾，丹栀加入热能排
痛泄要方[2]	补脾柔肝，祛湿止泻	脾虚肝郁之痛泻	脉两关不调，肠鸣腹痛，大便泄泻，泻必腹痛，脉两关不调，脉左弦而右缓	痛泻要方用陈皮，术芍防风共成剂，肠鸣泄泻又腹痛，治在抑肝与扶脾
当归芍药散[3]	养肝活血，健脾除湿	肝脾两虚，血瘀湿滞证	妇人妊娠或经期腹中拘急，绵绵作痛，头晕心悸或下肢浮肿，小便不利，舌质淡，苔白腻	当归、芍药、茯苓、白术、泽泻、川芎
半夏泻心汤[1]	寒热平调，散结除痞	寒热互结之痞证	心下痞满，但满而不痛，呕吐泻利，苔腻微黄	半夏泻心黄连芩，干姜甘草与人参，大枣和之治虚痞，法在降阳而和阴
第 4 章　清热剂				
白虎汤[1]	清热生津	阳明气分热盛证	烦渴，身大热，汗大出，口大渴，脉洪大有力	白虎汤用石膏偎，知母甘草粳米陪，亦有加入人参者，躁烦热渴舌生苔
竹叶石膏汤[1]	清热生津，益气和胃	伤寒、温病、暑病余热未清，气津两伤证	身热多汗，心胸烦闷，气逆欲呕，烦渴喜饮，口干，虚烦不寐，舌红少津，脉虚数	竹叶石膏汤人参，麦冬半夏甘草临，再加粳米同煎服，暑烦热渴脉虚寻
栀子豉汤[3]	清宣郁热	热郁胸膈证	虚烦不眠，身热懊侬，反复颠倒，胸脘痞满，按之软而不硬，嘈杂似饥，但不欲食，舌红苔微黄，脉数	栀子、香豉

（续表）

方名或方类	功用	主治	证治要点	方歌
清营汤[1]	清营解毒，透热养阴	热入营分证	身热夜甚，神烦少寐，时有谵语，且常喜开或喜闭，斑疹隐隐，舌绛而干，脉数	清营汤治热传营，脉数舌绛辨分明，犀地银翘玄连竹，丹麦清热更护阴
犀角地黄汤[1]	清热解毒，凉血散瘀	热入血分证	热扰心神，身热谵语，各种失血，斑色紫黑，神昏谵语，身热，舌绛，蓄血瘀热，喜忘如狂，漱水不欲咽，大便色黑易解	犀角地黄芍药丹，血升胃热火邪干，斑黄阳毒皆堪治，或益柴芩总伐肝
黄连解毒汤[2]	泻火解毒	三焦火毒热盛证	大热烦扰，口燥咽干，错语不眠；或热病吐血、衄血，或热甚发斑，或身热下利，或湿热黄疸；或外科痈疡疔毒，舌红苔黄，脉数有力	黄连解毒汤四味，黄柏黄芩栀子备，躁狂大热呕不眠，吐衄斑黄皆可为
凉膈散[1]	泻火通便，清上泄下	上中二焦火热证	胸膈烦热，面赤唇焦，口舌生疮，睡卧不宁，谵语狂妄，烦躁口渴，舌红苔黄，脉数	凉膈硝黄栀子翘，黄芩甘草薄荷饶，竹叶蜜煎疗膈上，中焦燥实服之消
普济消毒饮[1]	清热解毒，疏风散邪	大头瘟	头面肿盛，目不能开，恶寒发热，舌红苔白兼黄，脉浮数	普济消毒芩连鼠，玄参甘桔蓝根侣，升柴马勃连翘陈，僵蚕薄荷为末咀
仙方活命饮[1]	清热解毒，消肿溃坚，活血止痛	痈疡肿毒初起	局部红肿灼痛，甚者伴有身热凛寒，脉数有力	仙方活命金银花，防芷归陈草芍加，贝母天花兼乳没，穿山皂刺酒煎佳 一切痈毒能溃散，溃后忌服用勿差
清瘟败毒饮[1]	清热解毒，凉血泻火	温病气血两燔证	大热渴饮，头痛如劈，狂躁，谵语神昏，或吐衄发斑，舌绛唇焦	清瘟败毒地连芩，丹石栀甘竹叶寻，犀角玄翘知芍桔，气血两清火毒劫
导赤散[2]	清心利水养阴	心经火热证	心胸烦热，口渴，口舌生疮或小便赤涩，舌红，脉数，本方证乃心经热盛或心火下移于小肠所致	导赤生地与木通，草梢竹叶四般攻，口糜淋痛小肠火，引热同归小便中

（续表）

方名或方类	功用	主治	证治要点	方歌
泻白散[2]	清泻肺热，止咳平喘	肺热喘咳证	咳喘气急，皮肤蒸热，且日晡尤甚，舌红苔黄，脉细数	泻白桑皮地骨皮，甘草粳米四般宜，清泻肺热平和剂，热伏肺中喘咳医
龙胆泻肝汤[1]	清泻肝胆实火 清利肝经湿热	肝胆实火上炎证； 肝经湿热下注证；	头痛目赤，胁痛，口苦，小便淋浊，妇女带下黄臭，舌红苔黄，脉弦数有力	龙胆泻肝栀芩柴，生地车前泽泻偕，木通甘草当归合，肝经湿热力能排
左金丸[2]	清泻肝火，降逆止呕	肝火犯胃证	胁痛口苦，呕吐吞酸，舌红苔黄，脉弦数	左金茱连六一丸，肝经火郁吐吞酸，再加芍药名戊己，热泻热痢服之安
苇茎汤[3]	清肺化痰，逐瘀排脓	肺痈，热毒壅滞，痰瘀互结证	胸痛，咳嗽腥臭痰或脓血，舌红苔黄腻，脉滑数	千金苇茎生薏仁，桃仁瓜瓣四味临，吐咳肺痈痰秽浊，凉营清气自生津
清胃散[2]	清胃凉血	胃火牙痛	牙痛牵引头痛，面颊发热，其齿喜冷恶热，或牙宣出血，或牙龈红肿溃烂，口气恶臭，舌红苔黄，脉滑数	清胃散用升麻连，当归生地牡丹全，或益石膏平胃热，口疮吐衄与牙宣
泻黄散[3]	泻脾胃伏火	脾胃伏火证	口疮口臭，烦渴易饥，口燥唇干，舌红脉数，以及脾热弄舌等	藿香叶、山栀仁、石膏、甘草、防风上药锉，同蜜、酒微炒香，为细末
玉女煎[1]	清胃热，滋肾阴	胃热阴虚证	牙痛齿松，烦热干渴，舌红苔黄而干；亦治消渴，消谷善饥（阳明有余，少阴不足）	玉女煎中地膝兼，石膏知母麦冬全，阴虚胃火牙痛效，去膝地生温热痊
芍药汤[1]	清热燥湿，调气和血	湿热痢疾	便脓血，痢下赤白，腹痛里急，苔腻微黄	芍药芩连与锦纹，桂甘槟木及归身，别名导气除甘桂，枳壳加之效若神

（续表）

方名或方类	功用	主治	证治要点	方歌
白头翁汤[2]	清热解毒，凉血止痢	热毒痢疾	下痢赤多白少，腹痛里急后重，舌红苔黄，脉弦数	白头翁汤治热痢，黄连黄柏佐秦皮，清热解毒并凉血，赤多白少脓血医
青蒿鳖甲汤[1]	养阴透热	温病后期，邪伏阴分证	夜热早凉，热退无汗，舌红少苔，脉细数	青蒿鳖甲知地丹，热伏阴分仔细看，夜热早凉无汗出，养阴透热服之安
清骨散[2]	清虚热，退骨蒸	肝肾阴虚，虚火内扰证	骨蒸潮热，形瘦盗汗，咽干口渴，舌红少苔，脉细数	清骨散用银柴胡，胡连秦艽鳖甲辅，地骨青蒿知母草，骨蒸劳热保无虞
当归六黄汤[2]	滋阴泻火，固表止汗	阴虚火旺盗汗	盗汗面赤，心烦口干，便干溲赤，舌红，脉数	当归六黄二地黄，芩连芪柏共煎尝，滋阴泻火兼固表，阴虚火旺盗汗良
牛蒡解肌汤[3]	疏风清热，凉血消肿	风热邪毒上攻之痈疮	颈项痰毒，风火牙痛、头面风热兼有表热证者	牛蒡解肌薄荆翘，丹栀斛玄夏枯草，疏风清热散痈肿，牙痛颈毒皆可消
四妙勇安汤[2]	清热解毒，活血止痛	热毒炽盛之脱疽	患肢暗红微肿灼热，疼痛剧烈，溃烂腐臭，甚则脚趾节节脱落延及足背，烦热口渴，舌红，脉数	四妙勇安金银花，玄参当归甘草加，清热解毒兼活血，热毒脱疽效堪夸
秦艽鳖甲散[2]	滋阴养血，清热除蒸	阴血亏虚，风邪传里化热之风劳病	骨蒸盗汗，肌肉消瘦，午后潮热，咳嗽困倦，脉微数	秦艽鳖甲治风劳，地骨柴胡及青蒿，当归知母乌梅合，止嗽除蒸敛汗超
五味消毒饮[2]	清热解毒，消散疔疮	火毒结聚之疔疮	患处红热肿痛，或有发热恶寒；各种疔毒，疮形如粟坚硬根深，其状如钉，舌红苔黄，脉数	五味消毒疗诸疔，银花野菊蒲公英，紫花地丁天葵子，煎加酒服效非轻

（续表）

方名或方类	功用	主治	证治要点	方歌
第5章　祛暑剂				
清络饮[3]	祛暑清热	暑伤肺经气分轻证	身热口渴不甚，头目不清，昏眩微胀，舌淡红苔薄白	清络祛暑六药鲜，银扁翠衣瓜络添，佐以竹叶荷叶边，暑热伤肺轻证安
香薷散[3]	祛暑解表，化湿和中	阴暑	恶寒发热，头疼身痛，无汗，腹痛吐泻，胸脘痞闷，舌苔白腻，脉浮	三物香薷豆朴先，散寒化湿功效兼，若益银翘豆易花，新加香薷祛暑煎
新加香薷饮[2]	祛暑解表，清热化湿	暑温夹湿，复感外寒证	发热头痛，恶寒无汗，口渴面赤，胸闷不舒，舌苔白腻，脉浮而数	三物香薷豆朴先，散寒化湿功效兼；若益银翘豆易花，新加香薷祛暑煎
六一散[3]	清暑利湿	暑湿证	身热烦渴，小便不利或泄泻	六一散用滑石草，解肌行水兼清燥，益元碧玉与鸡苏，砂黛薄荷加之好
清暑益气汤[1]	清暑益气，养阴生津	暑热气津两伤证	身热心烦，体倦少气，口渴汗多，小便短赤，脉虚数	王氏清暑益气汤，善治中暑气津伤，洋参冬斛荷瓜翠，连竹知母甘粳襄
桂苓甘露饮[3]	清暑解热，化气利湿	暑湿证	发热头痛，烦渴引饮，小便不利，以及霍乱吐泻	桂苓甘露猪苓膏，术泽寒水滑石草，清暑化气又利湿，发热烦渴吐泻消
第6章　温里剂				
理中丸[2]	温中祛寒，补气健脾	脾胃虚寒证；阳虚失血证；中阳不足，阴寒上乘之胸痹等	吐利冷痛，畏寒肢冷，舌淡苔白，脉沉迟或迟细	理中丸主理中乡，甘草人参术干姜，呕利腹痛阴寒盛，或加附子总扶阳
大建中汤[1]	温中补虚，缓急止痛	中阳虚衰，阴寒内盛之脘腹疼痛	胸腹寒痛，呕吐，上冲皮起，出见有头足，上下痛而不可触及，舌苔白滑，脉沉紧，或肢厥脉伏	大建中汤建中阳，蜀椒干姜参饴糖，阴盛阳虚腹冷痛，温补中焦止痛强

（续表）

方名或方类	功用	主治	证治要点	方歌
小建中汤[1]	温中补虚，和里缓急	中焦虚寒，肝脾失调，阴阳不和证	腹痛喜温喜按，神疲乏力，虚怯少气，心悸发热，四肢酸楚，面色无华，舌淡红，脉沉弱或虚弦	小建中汤芍药多，桂枝甘草姜枣和，更加饴糖补中脏，虚劳腹痛服之瘥
吴茱萸汤[1]	温中补虚，降逆止呕	胃寒呕吐证；肝寒上逆证；肾寒上逆证	阳明寒呕：食谷欲呕，或兼胃脘疼痛，吞酸嘈杂，舌淡，脉沉弦而迟 厥阴头痛：干呕，吐涎沫，颠顶痛甚，舌淡，脉沉弦 少阴吐利：呕吐下利，手足厥冷，烦躁欲死，舌淡，脉沉细	吴茱萸汤人参枣，重用生姜温胃好，阳明寒呕少阴利，厥阴头痛皆能保
四逆汤[2]	回阳救逆	少阴病，心肾阳衰寒厥证	四肢厥冷，恶寒蜷卧，面色苍白，神衰欲寐，舌淡苔白，脉微	四逆汤中附草姜，阳衰寒厥急煎尝，腹痛吐泻脉沉细，急投此方可回阳
回阳救急汤[1]	回阳固脱，益气生脉	寒邪直中三阴，真阳衰微证	四肢厥逆，恶寒倦卧，神疲欲寐，吐泻腹痛，脉沉微细，甚则无脉	回阳救急用六君，桂附干姜五味群，加麝三厘或胆汁，三阴寒厥建奇勋
当归四逆汤[1]	温经散寒，养血通脉	血虚寒厥证	手足厥寒，或腰、股、腿、足、肩臂疼痛，脉细欲绝，舌淡	当归四逆芍桂枝，细辛甘枣通草施，血虚寒厥四末冷，温经通脉最相宜
阳和汤[1]	温阳补血，散寒通滞	阴疽	贴骨疽，脱疽，流注，痰核，鹤膝风，患部漫肿无头，皮色不变，酸痛无热，脉迟细或沉细	阳和汤法解寒凝，贴骨流注鹤膝风，熟地鹿胶姜炭桂，麻黄白芥甘草从
黄芪桂枝五物汤[2]	益气温经，和血通痹	血痹	四肢麻木或身体不仁，微恶风寒，舌淡，脉无力	黄芪桂枝五物汤，芍药大枣与生姜，益气温经和营卫，血痹风痹功效良

（续表）

方名或方类	功用	主治	证治要点	方歌
第 7 章　表里双解剂				
大柴胡汤[1]	和解少阳，内泻热结	少阳阳明合病	往来寒热，胸胁苦满，郁郁微烦，心下满痛呕吐，苔黄，脉弦数有力	大柴胡汤用大黄，枳实芩夏白芍将，煎加姜枣表兼里，妙法内攻并外攘
防风通圣汤[1]	疏风解表，泻热通便	风热壅盛，表里俱实证	憎寒壮热无汗，口苦咽干，二便秘涩，苔黄腻，脉数；亦可治疮疡肿毒，肠风痔漏，鼻赤，丹斑瘾疹（疮痔肠风瘾疹毒）	防风通圣大黄硝，荆芥麻黄栀芍翘，甘桔芎归膏滑石，薄荷芩术力偏饶，表里交攻阳热盛，外科疡毒总能消
葛根芩连汤[2]	解表清里	表证未解，邪热入里证	身热下利，喘而汗出，苔黄，脉数	葛根黄芩黄连汤，甘草四般治二阳，解表清里兼和胃，喘汗下利保安康
石膏汤[3]	清热解毒，发汗解表	伤寒表证未解，里热已炽证	壮热无汗，鼻干口渴，烦躁，脉数	石膏汤用芩柏连，麻黄豆豉山栀全，清热解毒兼解表，枣姜细茶一同煎
五积散[3]	发表温里，顺气化痰，活血消积	外感风寒，内伤生冷证	寒热无汗，胸腹胀满，苔白腻，脉沉迟；亦治妇女血气不和，心腹疼痛，月经不调	五积散治五般积，麻黄苍芷归芍齐，枳桔桂苓甘草朴，川芎两姜半陈皮
第 8 章　补益剂				
四君子汤[2]	补气健脾	脾胃气虚证	面色苍白，食少气短，食少便溏，四肢无力，舌淡苔白，脉虚弱	四君子汤中和义，参术茯苓甘草比，益以夏陈名六君，祛痰补益气虚饵，除却半夏名异功，或加香砂气滞使
参苓白术散[1]	益气健脾，渗湿止泻	脾虚夹湿证	气短乏力，形体消瘦，肠鸣泄泻，面色萎黄，舌苔白腻，脉虚缓，亦治肺脾气虚，痰湿咳嗽	参苓白术扁豆陈，山药甘莲砂苡仁，桔梗上浮兼保肺，枣汤调服益脾神

（续表）

方名或方类	功用	主治	证治要点	方歌
补中益气汤 1	补中益气，升阳举陷	脾胃气虚证；气虚下陷证；气虚发热证	饮食减少，体倦肢软，少气懒言，面色萎黄，大便稀溏，脉虚弱；脱肛，子宫脱垂，久泄，久痢，崩漏，伴气短乏力，舌淡，脉虚，身热自汗，渴喜热饮，气短乏力，舌淡，脉虚大无力	补中益气芪术陈，升柴参草当归身，虚劳内伤功独擅，亦治阳虚外感因
生脉散 2	益气生津，敛阴止汗	温热、暑热耗气伤阴证；久咳肺虚，气阴两虚证	汗多神疲，体倦气短，咽干，舌红脉数；干咳少痰，短气自汗，口干舌燥，脉虚细	生脉麦冬五味参，保肺清心治暑淫，气少汗多兼口渴，病危脉绝急煎斟
人参蛤蚧散 3	补肺益肾，止咳定喘	肺肾气虚，痰热内蕴之咳喘证	喘息咳嗽，呼多吸少，声音低怯，痰稠色黄，或咳吐脓血，胸中烦热，身体羸瘦，或遍身浮肿，舌胖，脉浮虚	人参、蛤蚧、茯苓、贝母、桑白皮、知母、杏仁、炙甘草、生姜
玉屏风散 2	益气固表止汗	表虚自汗	汗出恶风，面色苍白，舌淡脉虚；亦治虚人腠理不固，易感风邪	玉屏风散用防风，黄芪相畏效相成，白术益气更实卫，表虚自汗服之应
完带汤 1	补脾疏肝，化湿止带	脾虚肝郁，湿浊下注之带下证	带下清稀色白，清稀无臭，倦怠，便溏，舌淡苔白，脉濡缓	完带汤中用白术，山药人参白芍辅，苍术车前黑芥穗，陈皮甘草与柴胡
四物汤 2	补血和血	营血虚滞证	心悸失眠，头晕目眩，面色无华，舌淡，脉细或妇人月经不调	四物地芍与归芎，血家百病此方通，补血调血理冲任，加减运用在其中
八珍汤 3	益气补血	气血两虚证	面色萎白或无华，头晕目眩，四肢倦怠，气短懒言，心悸怔忡，饮食减少，舌淡苔薄白，脉细弱或虚大无力	气血双补八珍汤四君四物合成方，煎加姜枣调营卫，气血亏虚服之康

（续表）

方名或方类	功用	主治	证治要点	方歌
人参养荣汤[2]	益气补血，养心安神	心脾气血两虚证	倦怠无力，食少无味，惊悸健忘，夜寐不安，虚热自汗，咽干唇燥，形体消瘦，皮肤干枯，咳嗽气短，动则喘甚；或疮疡溃后气血不足，寒热不退，疮口久不收敛	黄芪、当归、桂心、炙甘草、橘皮、白术、人参、白芍、熟地黄、五味子、茯苓、远志、生姜、大枣
当归补血汤[2]	补气生血	血虚发热证	肌热面红，烦渴欲饮，脉洪大而虚，重按无力；亦治妇人经期、产后血虚，发热头痛，或疮疡溃后，久不愈合	当归补血东垣笺，黄芪一两归二钱，血虚发热口烦渴，脉大而虚此方煎
归脾汤[1]	益气补血，健脾养心	心脾气血两虚证，脾不统血证	心悸失眠，体倦食少，面色萎黄；或便血崩漏，皮下紫癜，月经超前，量多色淡，舌淡苔薄白，脉细弱	归脾汤用术参芪，归草茯神远志随，酸枣木香龙眼肉，煎加姜枣益心脾
内补黄芪汤[3]	温补气血，生肌敛疮	痈疽溃后，气血两虚证	痈疽溃后，溃处作痛，倦怠懒言，饮食无味，舌淡苔白，脉细弱	内补黄芪地芍冬，参苓远志加川芎，当归甘草官桂并，力补痈疽善后功
炙甘草汤[1]（复脉汤）	滋阴养血，益气温阳，复脉定悸	阴血不足，阳气虚弱证；虚痨肺痿	脉结代，心动悸，虚羸少气，舌光少苔	炙甘草汤参姜桂，麦冬生地与麻仁，大枣阿胶加酒服，虚劳肺痿效若神
泰山磐石散[2]	益气健脾，养血安胎	气血虚弱之堕胎、滑胎	倦怠乏力，腰酸神疲，舌淡，脉滑无力	泰山磐石八珍选，去苓加芪芩断联，再益砂仁及糯米，妇人胎动可安全
六味地黄丸[1]	填精滋阴补肾	肾阴精不足证	腰膝酸软，头晕目眩，耳鸣耳聋，盗汗，遗精，消渴，骨蒸潮热，手足心热，口燥咽干，舌红少苔，牙齿动摇，足跟作痛，以及小儿囟门不合，脉沉细数	六味地黄益肾肝，茱薯丹泽地苓专，阴虚火旺加知柏，养肝明目杞菊煎，若加五味成都气，再入麦冬长寿丸

（续表）

方名或方类	功用	主治	证治要点	方歌
左归丸[2]	滋阴补肾，填精益髓	真阴不足证	头目眩晕，腰酸腿软，形体羸瘦，舌瘦质红少苔，脉细	左归丸用大熟地，枸杞萸肉薯牛膝，龟鹿二胶菟丝入，补阴填精功效奇
左归饮[3]	补益肾阴	真阴不足证	腰酸遗泄，盗汗，口燥咽干，口渴欲饮，舌尖红，脉细数	熟地、山药、枸杞子、炙甘草、茯苓、山茱萸
大补阴丸[2]	滋阴降火	阴虚火旺证	骨蒸潮热，咳嗽咯血，心烦易怒，足膝疼热，舌红少苔，尺脉数而有力	大补阴丸熟地黄，龟板知柏合成方，猪髓蒸熟炼蜜丸，滋阴降火效力强
一贯煎[1]	滋阴疏肝	肝肾阴虚，肝气郁滞证	胁肋疼痛，吞酸吐苦，咽干口燥，舌红少津，脉虚弦；亦治疝气瘕聚	一贯煎中用地黄，沙参枸杞麦冬襄，当归川楝水煎服，阴虚肝郁是妙方
补肺阿胶汤[3]	养阴补肺，清热止血	小儿肺阴虚兼有热证	咳嗽气喘，咽喉干燥，舌红少苔，脉浮细数	补肺阿胶马兜铃，牛蒡甘草杏糯匀，肺虚火盛最宜服，降气生津咳嗽宁
石斛夜光丸[3]	滋补肝肾，清热明目	肝肾不足，虚火上扰证	瞳孔散大，视物昏花，羞明流泪，头晕目眩，腰膝酸软，以及白内障等	天冬、麦冬、生地黄、熟地黄、新罗参、茯苓、山药、枸杞子、牛膝、石斛、草决明、杏仁、菊花、菟丝子、羚羊角、肉苁蓉、五味子、防风、甘草、沙苑蒺藜、黄连、枳壳、川芎、生乌犀、青葙子。上药和蜜为丸。淡盐汤送服
肾气丸[1]	补肾助阳，化生肾气	肾阳气不足证	腰痛脚软，身半以下常有冷感，小便不利或反多，入夜尤甚，阳痿早泄，舌淡胖，脉虚而尺部沉细；亦治痰饮，水肿，消渴，脚气	金匮肾气治肾虚，地黄怀药及山萸，丹皮苓泽加附桂，引火归原热下趋
右归丸	温补肾阳，填精益髓	肾阳不足，命门火衰证	气怯神疲，年老或久病气衰神疲，阳痿遗精，畏寒肢冷，腰膝酸软，脉沉迟	右归丸中地附桂，山药茱萸菟丝归，杜仲鹿胶枸杞子，益火之源此方魁

（续表）

方名或方类	功用	主治	证治要点	方歌
右归饮[3]	温补肾阳，填精补血	肾阳不足证	气怯神疲，腹痛腰酸，手足不温，阳痿遗精，大便溏薄，小便频多，舌淡苔薄，脉来虚细者；或阴盛格阳，真寒假热之证	熟地、山药、枸杞子、山茱萸、甘草、肉桂、杜仲、制附子
地黄饮子[1]	滋肾阴，补肾阳，开窍化痰	下元虚衰，痰浊上犯之喑痱	舌喑不语，足废不用，口干不欲饮，足冷面赤，脉沉细弱	地黄饮子山茱斛，麦味菖蒲远志茯，苁蓉桂附巴戟天，少入薄荷姜枣服
龟鹿二仙胶[3]	滋阴填精，益气壮阳	真元虚损，精血不足证	全身瘦削，阳痿遗精，两目昏花，腰膝酸软，久不孕育	龟鹿二仙最守真，补人三宝精气神，人参枸杞和龟鹿，益寿延年实可珍
七宝美髯丸（丹）[3]	补益肝肾，乌发壮骨	肝肾不足证	须发早白，脱发，齿牙动摇，腰膝酸软，梦遗滑精，肾虚不育等	七宝美髯何首乌，菟丝牛膝茯苓俱，骨脂枸杞当归合，专益肝肾精血虚
虎潜丸[3]	滋阴降火，强壮筋骨	肝肾不足，阴虚内热之痿证	腰酸膝软，筋骨痿弱，步履乏力，或眩晕，耳鸣，遗精，遗尿，舌红少苔，脉细弱	虎潜足痿是妙方，虎骨陈皮并锁阳，龟板干姜知母芍，再加柏地作丸尝
第9章　安神剂				
朱砂安神丸[1]	镇心安神，清热养血	心火亢盛，阴血不足证	惊悸失眠，心烦神乱，或胸中懊恼，舌红，脉细数	朱砂安神东垣方，归连甘草合地黄，怔忡不寐心烦乱，养阴清热可复康
磁朱丸[3]	重镇安神，交通心肾，益阴明目	心肾不交证	心悸失眠，耳鸣耳聋，视物昏花	磁朱丸中有神曲，安神潜阳治目疾，心悸失眠皆可用，癫狂痫证服之宜
珍珠母丸[3]	镇心安神，平肝潜阳，滋阴养血	阳亢血虚不足之神志不宁证	少寐，惊悸，眩晕，脉细弦	珍珠母丸参地归，犀沉龙齿柏茯神，更加酸枣宁神志，镇心平肝此方推

（续表）

方名或方类	功用	主治	证治要点	方歌
天王补心丹[1]	滋阴养血，补心安神	阴虚血少，神志不安证	心悸失眠，或梦遗，口舌生疮，手足心热，舌红少苔，脉细数	补心丹用柏枣仁，二冬生地当归身，三参桔梗朱砂味，远志茯苓共养神
酸枣仁汤[1]	养血安神，清热除烦	肝血不足，虚热内扰之虚烦不眠证	虚烦不眠，心悸不安，咽干口燥，舌红，脉弦细	酸枣仁汤治失眠，川芎知草茯苓煎，养血除烦清虚热，安然入睡梦乡甜
甘麦大枣汤[2]	养心安神，和中缓急	心阴受损，肝气失和之脏躁	精神恍惚，悲伤欲哭，甚则言行失常，呵欠频作	金匮甘麦大枣汤，妇人脏躁喜悲伤，精神恍惚悲欲哭，养心安神效力彰
交泰丸[3]	交通心肾，收敛浮阳，清热安神	心肾不交，心火偏亢证	心悸怔忡，失眠，舌红，脉细数	生黄连、肉桂。制成丸剂，淡盐汤送服
第10章　开窍剂				
安宫牛黄丸[2]	清热解毒，豁痰开窍	邪热内陷心包证	神昏谵语，伴高热烦躁，或舌謇肢厥，舌红或绛，脉数；亦治中风昏迷，小儿惊厥属邪热内闭者	安宫牛黄开窍方，芩连栀郁朱雄黄，犀角珍珠冰麝箔，热闭心包功效良
紫雪丹[2]	清热开窍，息风止痉	热闭心包，热盛动风证	高热烦躁，神昏惊厥，口渴唇焦，便秘，舌红绛苔干黄，脉数有力；以及小儿热盛惊厥	紫雪犀羚朱朴硝，硝磁寒水滑和膏，丁沉木麝升玄草，更用赤金法亦超
至宝丹[2]	清热开窍，化浊解毒	痰热内闭心包证	神昏谵语，身热烦躁，痰盛气粗，亦治中风，中暑，小儿惊厥属于痰热内闭者	至宝朱砂麝息香，雄黄犀角与牛黄，金银二箔兼龙脑，琥珀还同玳瑁良
紫金锭（玉枢丹）[3]	辟秽解毒，化痰开窍，消肿止痛	暑令时疫	脘腹胀闷，疼痛吐泻，舌质润而不燥，或苔厚腻或浊腻；外敷疔疮疖肿毒，虫咬损伤，无名肿毒，及痄腮，丹毒，喉风	山慈菇、五倍子、大戟、千金子、雄黄、朱砂、麝香

（续表）

方名或方类	功用	主治	证治要点	方歌
苏合香丸[3]（吃力伽丸）	芳香开窍，行气止痛	寒闭证	突然昏倒，不醒人事，牙关紧闭，苔白，脉迟；亦治心腹卒痛，甚则昏厥，中风，中气及感受时行瘴疠之气等属寒凝气滞者	苏合香丸麝息香，木丁熏陆荜檀襄，犀冰术沉诃香附，衣用朱砂中恶尝
第 11 章　固涩剂				
牡蛎散[2]	敛阴止汗，益气固表	自汗，盗汗证	自汗出，夜卧尤甚，心悸短气，舌淡，脉细弱	牡砺散内用黄芪，浮麦麻黄根最宜，自汗盗汗心液损，固表敛汗见效奇
九仙散[2]	敛肺止咳，益气养阴	久咳伤肺，气阴两伤证	久咳不止，气喘自汗，痰少而黏，脉虚数	九仙散中罂粟君，参胶梅味共为臣，款冬贝桑桔佐使，敛肺止咳益气阴
真人养脏汤[1]	涩肠固脱，温补脾肾	久泻久痢，脾肾虚寒证	泻痢滑脱不禁，腹痛，食少神疲，舌淡苔白，脉迟细	真人养脏诃粟壳，肉蔻当归桂木香，术芍参甘为涩剂，肛脱久痢早煎尝
四神丸[1]	温肾暖脾，固肠止泻	脾肾阳虚之五更泻	五更泄泻，不思饮食，舌淡苔白，脉沉迟无力	四神故纸吴茱萸，肉蔻五味四般需，大枣百枚姜八两，五更肾泄火衰扶
金锁固精丸[3]	补肾涩精	肾虚不固之遗精	遗精滑泄，腰痛耳鸣，舌淡苔白，脉细弱	金锁固精芡实研，莲须龙牡沙苑填，莲粉糊丸盐汤下，肾虚精滑此方先
桑螵蛸散[1]	调补心肾，涩精止遗	心肾两虚证之尿频、遗精证	尿频或遗尿遗精，尿如米泔色，心神恍惚，舌淡苔白，脉细弱	桑螵蛸散用龙龟，参茯菖远及当归，尿频遗尿精不固，滋肾宁心法勿违
缩泉丸[3]	温肾祛寒，缩尿止遗	膀胱虚寒证	尿频，遗尿，舌淡，脉沉弱	缩泉丸治小便频，膀胱虚寒遗尿斟，乌药益智各等分，山药糊丸效更珍
固冲汤[1]	益气健脾，固冲摄血	脾肾虚弱，冲脉不固证	出血量多，色淡质稀，心悸气短，神疲乏力，腰膝酸软，脉微弱	固冲术芪山萸芍，龙牡棕炭海螵蛸，茜草五倍水煎服，益气固冲功效高

（续表）

方名或方类	功用	主治	证治要点	方歌
易黄汤[2]	补益脾肾，清热祛湿，收涩止带	脾肾虚弱，湿热带下	带下黏稠量多，色黄如浓茶汁，其气腥秽，舌红，苔黄腻者	易黄山药与芡实，白果黄柏车前子，能消带下黏稠秽，补肾清热又祛湿
清带汤[3]	滋阴收涩，化瘀止带	赤白带下	妇女赤白带下，绵绵不绝者	生山药、生龙骨、生牡蛎、海螵蛸、茜草
固经丸[1]	滋阴清热，固经止血	阴虚血热之崩漏	经水过多，血色深红或紫黑稠黏，手足心热，腰膝酸软，崩中漏下，舌红，脉弦数	固经龟板芍药芩，黄柏椿根香附应，阴虚血热经量多，滋阴清热能固经
第 12 章　理气剂				
越鞠丸[2]	行气解郁	六郁证	胸膈痞闷，脘腹胀痛，恶心呕吐，饮食不消，以气郁为主	越鞠丸治六般郁，气血痰火湿食因，芎苍香附兼栀曲，气畅郁舒痛闷伸
瓜蒌薤白白酒汤[3]	通阳散结，行气祛痰	胸痹，胸阳不振，痰气互结证	胸中闷痛，甚则胸痛彻背，喘息短气，舌苔白腻，脉弦紧	瓜蒌薤白白酒汤，胸痹胸闷痛难当，咳息短气时咳唾，难卧再加半夏良
枳实薤白桂枝汤[2]	通阳散结，祛痰下气	胸痹	心中痞气留结在胸，胸满，胁下逆抢心，舌苔白腻，脉沉弦或紧	枳实薤白桂枝汤，厚蒌合治胸痹方，胸阳不振痰气结，通阳散结下气强
枳实消痞丸[2]（失笑丸）	行气消痞，健脾和胃	脾虚气滞，寒热互结证	心下痞满，食少倦怠，苔腻微黄	枳实消痞四君全，麦芽夏曲朴姜连，蒸饼糊丸消积满，清热破结补虚全
柴胡疏肝散[1]	疏肝解郁，行气止痛	肝气郁滞证	胁肋疼痛，胸闷喜太息，情志抑郁或易怒，或嗳气，脘腹胀满，脉弦	柴胡疏肝芍川芎，枳壳陈皮草香附，疏肝行气兼活血，胁肋疼痛立能除
半夏厚朴汤[1]	行气散结，降逆化痰	梅核气	咽如物阻，吞吐不得，苔白腻，脉弦滑	半夏厚朴与紫苏，茯苓生姜共煎服，痰凝气聚成梅核，降逆开郁气自舒

（续表）

方名或方类	功用	主治	证治要点	方歌
金铃子散[2]	疏肝泄热，活血止痛	肝郁化火证	胸腹胁肋疼痛，痛经，疝气痛，口苦，舌红苔黄，脉弦	金铃子散止痛方，延胡酒调效更强，疏肝泻热行气血，心腹胸胁痛经良
厚朴温中汤[1]	行气除满，温中燥湿	脾胃寒湿气滞证	脘腹胀满或疼痛，不思饮食，舌苔白腻，脉沉弦	厚朴温中陈草苓，干姜草蔻木香停，煎服加姜治腹痛，脘腹胀满用皆灵
天台乌药散[1]	行气疏肝，散寒止痛	寒凝气滞证	小肠疝气，少腹痛引睾丸，舌淡苔白，脉沉弦，亦治妇女痛经、瘕瘕	天台乌药木茴香，巴豆制楝青槟姜，行气疏肝止疼痛，寒疝腹痛是良方
加味乌药汤[3]	行气活血，调经止痛	肝郁气滞之痛经	月经前或月经初行时，少腹胀痛，胀甚于痛，或连胸胁、乳房胀痛，舌淡，苔薄白，脉弦紧	加味乌药汤砂仁，香附木香姜草伦，配入延胡共七味，经前胀痛效堪珍
暖肝煎[1]	温补肝肾，行气止痛	肝肾不足， 寒滞肝脉证	睾丸或少腹疼痛，畏寒喜温，得温痛减，舌淡苔白，脉沉迟	暖肝煎中杞茯归，茴沉乌药姜肉桂，下焦虚寒疝气痛，温补肝肾此方推
苏子降气汤[1]	降气平喘，祛痰止咳	上实下虚之喘咳	胸膈满闷，呼多吸少，痰多稀白，或腰疼脚弱，苔白滑或白腻	苏子降气半夏归，前胡桂朴草姜随，上实下虚痰嗽喘，或加沉香去肉桂
定喘汤[1]	宣肺降气，清热化痰	痰热内蕴， 风寒外束之哮喘	痰多色黄，微恶风寒，苔黄腻，脉滑数	定喘白果与麻黄，款冬半夏白皮桑，苏杏黄芩兼甘草，外寒痰热喘哮尝
小半夏汤[3]	化痰散饮，和胃降逆	痰饮呕吐	呕吐痰涎，口不渴，或干呕呃逆，谷不得下，小便自利，舌苔白滑	小半夏汤有生姜，化痰降逆基础方，主治痰饮呕吐证，若加茯苓效力彰
四磨汤[3]	行气降逆，宽胸散结	肝气郁结证	胸膈胀闷，上气喘急，心下痞满，不思饮食，苔白，脉弦	四磨汤治七情侵，人参乌药及槟沉，浓磨煎服调滞气，实者枳壳易人参
旋覆代赭汤[1]	降逆化痰，益气和胃	胃虚痰气逆阻证	心下痞硬，嗳气频作，呕逆，苔白滑，脉弦虚	旋覆代赭用人参，半夏姜甘大枣临，降逆化痰和胃气，胃虚痰气逆阻证

（续表）

方名或方类	功用	主治	证治要点	方歌
橘皮竹茹汤[2]	降逆止呃，益气清热	胃虚有热之呃逆	呃逆或干呕，舌质红嫩，脉虚数	橘皮竹茹治呕逆，人参甘草枣姜齐，胃虚有热失和降，久病之后更相宜
橘核丸[3]	行气止痛，软坚散结	颓疝（寒湿疝气）	睾丸肿胀，偏有大小，或坚硬如石不痛不痒，或引脐腹绞痛，或成疮毒	橘核丸中楝桂存，枳朴延胡藻带昆，桃仁木通木香合，癞疝顽痛盐酒吞
第13章　理血剂				
桃核承气汤[1]	逐瘀泄热	下焦蓄血证	少腹急结，小便自利，脉沉实或涩，至夜发热，其人如狂，甚则谵语烦躁，以及血瘀，经闭，痛经	桃仁承气五般施，甘草硝黄并桂枝，瘀热互结小腹胀，蓄血如狂最相宜
血府逐瘀汤[1]	活血化瘀，行气止痛	胸中血瘀证	胸痛，痛有定处如针刺，舌黯红或有瘀斑或呃逆日久不止，或饮水即呛，或心悸怔忡，失眠多梦，急躁易怒，入暮潮热	血府当归生地桃，红花枳壳膝芎饶，柴胡赤芍甘桔梗，血化下行不作痨
补阳还五汤[1]	补气活血通络	气虚血瘀之中风	半身不遂，口眼歪斜，苔白，脉缓或细弱无力	补阳还五赤芍芎，归尾通经佐地龙，四两黄芪为主药，血中瘀滞用桃红
复元活血汤[1]	活血祛瘀，疏肝通络	跌打损伤，瘀血阻滞证	胁肋瘀肿疼痛，痛不可忍（本方证因跌打损伤，瘀血滞留胁肋，气机阻滞所致）	复元活血汤柴胡，花粉当归山甲俱，桃仁红花大黄草，损伤瘀血酒煎去
七厘散[3]	散瘀消肿，定痛止血	跌打损伤，筋断骨折瘀血肿痛，刀伤出血	跌打损伤或难伤杂病之血瘀疼痛、吐血、烧伤、烫伤、痔疮	七厘散治跌打伤，血竭红花冰麝香，乳没儿茶朱共末，外敷内服均见长

（续表）

方名或方类	功用	主治	证治要点	方歌
温经汤[1]	温经散寒，养血祛瘀	冲任虚寒，瘀血阻滞证	漏下不止，月经超前或延后，或逾期不止，月经不调，小腹冷痛，经有瘀块，时发烦热，亦治妇人宫冷，久不受孕（本方病证瘀、寒、虚、热错杂，但以冲热虚寒，瘀血阻滞为主）	温经归芍桂萸芎，姜夏丹皮及麦冬，参草扶脾胶益血，调经重在暖胞宫
生化汤[1]	养血活血，温经止痛	血虚寒凝，瘀血阻滞证	产后恶露不行，小腹冷痛	生化汤宜产后尝，归芎桃草酒炮姜，恶露不行少腹痛，化瘀温经功效彰
失笑散[3]	活血祛瘀，散结止痛	瘀血疼痛证	心腹刺痛，脘腹疼痛或产后恶露不行，或妇人月经不调，少腹急痛	失笑灵脂与蒲黄，等分为散醋煎尝，血瘀胸腹时作痛，祛瘀止痛效非常
丹参饮[3]	活血行气止痛	血瘀气滞证	心胸刺痛、胃脘疼痛，痛有定处	丹参、檀香、砂仁
桂枝茯苓丸[1]	活血化瘀，缓消癥块	瘀阻胞宫证	产后恶露不尽而腹痛拒按，或漏下不止，血色紫黑晦暗，或妊娠胎动不安，或闭经	金匮桂枝茯苓丸，芍药桃仁和牡丹，等分为末蜜丸服，活血化瘀癥块散
活络效灵丹[2]	活血祛瘀，通络止痛	气血凝滞证	心腹疼痛，腿臂疼痛，跌打瘀肿，内外疮疡及癥瘕积聚等	活络效灵用丹参，当归乳香没药存，症瘕积聚腹中痛，煎服此方可回春
大黄䗪虫丸[2]	活血消癥，祛瘀生新	五劳虚极之干血痨	瘀积日久，体瘦食少，肌肤甲错，两目黯黑，脉涩	大黄䗪虫芩芍桃，地黄杏草漆蛴螬，水蛭虻虫和丸服，去瘀生新干血疗
鳖甲煎丸[3]	软坚消癥，行气活血，祛湿化痰	疟疾日久不愈	疟疾日久不愈，胁下痞硬，或脘腹癥积，结成疟母；或女子月经闭止，以及癥瘕结于胁下	鳖甲煎丸疟母方，䗪虫鼠妇及蜣螂，蜂窠石韦人参射，桂朴紫葳丹芍姜，瞿麦柴芩胶半夏，桃仁葶苈和硝黄，疟缠日久胁下硬，癥消积化保安康

（续表）

方名或方类	功用	主治	证治要点	方歌
十灰散[2]	凉血止血	血热妄行之上部出血证	血色鲜红，来势急暴，舌红，脉数	十灰散用十般灰，柏茅茜荷丹榈随，二蓟栀黄皆炒黑，凉降止血此方推
咳血方[2]	清肝宁肺，凉血止血	肝火犯肺之咳血证	咳痰带血，心烦易怒，胸胁作痛，舌红苔黄，脉弦数	咳血方中诃子收，瓜蒌海粉山栀投，青黛蜜丸口噙化，咳嗽痰血服之瘳
小蓟饮子[1]	凉血止血，利水通淋	热结下焦之血淋，尿血	小便赤涩热痛，尿中带血，舌红，脉弦数	小蓟饮子藕蒲黄，木通滑石生地襄，归草黑栀淡竹叶，血淋热结服之良
槐花散[2]	清肠止血，疏风行气	风热湿毒，壅遏肠道，损伤血络便血	肠风，脏毒，血色鲜红或晦暗污浊，舌红脉数	槐花散用治肠风，侧柏荆芥枳壳充，等分为末米饮下，宽肠凉血逐风动
黄土汤[2]	温阳健脾，养血止血	脾阳不足，脾不统血证	大便下血，先便后血，或吐血，衄血，及妇人崩漏，血色暗淡，舌淡苔白，四肢不温，面色萎黄，脉沉细无力	黄土汤将远血医，胶芩地术附甘齐，温阳健脾能摄血，便血崩漏服之宜
胶艾汤[3]	养血止血，调经安胎	妇人冲任虚损，血虚有寒证	妇人漏下，或半产后下血不绝；或妊娠下血，或妊娠胞阻，腹中疼痛	胶艾汤中四物先，更加炙草一同煎，暖宫养血血行缓，胎漏崩中自可痊
第14章　治风剂				
川芎茶调散[2]	疏风止痛	外感风邪头痛	偏正头痛或颠顶疼痛，恶寒发热，目眩鼻塞，舌苔薄白，脉浮	川芎茶调散荆防，辛芷薄荷甘草羌，目昏鼻塞风攻上，偏正头痛悉能康
大秦艽汤[1]	祛风清热，养血活血	风邪初中经络证	口眼歪斜，舌强不语，手足不能运动	大秦艽汤羌独防，芎芷辛芩二地黄，石膏归芍苓甘术，风邪散见可通尝
小活络丹[2]	祛风除湿，化痰通络，活血止痛	风寒湿痹	肢体筋脉挛痛，关节屈伸不利，舌淡紫苔白；亦治中风手足不仁，日久不愈，经络中有湿痰瘀血	小活络丹天南星，二乌乳没加地龙，中风手足皆麻木，风痰瘀血闭在经

（续表）

方名或方类	功用	主治	证治要点	方歌
玉真散[3]	祛风化痰，定搐止痉	破伤风	牙关紧急，口撮唇紧，身体强直，角弓反张，甚则咬牙缩舌，脉弦紧	玉真散治破伤风，牙关紧急反张弓，星麻白附羌防芷，外敷内服一方通
牵正散[3]	祛风化痰，通络止痉	风痰阻于头面经络之口眼㖞斜	口撮唇紧，身体强直，角弓反张，卒然口眼歪斜，舌淡苔白	牵正散是杨家方，全蝎僵蚕白附襄，服用少量热酒下，口眼㖞斜疗效彰
消风散[1]	疏风养血，清热除湿	风疹，湿疹	皮肤搔痒，疹出色红，或遍身云片斑点，抓破后渗出津水，苔白或黄，脉浮数	消风止痒祛风湿，木通苍术苦参知，荆防归蒡蝉膏草，生地胡麻水煎之
羚角钩藤汤[1]	凉肝息风，增液舒筋	肝热生风证	高热躁扰，手足抽搐，发为惊厥，神昏，舌绛而干，脉弦数	俞氏羚角钩藤汤，桑叶菊花鲜地黄，芍草茯神川贝茹，凉肝增液定风方
镇肝息风汤[1]	镇肝息风，滋阴潜阳	类中风（阴虚阳亢，气血逆上）	头晕目眩，脑部热痛，面色如醉，心中烦热，脉弦长有力	张氏镇肝息风汤，龙牡龟牛治亢阳，代赭天冬元芍草，茵陈川楝麦芽襄
天麻钩藤饮[1]	平肝息风，清热活血补益肝肾	肝阳偏亢，肝风上扰证	头痛，眩晕，失眠，舌红苔黄，脉弦	天麻钩藤益母桑，栀芩清热决潜阳，杜仲牛膝益肾损，茯神夜交安服良
大定风珠[1]	滋阴息风	阴虚风动证	真阴大亏，虚风内动而见神倦瘛疭，舌绛苔少，脉虚弱，有时时欲脱之势	大定风珠鸡子黄，再合加减复脉汤，三甲并同五味子，滋阴息风是妙方
阿胶鸡子黄汤[3]	滋阴养血，柔肝息风	邪热久羁，阴血不足，虚风内动证	筋脉拘挛，手足瘈疭，类似风动，舌绛苔少，脉细数	阿胶鸡子黄汤好，地芍钩藤牡蛎草，决明茯神络石藤，阴虚风动此方保

（续表）

方名或方类	功用	主治	证治要点	方歌
第 15 章　治燥剂				
杏苏散[1]	轻宣凉燥，理肺化痰	外感凉燥证	恶寒无汗，头微痛，咳嗽稀痰，咽干，苔白脉数	杏苏散内夏陈前，枳桔苓草姜枣研，轻宣温润治凉燥，咳止痰化病自痊
桑杏汤[1]	清宣温燥，润肺止咳	外感温燥证	身微热，干咳无痰或痰少而黏，脉浮数而右脉大	桑杏汤中象贝宜，沙参栀豉与梨皮，身热咽干咳痰少，辛凉甘润燥能医
清燥救肺汤[1]	清燥润肺，益气养阴	温燥伤肺证	咽喉干燥，鼻燥，身热干咳少痰，气逆而喘，舌红少苔，脉虚大而数	清燥救肺参草杷，石膏胶杏麦胡麻，经霜收下冬桑叶，清燥润肺效堪夸
麦门冬汤[1]	滋养肺胃，降逆下气	虚热肺痿；胃阴不足证；	咳唾涎沫，短气喘促，或气逆呕吐，舌干少苔，脉虚数	麦门冬汤用人参，枣草粳米半夏存，肺痿咳逆因虚火，清养肺胃此方珍
增液汤[3]	增液润燥	阳明温病，津亏肠燥便秘证	大便秘结，口渴，舌干红，脉细数或沉而无力	增液玄参与地冬，热病津枯便不通，补药之体作泻剂，但非重用不为功
琼玉膏[3]	滋阴润肺，益气补脾	肺肾阴亏之肺痨	干咳，咽燥咯血，肌肉消瘦，气短乏力	琼玉膏用生地黄，人参茯苓白蜜尝，合成膏剂缓缓服，干咳咯血肺阴伤
养阴清肺汤[2]	养阴清肺，解毒利咽	阴虚肺燥之白喉	喉间起白如腐，不易拭去，咽喉肿痛，鼻干唇燥，脉数	养阴清肺是妙方，玄参草芍冬地黄，薄荷贝母丹皮入，时疫白喉急煎尝
百合固金汤[1]	滋润肺肾，止咳化痰	肺肾阴亏，虚火上炎证	咳嗽，痰中带血，咽喉燥痛，舌红少苔，脉细数	百合固金二地黄，玄参贝母桔甘藏，麦冬芍药当归配，喘咳痰血肺家伤
益胃汤[2]	养阴益胃	胃阴不足证	饥不欲食，口干咽燥，大便干结，舌红少津，脉细数	益胃汤能养胃阴，冰糖玉竹与沙参，麦冬生地同煎服，甘凉滋润生胃津

（续表）

方名或方类	功用	主治	证治要点	方歌
玉液汤[2]	益气滋阴，固肾止渴	气阴两虚之消渴	口渴尿多，困倦气短，脉虚细无力	玉液山药芪葛根，花粉知味鸡内金，饮一溲一消渴证，益气生津显效能
第16章　祛湿剂				
平胃散[2]	燥湿运脾，行气和胃	湿滞脾胃证	脘腹胀满，不思饮食，口淡无味，恶心呕吐，嗳气，舌苔厚腻，吞酸，肢体沉重，怠惰嗜卧，常多自利	平胃散用苍术朴，陈皮甘草四般药，燥湿运脾又和胃，湿滞脾胃胀满除
藿香正气散[1]	解表化湿，理气和中	外感风寒，内伤湿滞证	恶寒发热，上吐下泻，舌苔白腻，亦治山岚瘴疟	藿香正气大腹苏，甘桔陈苓术朴俱，夏曲白芷加姜枣，感伤岚瘴并能驱
茵陈蒿汤[2]	清热利胆退黄	黄疸阳黄（阳黄）	一身面目俱黄，黄色鲜明，腹微满，舌红苔黄腻，脉沉数	茵陈蒿汤治阳黄，栀子大黄组成方，栀子柏皮加甘草，茵陈四逆治阴黄
二妙散[3]	清热燥湿	湿热下注证	筋骨疼痛，或两足痿软，或足膝红肿疼痛，或湿热带下，或下部湿疮，小便短赤，舌苔黄腻	二妙散中苍柏煎，若云三妙牛膝添，再加苡仁名四妙，湿热下注痿痹痊
八正散[1]	清热泻火，利水通淋	热淋	尿急尿频，溺时涩痛，尿色混赤，甚则癃闭不通，舌苔黄腻，脉数	八正木通与车前，萹蓄大黄滑石研，草梢瞿麦兼栀子，煎加灯草痛淋蠲
三仁汤[1]	宣畅气机，清利湿热	湿温初起或暑温夹湿之湿重于热证	头痛恶寒，身重疼痛，午后身热，苔白不渴	三仁杏蔻薏苡仁，朴夏通草滑竹伦，水用甘澜扬百遍，湿温初起法堪遵
甘露消毒丹[2]	利湿化浊，清热解毒	湿温时疫之湿热并重证	发热倦怠，口渴尿赤，或颐咽肿痛，或身目发黄，或泄泻淋浊，舌苔白腻或干黄，脉濡数	甘露消毒蔻藿香，茵陈滑石木通菖，芩翘贝母射干薄，湿热时疫是主方

（续表）

方名或方类	功用	主治	证治要点	方歌
连朴饮[3]	清热化湿，理气和中	湿热霍乱	吐泻烦闷，小便短赤，舌苔黄腻，脉滑数	连朴饮用香豆豉，菖蒲半夏焦山栀，芦根厚朴黄连入，湿热霍乱此方施
当归拈痛汤[3]	利湿清热，疏风止痛	湿热相搏，外受风邪证	遍身肢节烦痛，或肩背沉重，或脚气肿痛，脚膝生疮，舌苔白腻或微黄，脉濡数	当归拈痛羌防升，猪泽茵陈芩葛人，二术苦参知母草，疮疡湿热服皆应
五苓散[1]	利水渗湿，温阳化气	蓄水证；痰饮；水湿内停证	小便不利，头痛微热，烦渴欲饮，甚则水入则吐，舌苔白，脉浮；脐下动悸，吐涎沫而头眩；或短气而咳者；水肿，泄泻，以及霍乱吐泻	五苓散治太阳腑，白术泽泻猪苓茯，桂枝化气兼解表，小便通利水饮除
猪苓汤[1]	利水渗湿，养阴清热	水热互结伤阴证	小便不利，口渴身热，心烦不寐；亦治热淋，血淋，舌红，脉细数	猪苓汤用猪茯苓，泽泻滑石阿胶并，小便不利兼烦渴，利水养阴热亦平
防己黄芪汤[2]	益气祛风，健脾利水	表虚之风水或风湿	汗出恶风，身重或肿，小便不利，苔白，脉浮	金匮防己黄芪汤，白术甘草枣生姜，益气祛风又行水，表虚风水风湿康
五皮散[3]	利水消肿，理气健脾	水停气滞之皮水证	水肿腹胀，小便不利，苔白腻，脉沉缓；亦治妊娠水肿	五皮散用五般皮，陈茯姜桑大腹齐，或以五加易桑白，脾虚肤胀此方施
苓桂术甘汤[2]	温阳化饮，健脾利水	中阳不足之痰饮	胸胁支满，目眩心悸，短气而咳，舌苔白滑	苓桂术甘化饮剂，温阳化饮又健脾，饮邪上逆胸胁满，水饮下行悸眩去
真武汤[1]	温阳利水	阳虚水泛证；太阳病发汗太过，阳虚水泛证	小便不利，肢体沉重或浮肿，苔白脉沉；亦治心下悸，头眩，身瞤动，振之欲擗地	真武汤壮肾中阳，茯苓术芍附生姜，少阴腹痛有水气，悸眩瞤惕保安康

（续表）

方名或方类	功用	主治	证治要点	方歌
实脾散[1]	温阳健脾，行气利水	脾肾阳虚，水气内停之阴水	半身以下肿甚，手足不温，胸腹胀满，舌淡苔腻，脉沉迟	实脾苓术与木瓜，甘草木香大腹加，草果姜附兼厚朴，虚寒阴水效堪夸
萆薢分清饮[3]	温肾利湿，分清化浊	下焦虚寒之膏淋、白浊	小便频数，尿色混浊如米泔，凝如膏糊	萆薢分清石菖蒲，萆薢乌药益智俱，或益茯苓盐煎服，通心固肾浊精驱
羌活胜湿汤[2]	祛风胜湿止痛	风湿犯表之痹证	头项肩背腰脊重痛，苔白，脉浮	羌活胜湿羌独芎，甘蔓藁本与防风，湿气在表头腰重，发汗升阳有奇功
独活寄生汤[1]	祛风湿，止痹痛益肝肾，补气血	痹症日久，肝肾两虚，气血不足证	腰膝疼痛，肢节屈伸不利，畏寒喜温，心悸气短，舌淡苔白，脉细弱	独活寄生艽防辛，芎归地芍桂苓均，杜仲牛膝人参草，冷风顽痹屈能伸
第 17 章　祛痰剂				
二陈汤[1]	燥湿化痰，理气和中	湿痰证	咳嗽痰色白，多易咳，恶心呕吐，胸膈痞闷，舌苔白腻或白润，脉缓而滑	二陈汤用半夏陈，益以茯苓甘草成，理气和中兼燥湿，一切痰饮此方珍
温胆汤[1]	理气化痰，清胆和胃	胆胃不和，痰热内扰证	胆怯易惊，虚烦不宁，失眠多梦，或呕恶呃逆，或眩晕，或癫痫，舌苔白腻微黄，脉弦而滑或略见数	温胆夏茹枳陈助，佐以茯草姜枣煮，理气化痰利胆胃，胆郁痰扰诸症除
清气化痰丸[2]	清热化痰，理气止咳	痰热咳嗽	咳嗽痰稠色黄，甚则气急呕恶，苔黄，脉数	清气化痰胆星蒌，夏芩杏陈枳实投，茯苓姜汁糊丸服，清热理气止咳嗽
小陷胸汤[3]	清热化痰，宽胸散结	痰热互结之小结胸证	胸脘痞闷，按之则痛，苔黄腻，脉滑数	小陷胸汤连夏蒌，宽胸散结涤痰优，痰热内结痞满痛，苔黄脉滑此方求

（续表）

方名或方类	功用	主治	证治要点	方歌
滚痰丸[3]	泻火逐痰	实热老痰证	癫狂昏迷，或惊悸怔忡，或绕项结核，或口眼蠕动，或骨节卒痛，难以名状，或窒息烦闷，或不寐怪梦，或咳喘痰稠，或胸脘痞闷，或眩晕耳鸣，大便秘结，苔黄厚腻，脉滑数有力	滚痰丸用青礞石，大黄黄芩与沉香，百病多因痰作祟，顽痰怪症力能匡
贝母瓜蒌散[2]	润肺清热，理气化痰	燥痰咳嗽	咯痰难出，咽喉干燥，苔白而干	贝母瓜蒌天花粉，橘红茯苓加桔梗，肺燥有痰咳难出，润肺化痰此方珍
苓甘五味姜辛汤[3]	温肺化饮	寒饮咳嗽	咳嗽痰多，清稀色白，或喜唾涎沫，胸膈痞满，舌苔白滑，脉弦滑	苓甘五味姜辛汤，温肺化饮常用方，半夏杏仁均可加，寒痰水饮咳嗽康
三子养亲汤[2]	温肺化痰，降气消食	痰壅气逆食滞证	咳喘气逆，痰多胸痞，食少难消，苔腻	三子养亲祛痰方，芥苏莱菔共煎汤，大便实硬加熟蜜，冬寒更可加生姜
止嗽散[2]	宣利肺气，疏风止咳	风热犯肺之咳嗽证	外感表邪已解，而仍咳嗽不止，咽痒，咳痰不爽，苔薄，脉不数	止嗽散用百部菀，白前桔草荆陈研，宣肺疏风止咳痰，姜汤调服不必煎
半夏白术天麻汤[1]	化痰息风，健脾祛湿	风痰上扰证	眩晕呕恶，舌苔白腻	半夏白术天麻汤，苓草橘红枣生姜，眩晕头痛风痰盛，痰化风息复正常
定痫丸[2]	涤痰息风，清热定痫	痰热痫证	忽然发作，眩仆倒地，不省高下，目斜口歪，甚则抽搐，痰涎直流，叫喊作声，舌苔白腻微黄，脉弦滑略数亦用于癫狂	定痫二茯贝天麻，丹麦陈蒲远半夏，胆星全蝎蚕琥珀，竹沥姜汁草朱砂

（续表）

方名或方类	功用	主治	证治要点	方歌
第 18 章　消导化积剂				
保和丸[2]	消食化滞，理气和胃	食积证	脘腹胀满，嗳腐厌食，恶食呕逆，或大便泄泻，苔厚腻，脉滑	保和神曲与山楂，苓夏陈翘菔子加，炊饼为丸白汤下，消食和胃效堪夸
枳实导滞丸[3]	消食导滞，清热祛湿	湿热食积证	脘腹胀满，大便秘结或下痢泄泻，小便短赤，苔黄腻，脉沉有力	枳实导滞首大黄，芩连曲术茯苓襄，泽泻蒸饼糊丸服，湿热积滞力能攘
木香槟榔丸[2]	行气导滞，攻积泄热	痢疾，食积	脘腹胀痛，便秘或下痢里急后重，苔黄腻，脉沉实	木香槟榔青陈皮，黄柏黄连莪术齐，大黄牵牛兼香附，泻痢后重热滞宜
健脾丸[1]	健脾和胃，消食止泻	脾虚食积证	脘腹痞闷，食少难消，大便溏薄，苔腻微黄，脉虚弱	健脾参术苓草陈，肉蔻香连合砂仁，楂肉山药曲麦炒，消补兼施此方寻
枳术丸[2]	健脾消痞	脾虚气滞，饮食停积	胸脘痞满，不思饮食	枳术丸是消补方，荷叶烧饭作丸尝，若加麦芽与神曲，消食化滞力更强
葛花解酲汤[3]	分消酒湿，理气健脾	酒积伤脾证	嗜酒中虚，湿伤脾胃，头痛心烦，眩晕呕吐，胸膈痞闷，食少体倦，小便不利，大便泄泻	葛花解酲泽二苓，砂蔻青陈木香并，姜曲参术温健脾，分消寒化酒湿灵
海藻玉壶汤[3]	化痰软坚，消散瘿瘤	气滞痰凝证	瘿瘤初起，或肿或硬，推之不移，皮色不变	海藻、昆布、制半夏、陈皮、青皮、连翘、贝母、当归、川芎、独活、甘草、海带
消瘰丸[3]	清热化痰，软坚散结	阴虚痰凝之瘰疬、痰核	用于阴虚痰凝之瘰疬、痰核症见咽干、舌红，脉弦滑者	玄参、煅牡蛎、贝母炼蜜为丸

（续表）

方名或方类	功用	主治	证治要点	方歌
第19章　驱虫剂				
乌梅丸[1]	温脏安蛔	蛔厥证；久泄，久痢	腹痛时作，烦闷呕吐，常自吐蛔，手足厥冷	乌梅丸用细辛桂，黄连黄柏及当归，人参附子椒姜继，温脏安蛔寒厥剂
肥儿丸[3]	杀虫消积，清热健脾	小儿疳积	面黄体瘦，肚腹胀痛，发热口臭	肥儿丸内用使君，豆蔻香连曲麦槟，猪胆为丸热水下，虫疳食积一扫清
化虫丸[3]	杀肠中诸虫	肠中诸虫	腹痛时作时止，往来上下，或呕吐清水涎沫，或吐蛔虫，多食而瘦，面色青黄	化虫丸中用胡粉，鹤虱槟榔苦楝根，少加枯矾面糊丸，专治虫病未虚人
布袋丸[3]	杀虫消疳，补养脾胃	脾虚虫疳	体热面黄，肢细腹大，发焦目黯，舌淡苔白，脉弱	夜明砂、炒芜荑、炒使君子、茯苓、白术、党参、芦荟、甘草 制成丸剂，以猪肉汤调化服
伐木丸[3]	消积燥湿，泻肝驱虫	虫积脾虚之黄肿病	面黄浮肿，心悸，乏力为主	苍术、酒曲、醋皂矾
第20章　其他剂				
犀黄丸[3]	解毒消痈，化瘀散结	火郁痰凝、血瘀气滞证	体质尚实，火郁痰涎，气滞血瘀所致之乳岩，瘰疬，横痃，痰核，流注，肿痛，小肠痈，舌质偏红，脉滑数	犀黄丸内用麝香，乳香没药与牛黄，乳岩横痃或瘰疬，正气未虚均可尝
小金丹[3]	化痰除湿，祛瘀通络	寒湿痰瘀所致流注等	寒湿瘀滞所致之流注，痰核，瘰疬，乳岩，横痃，贴骨疽，蟮拱头，皮色不变肿硬作痛	小金丹用麝草乌，灵脂胶香与乳没，木鳖地龙归墨炭，诸疮肿痛最宜服
透脓散[2]	补益气血，托毒透脓	正虚不能托毒、内已成脓、外不易溃	痈疽诸毒，内脓已成，不穿破者	透脓散治毒成脓，芪归山甲皂刺芎，程氏又加银蒡芷，更能速奏溃破功

方剂学方义

一、解表剂

分型	方剂	其他（方义、用法等）
辛温解表	麻黄汤[2] （96/97/98X）	**【组成】**麻黄；桂枝；杏仁；炙甘草 **【趣味记忆】**干妈贵姓（甘麻桂杏） **【方解】**君药——麻黄　发汗解表，宣肺平喘 臣药——桂枝　助麻黄解表，解肌发表，温经散寒，通达营卫 佐药——杏仁　与麻黄一宣一降治咳嗽 使药——炙甘草　缓麻桂之峻以防伤正，调和诸药（96/97/98X） **【配伍特点】** （1）麻、桂相须，发汗之力较强，使风寒去而营卫和 （2）麻、杏相伍，一宣一降，使邪气去而肺气和
	桂枝汤[2] （94X/96/97/04X）	**【组成】**桂枝；芍药；生姜、大枣；炙甘草 **【趣味记忆】**桂枝汤别少姜草枣（桂枝汤白芍姜草枣） **【方解】**君药——桂枝　助卫阳解肌散寒 臣药——芍药　敛固外泄营阴 佐药——生姜、大枣　解表和胃，化气生津 使药——炙甘草　调和诸药，扶正以助祛邪（96/97），合桂枝辛甘化阳以实卫，合芍药酸甘化阴以和营 **【方义】** （1）桂枝、芍药等量合用意义：①针对卫强营弱，体现营卫同治，邪正兼顾，相辅相成；②桂枝得芍药，汗而有源，芍药得桂枝，滋而能化；散中有收，汗中寓补，相反相成 （2）本方调和营卫的药对：桂枝和芍药、生姜和大枣 （3）炙甘草：扶正以助祛邪—合桂枝辛甘化阳以实卫，合芍药酸甘化阴以益营（96/97） **【用法】**药后调理："服已须臾，啜热稀粥一升余，以助药力。"（其意在于助汗以去外邪）"温覆令一时许，遍身微似有汗者益佳，不可令如水流漓，病必不除。"（92X/10X） **【使用注意】**服桂枝汤后遍身微似汗出表明：①肺胃之气已和；②津液得通；③营卫和谐；④腠理复固（94X） **【加减应用】**桂枝汤治疗"太阳中风"，若兼见"项背强几几"者，宜加用葛根（04X）

（续表）

分型	方剂	其他（方义、用法等）
辛温解表	小青龙汤[1] （08/09/12/16/17X）	**【组成】**麻黄、桂枝；干姜、细辛；五味子、芍药、半夏；炙甘草 **【趣味记忆】**小青龙要下江，细心喂无杏麻黄汤（青龙药夏姜，细辛味无杏麻黄汤） **【方解】**君药——麻黄、桂枝　相须解表散寒；麻黄兼治喘咳，桂枝化气利内饮 臣药——细辛、干姜　温肺化饮（12/16），助麻黄桂枝以解表 佐药——五味子、芍药　既增强敛肺止咳平喘、益阴敛津，又制约诸药辛燥；半夏燥湿化痰，和胃降逆 使药——炙甘草　调和辛散酸收之性 **【配伍特点】**本方辛散与酸收相伍，则散中有收；温化与敛肺相配，令开中有合，使之散不伤正，收不留邪，祛邪护正（08/09），以辛散温化为主
	九味羌活汤[1] （98/00/05/11/16X）	**【组成】**羌活；防风、苍术（05）；细辛、川芎（16X）、香白芷、生地黄、黄芩；甘草 **【趣味记忆】**地主发疯黄草枝穿心，九味羌活救命。（地术防风黄草芷川辛） **【方解】**君药——羌活　散表寒，祛风湿，利关节，止痹痛 臣药——防风、苍术　祛风胜湿止痹痛；苍术祛风散寒除湿 佐药——细辛、川芎、白芷　祛风散寒止痛；生地黄、黄芩　清泄兼证之里热，又制诸药之燥，防其伤阴 使药——甘草　调和诸药 **【配伍特点】**辛温为主，少佐寒凉；六经分治。太阳经：羌活；阳明经：白芷；少阳经：黄芩、川芎；太阴经：苍术；少阴经：细辛；厥阴经：川芎。温清并用，重在温散；药备六经，"分经论治"
	香苏散[2]	**【组成】**紫苏叶；香附；陈皮；炙甘草 **【趣味记忆】**香苏陈国老 **【方解】**君药——苏叶　解表散寒，理气宽中 臣药——香附　行气解郁，助君理气 佐药——陈皮　理气燥湿 佐使药——甘草　健脾和中，调和诸药 **【配伍特点】**辛温疏表与理气行滞配伍，表里同治，重在解表
辛凉解表	银翘散[1] （06/08）	**【组成】**连翘、金银花；荆芥穗、淡豆豉、牛蒡子、薄荷；竹叶、苦桔梗、鲜芦根；生甘草（08） **【趣味记忆】**牛吃芦草穗和莲花梗叶（牛豉芦草穗荷连花梗叶） **【方解】**君药——连翘、金银花　疏散风热、清热解毒 臣药——荆芥穗、淡豆豉（增强辛散透表之力）及薄荷、牛蒡子（疏风热、清利头目、利咽解毒） 佐药——桔梗、竹叶、芦根　桔梗利咽，竹叶、芦根清热生津 使药——生甘草　止咳利咽解毒，调和诸药 **【配伍特点】**"辛凉平剂"（06）以辛凉为主；疏散与清解同用（十二五）；疏散、清热、宣肺，生津并举，构成辛凉解表之基本结构（十三五）；多用轻轻之品，体现治上焦如羽非轻莫举

（续表）

分型	方剂	其他（方义、用法等）
辛凉解表	桑菊饮[1] （08）	**【组成】**桑叶、菊花；苦桔梗、杏仁、薄荷；连翘、芦苇根；生甘草（08） **【趣味记忆】**桑菊根巧接甘核杏（桑菊根翘桔甘荷杏） **【方解】**君药——桑叶、菊花　疏散风热，桑叶能清宣肺热而止咳，菊花清头目 臣药——桔梗、杏仁、薄荷　薄荷散风热，桔梗、杏仁宣降肺气 佐药——连翘、芦苇根　连翘透邪解毒，芦苇根清热生津 使药——生甘草　止咳，调和诸药 **【配伍特点】**“辛凉轻剂”，以轻清宣散之品，疏散风热；以苦辛宣降之品，理气肃肺止咳，体现“辛凉微苦”之法；肺卫同治，治肺为主
	麻杏石甘汤[2] （15）	**【组成】**麻黄、石膏；杏仁；炙甘草 **【方解】**君药——麻黄、石膏　麻黄宣肺平喘以散邪，石膏清泄肺热 臣药——杏仁　降肺气，止咳平喘 佐使药——炙甘草　调和诸药 **【配伍特点】**“辛凉重剂”，石膏倍于麻黄 2∶1，辛温与寒凉并用，宣肺而不助热，清肺而不凉遏（十二五） 表里同治，治里为主；温清并用，以清为要；宣降结合，重在宣肺（十三五）
	柴葛解肌汤[3] （20）	**【组成】**柴胡、干葛；羌活、白芷、黄芩、石膏；芍药、桔梗、生姜、大枣；甘草 **【趣味记忆】**柴哥秦姐抢着要姜草枣糕（柴葛芩桔羌芷药姜草枣膏） **【配伍特点】**本方温清相伍，侧重于辛凉清热，三阳并举，表里同治，重在疏泄透散
	升麻葛根汤[3] （93X/06X）	**【组成】**升麻；葛根；白芍；炙甘草 **【趣味记忆】**升麻葛根芍草汤，解肌透疹是良方 **【方义】**升麻：散风邪，透疹，解毒（93X/06X）
扶正解表	败毒散[1] （92/93/97/98X/07X/08X/15）	**【组成】**羌活、独活；柴胡、川芎；枳壳、桔梗、前胡、茯苓、人参；甘草（生姜、薄荷少许） **【趣味记忆】**俩胡人直接领俩活熊过江河（俩胡人枳桔苓俩活芎国姜荷） **【方解】**君药——羌活、独活　通治一身风寒湿邪 臣药——柴胡、川芎　柴胡祛邪解表退热，川芎祛风止痛 佐药——枳壳、桔梗、前胡（宣降肺气化痰止咳），茯苓（渗湿消痰），人参（扶正，鼓邪外出，祛邪而不伤正，且防邪复入）（98X/08X/15） 使药——生姜、薄荷、甘草　生姜薄荷助邪解表，甘草调和诸药 **【配伍特点】**“逆流挽舟”，祛邪佐以益气；外湿内湿借治（十二五） 散补并行，则散不伤正，补不留邪；气津并调，使气行痰消，津行气畅（十三五）
	参苏饮[1] （15）	**【组成】**人参、紫苏叶、干葛根、陈皮、姜半夏、前胡、茯苓、桔梗、枳壳、木香、炙甘草（生姜、枣） **【趣味记忆】**二陈桔香干葛，前胡壳苓梅变枣 **【配伍特点】**散补并行，散不伤正，补不留邪；气津并调，气顺痰消，津行气畅

（续表）

分型	方剂	其他（方义、用法等）
扶正解表	再造散[2] （99/03/04/07/13/16/17）	【组成】桂枝、羌活；防风、细辛；熟附子、黄芪、人参、川芎、白芍；甘草、煨生姜（03/04/07/17）、大枣 【方解】君药——桂枝、羌活　助阳发散风寒 臣药——防风、细辛　祛风解表散寒 佐药——熟附子、黄芪、人参、川芎、白芍　温补元阳益气，祛风 使药——甘草、煨生姜、大枣　解表散寒，调和诸药 【配伍特点】扶正而不留邪，发汗而不伤正
	麻黄细辛附子汤[3] （17X）	【组成】麻黄；炮附子；细辛 【配伍特点】散寒解表与温里助阳合法，辛温并用，助阳解表
	加减葳蕤汤[2] （12/13/15X）	【组成】生葳蕤（玉竹）、薄荷；生葱白、淡豆豉；白薇（13）、桔梗、红枣；炙甘草 【方解】君药——生葳蕤　滋阴以滋汗源；养阴以润肺燥（15X）；薄荷　滋阴清热，疏散风热 臣药——生葱白、淡豆豉　解表散邪 佐药——白薇、桔梗、红枣　滋阴，宣肺止咳 使药——炙甘草　调和诸药 【配伍特点】汗不伤阴，滋不碍邪（十二五）；滋、疏、清并投，滋阴而不碍邪，祛邪而不伤阴（十三五）

二、泻下剂

分型	方剂	其他（方义、用法等）
寒下	大承气汤[2] （96/10/15）	【组成】大黄；芒硝；厚朴、枳实 【趣味记忆】皇后只是笑（黄厚枳实硝） 【方解】君药——大黄　泻下攻积，荡涤肠胃实热积滞 臣药——芒硝　泄热通便，润燥软坚 佐药——厚朴、枳实　厚朴下气除满，枳实行气消痞 【用法】先煎枳实、厚朴，大黄后下，溶服芒硝（96X） 【配伍特点】"通因通用""寒因寒用""釜底抽薪""急下存阴"，苦辛通降与咸寒合法，泻下与行气并重（十二五）；寒下、行气同用，荡涤实热，速下热结，相辅相成，相得益彰（十三五）

（续表）

分型	方剂	其他（方义、用法等）
寒下	大陷胸汤[3]	【组成】甘遂；大黄、芒硝 【趣味记忆】谁大笑（遂大硝）/ 大胸大笑谁（大硝遂） 【方解】君药——甘遂　泄热散结，泻水逐饮 臣佐药——大黄、芒硝　大黄涤荡胸腹之邪热，芒硝泻热润燥软坚 【用法】大黄先煮，取其“治上者治宜缓”，芒硝水溶，冲服甘遂末
	大黄牡丹汤[1] （97/98/03/09/12）	【组成】大黄、桃仁；牡丹皮、芒硝；冬瓜子 【方解】君药——大黄、桃仁　大黄攻下，泄热逐瘀，涤荡肠中湿热瘀毒（97/98/09），桃仁破血散瘀 臣药——芒硝、牡丹皮　芒硝泻热导致、软坚散结，牡丹皮清热凉血散瘀消肿 佐药——冬瓜仁　清利湿热，散结排脓消痈
温下	温脾汤[1] （94/95/00X/12X/16）	【组成】大黄、附子；干姜、芒硝；人参（16）、当归；甘草 【趣味记忆】姜大人附子芒归国 【方解】君药——大黄、附子　附子温补脾阳散寒，大黄涤荡泻下除积滞 臣药——干姜、芒硝　干姜温中助阳增附子祛寒，芒硝软坚助大黄攻积 佐药——人参、当归　益气养血润燥，使泻下不伤正 使药——甘草　调和诸药 【配伍特点】温通、泻下、补益三法兼备，具有温阳以祛寒、攻下不伤正之特点
	大黄附子汤[3]	【组成】大黄、炮附子；细辛 【趣味记忆】大黄附子细辛汤，寒积里实用此方 【配伍特点】本方寒凉泻下与辛热助阳并用，乃“温下”剂之基本配伍（十二五） 泻下、温里、疏散三法兼备，寓温散于泻下之中，使下不伤正（十三五）
润下	麻子仁丸[1] （91X/97X/98/06/07/12X）	【组成】麻子仁；芍药、杏仁；枳实、炙厚朴、大黄；（蜂蜜）（91X/97X/98/12X） 【趣味记忆】两仁一芍蜜笑死大承气（或再加小承气） 【配伍特点】泻下润下相伍，泻而不峻，下不伤正（十二五） 润肠补阴药与行气导滞药相伍，则润而不腻；苦寒攻下药与补血养阴药相配，则下不伤正（十三五）
	济川煎[1] （10/12）	【组成】肉苁蓉；当归、牛膝；泽泻、升麻、枳壳（10） 【趣味记忆】生牛肉当能致泻（升牛肉当枳泻） 【方解】君药——肉苁蓉　补肾助阳，润肠通便 臣药—当归、牛膝　当归补血润肠通便（12），牛膝补肝肾 佐药——泽泻、升麻、枳壳　泽泻渗利小便泄肾浊，枳壳下气宽中，升麻升清阳则浊阴自降（20X） 【配伍特点】补中有泻，降中有升，具有“寓通于补之中，寄降于升之内”的特点；温肾通便，标本同治，治本为主

（续表）

分型	方剂	其他（方义、用法等）
逐水	十枣汤[2] （07X/09X/11/16）	【组成】芫花、甘遂、大戟；大枣 【趣味记忆】达吉愿找谁（大戟芫枣遂），甘愿着急（甘芫枣戟） 【方解】君药——甘遂、大戟、芫花　甘遂行经髓之湿，大戟泻脏腑之水，芫花消胸胁伏饮痰癖 佐使药——大枣　补脾缓中防止逐水伤脾胃，并缓和诸药之毒。使邪不伤正，寓培土制水之意 【配伍特点】大枣：①缓和毒性；②益气护胃，减少药后反应；③培土制水，邪正兼顾（09X），峻下逐水，佐以甘缓补中 【注意】①大枣煎汤，芫花、甘遂、大戟三药为散；②平旦（清晨）空腹服；③得快利后，宜食粥保养脾胃；④老年体弱者慎用，孕妇忌服（11/16）
	舟车丸[3]	【组成】甘遂、芫花、大戟；黑丑、大黄；青皮、陈皮、木香、槟榔；轻粉 【配伍特点】逐水与行气导滞合用
攻补兼施	黄龙汤[1]（十二五） （99/08/09）	【组成】大黄；芒硝；枳实、厚朴、人参、当归、桔梗；甘草（99/09）、（生姜、大枣） 【趣味记忆】大承气炖姜枣更贵过人参（大承气★姜枣梗归国人参） 【方解】君药——大黄　泄热通便，涤荡积滞 臣药——芒硝　润燥软坚 佐药——枳实、厚朴（行气导滞），人参、当归（益气养血，攻下而不伤正），桔梗（宣肺以通肠腑，与承气相伍寓“欲降先升”之妙） 使药——生姜、大枣、甘草　和中益胃，调和诸药 【配伍特点】以峻下热结与补益气血并用，攻补兼施，以攻为主
	新加黄龙汤[1] （97/01X/04/05）	【组成】生大黄、芒硝；玄参、人参、海参（97）、麦冬、生地黄；生甘草、当归、姜汁（01X） 【方解】君药——生大黄、芒硝 臣药——玄参、麦冬、海参、生地黄 佐药——生甘草、人参、当归、姜汁［①防止拒药；②振奋胃气（04）］，参汁［振奋胃气（04）］ 【配伍特点】攻下泄热与气阴并补药合用，标本兼顾，祛邪不伤正
	增液承气汤[3]（十二五）	【组成】玄参；麦冬、生地黄；大黄、芒硝 【配伍特点】本方重用养阴之品相伍，攻补兼施，共成“增水行舟”之剂

三、和解剂

分型	方剂	其他（方义、用法等）
和解少阳	小柴胡汤[1] （95/98/99X/02X/03/03X/07X/10/12/20）	【组成】柴胡；黄芩；半夏、生姜、人参（99X/02X/03X）、大枣；炙甘草 【趣味记忆】生姜芹菜炒大虾仁（生姜芹柴草大夏人），柴大人半夏生擒国老（芩） 【方解】君药——柴胡　透泄少阳半表之邪，疏泄气机之郁滞，疏散透表（95） 臣药——黄芩　清热，与柴胡配伍是和解少阳基本配伍 佐药——半夏、生姜（和胃降逆止呕），人参［益气健脾，扶正祛邪，益气以御邪内传（98）］，大枣（益气健脾扶正） 使药——炙甘草　调和诸药 【配伍特点】透散清泄以和解，升清降浊兼扶正（十二五） 外透内清，胆胃并治，邪正兼顾，祛邪为主（十三五） 【用法】原方柴胡用量半斤最大（10）；若“胸中烦而不呕者”，当“去半夏、人参，加栝楼根一枚”（03）；“去滓再煎”（12）
	蒿芩清胆汤[2] （00）	【组成】青蒿、黄芩、；淡竹茹、半夏、陈皮、生枳壳；赤茯苓、碧玉散（滑石、甘草、青黛） 【趣味记忆】蒿芩清胆巧拌猪皮敷上碧玉散（蒿芩清胆壳半猪竹皮茯★碧玉散） 【方解】君药——青蒿、黄芩　青蒿清透少阳邪热，黄芩清胆热、燥湿邪 臣药——竹茹、半夏、枳壳、陈皮　化痰、降逆、行气、燥湿 佐使药——赤茯苓、碧玉散（滑石、青黛、甘草）　清热利湿，导邪从小便而去
	达原饮[2] （14）	【组成】槟榔；厚朴、草果仁；知母、芍药、黄芩；甘草 【方解】君药——槟榔 臣药——厚朴、草果仁 佐药——知母、芍药、黄芩 使药——甘草 【配伍特点】本方以行气破滞为先导，辅以燥湿化浊，佐以清热泄火；辛香燥烈与寒凉质柔相伍，燥润相济，燥湿化浊而无温燥伤阴之嫌
调和肝脾	四逆散[1] （92X/93/95/99/03/03X/07/11/15/16）	【组成】（枳实、甘草、芍药、柴胡）（99/15）；（不含干姜）（03X） 【主治】①阳郁厥逆证；②肝脾不和证（93/03） 【功用】（透邪解郁，疏肝理脾）（07） 【方义】柴胡：①透邪升阳以疏肝解郁；②合芍药疏肝理脾；③合枳实升降调气（92X/95） 【临证加减】若咳者，加五味子、干姜；悸者，加桂枝；小便不利者，加茯苓；腹中痛者，加炮附子；泄利下重者，加薤白；气郁者，加香附、郁金；有热者，加栀子（11/16）

（续表）

分型	方剂	其他（方义、用法等）
调和肝脾	逍遥散[1] （91/00/05/09/10/15/17X）	**【组成】**柴胡；当归、白芍；白术（17X）、茯苓、炙甘草；（烧生姜、薄荷） **【趣味记忆】**小姚嘱咐魏生将薄荷当柴草烧（逍遥术茯煨生姜薄荷当柴草芍） **【方解】**君药——柴胡　疏肝解郁 臣药—当归、白芍　当归养血和血，白芍养血敛阴，柔肝缓急 佐药——白术、茯苓、甘草（健脾益气，营血生化有源），薄荷［疏肝郁及散肝郁之热（10）］，烧生姜［温运和中、辛散达郁（00）］ 使药——炙甘草　健脾及调和诸药 **【配伍特点】**肝脾同调，疏肝为主；气血兼顾，以理气为先
	痛泻要方[2]（十二五） （94/96/07/14）	**【组成】**白术；白芍；陈皮；防风（94/17X） **【趣味记忆】**痛泻主要放屁（痛泻术药防皮） **【方解】**防风在此方中的主要用意是：①合白芍散肝郁；②伍白术舒脾气，燥湿以止泻；③散肝疏脾（96） **【配伍特点】**补脾柔肝［抑木扶土（14）］，寓疏于补
调和寒热	半夏泻心汤[1] （94X/98X/08/09X/10/11/17X）	**【组成】**半夏；干姜、黄芩、黄连；人参、大枣；炙甘草（10/11） **【趣味记忆】**半夏泻心亲人连干姜炒枣（芩人连干姜草枣） **【方解】**君药——半夏　消痞散结，降逆止呕 臣药——干姜、黄芩、黄连　干姜温中散寒，芩连泄热开痞 佐药——人参、大枣　益气补脾 使药——炙甘草　补脾，调和诸药 **【配伍特点】**寒热并调以和阴阳、辛开苦降以调气机、补泻兼施以顾虚实（94X/08/09X/17X）

四、清热剂

分型	方剂	其他（方义、用法等）
清气分热	白虎汤[1] （92X/97X/99X/16X）	**【组成】**石膏；知母；粳米；炙甘草 **【趣味记忆】**白虎精食母肝（白虎粳石母甘） **【方解】**君药——生石膏　透热出表，除阳明气分之热 臣药——知母　清肺胃之热，滋阴润燥救已伤之津液 佐药——粳米　益胃生津，并防大寒伤中之弊 使药——炙甘草　调和诸药，护中；缓峻（99X/16X） **【配伍特点】**重用辛寒清气，配以苦寒质润，少佐甘温和中，清不伤阴，寒不伤中（十二五） 清热生津，辛寒清热为主；泻火护胃，寒不伤中（十三五） **【用法】**下列情况不可误投白虎汤：①表证未解之无汗发热，口不渴者；②脉见浮细或沉者；③血虚发热，脉洪不胜重按者；④真寒假热的阴盛格阳证（92X/97X）

（续表）

分型	方剂	其他（方义、用法等）
清气分热	竹叶石膏汤[1] （91/96X/01/03X/12X/14X）	**【组成】**石膏；麦冬、人参；竹叶、半夏、粳米；炙甘草（96X/03X/12X/14X） **【趣味记忆】**①竹叶石膏有白虎深夏卖竹去知母（竹叶石膏有白虎参夏麦竹去知母）；②厦门人煮食干净米（夏门人竹石甘粳米） **【方解】**君药——石膏　清热生津，除烦止渴 臣药——人参、麦冬　益气养阴 佐药——半夏（和胃降逆），竹叶（清热除烦），粳米、甘草（养胃和中） 使药——甘草　调和诸药 **【配伍特点】**辛甘大寒与甘寒甘温合而为清补之剂，清补并行，邪正兼顾，清而不寒，补而不滞
清营凉血	清营汤[1] （92X/99X/11X/13X）	**【组成】**犀角（水牛角代）；生地黄、玄参、麦冬（92X/13X）；金银花、连翘（11X）、竹叶心、丹参、黄连 **【趣味记忆】**清莹水浇地，竹叶连黄花，源自丹麦（清营水角地，竹叶连黄花，元★丹麦） **【方解】**君药——犀角（现水牛角代）　清解营分热毒 臣药——生地黄、玄参、麦冬　清热凉血解毒，养阴 佐药——金银花、连翘［使营分热外达，清热解毒，促其透出气分而解，此即"入营犹可透热转气"之具体应用（99X）］，竹叶（清心除烦），丹参、黄连（清心解毒凉血散瘀） **【配伍特点】**透热转气以入营清散，透热转气代表方（十二五） 清营养阴，邪正兼顾，清营为主；气营同治，并寓透热转气（十三五）
	犀角地黄汤[1] （92X/97X/05X/13X）	**【组成】**犀角（水牛角代）；生地黄；赤芍、牡丹皮（13X） **【趣味记忆】**水生赤牡丹/席地而坐少扯淡（犀地★★芍★丹） **【方解】**君药——犀角（现水牛角代）　清心凉血解毒 臣药——生地黄　清热凉血滋阴生津 佐药——芍药、牡丹皮　清热凉血，活血散瘀 **【配伍特点】**清中有养，无耗血之弊；凉血散血，无留瘀之患（十二五） 解毒之中寓以养阴，凉血之中寓以散瘀（十三五）
气血两清	清瘟败毒饮[1]（十二五） （97/01/09/17X）	**【组成】**生石膏、知母、甘草；黄芩、川连、生栀子；小生地、犀角（水牛角代）、牡丹皮、赤芍；桔梗、玄参、连翘、竹叶 **【方解】**君药——生石膏、知母、甘草 臣药——黄芩、川连、栀子 佐药——小生地、犀角（水牛角代）、牡丹皮、赤芍 使药——桔梗［载药上行（09）］、玄参、连翘、鲜竹叶 **【配伍特点】**本方体现气血同治（17X），法取白虎汤、黄连解毒汤和犀角地黄汤三方之义，气血两情，泻火解毒，以辛寒大清气分为主

（续表）

分型	方剂	其他（方义、用法等）
清热解毒	凉膈散[1] （92X/97X/98/02/07/08/08X/12）	【组成】连翘；川大黄、芒硝、山栀子仁、黄芩；薄荷、竹叶；炙甘草、蜜（92X/97X/02/08X） 【趣味记忆】老秦笑柏芝夜翘大腿（老芩硝薄栀叶翘大★） 【方解】君药——连翘　重用清热解毒，透散上焦邪热 臣药——黄芩、栀子（清胸膈热、清三焦引火下行），大黄、芒硝［泻火通便，以泻代清（98/08/12）］ 佐药——薄荷、竹叶　清头目，利咽喉，清上焦之热 使药——甘草、白蜜　缓和硝黄峻性，生津润燥 【配伍特点】清上之中寓泻下之法，以泻代清，上病下取
	普济消毒饮[1]（十二五） （95X/99X/07/11X/17）	【组成】酒黄芩、酒黄连；连翘、薄荷、牛蒡子、僵蚕；陈皮、生甘草、玄参、桔梗、板蓝根、马勃；柴胡、升麻、橘红 【趣味记忆】黄牛将联合老马巧耕菜园的陈麻根（黄牛僵连荷老马翘梗柴元★陈麻根） 【方解】君药——黄芩、黄连　清热泻火解毒，酒炒上行去头面之热（07） 臣药——连翘、薄荷、牛蒡子、僵蚕　疏散在头面风热 佐药——玄参、板蓝根、马勃、甘草、桔梗（清热解毒利咽），陈皮（理气散郁热） 使药——柴胡、升麻　疏散风热，引诸药上行头面，且寓“火郁发之”之意（95X/99X/11X/20X） 【配伍特点】苦寒清泻与辛凉升散合法，清疏并用，直达病所，体现火郁发之
	仙方活命饮[1] （92/93/03/12/17X）	【组成】金银花；当归尾、赤芍、乳香、没药、陈皮；白芷、防风、贝母、天花粉、穿山甲、皂刺；甘草（酒） 【趣味记忆】北国风光甲天下，赤芍没想金银花（贝★天★），当用陈皮造白纸，解毒活血溃坚夸（皂白芷） 【方解】君药——金银花　重用金银花清热解毒消痈 臣药——当归尾、赤芍、陈皮、乳香、没药　行气活血、消肿止痛 佐药——白芷、防风（散邪使热毒外透），贝母、天花粉［清热化痰散结（93/03）］，穿山甲、皂角刺（清热散结、透脓溃坚） 使药——甘草、酒　甘草解毒，调和诸药（92/12），酒能通瘀行周身 【配伍特点】“疮痈之圣药，外科之首方”“脓未成者即消，已成者即溃”。清热解毒、活血通经为主，佐以疏表、化痰、行气之法
	黄连解毒汤[2] （98/02/11X/14X/17X）	【组成】黄连；黄芩；黄柏（98）；栀子（02） 【趣味记忆】三皇子泻火（三黄子泻火） 【配伍特点】三焦并清，“有余折之”治法，为苦寒直折的代表方，燥、狂、大热、呕、不眠、吐衄、发斑（14X/17X） 【其他】方名以君药和主要功用药物命名（11X）
	五味消毒饮[2]	【组成】金银花；野菊花、蒲公英、紫花地丁、紫背天葵子 【趣味记忆】金野公英紫花葵 【配伍特点】本方以同类相须之法；唯取清解消疔之力

（续表）

分型	方剂	其他（方义、用法等）
清热解毒	四妙勇安汤[2] （92/03X/17X）	**【组成】**金银花；玄参、当归；甘草（92/03X） **【趣味记忆】**玄草当金银 **【配伍特点】**本方清热解毒之中，寓养血活血、扶正之意，法取药少量大、药力专一之长
清脏腑热	牛蒡解肌汤[3]	**【组成】**牛蒡子；薄荷、荆芥、连翘、山栀、牡丹皮、夏枯草；石斛、玄参 **【配伍特点】**辛凉透邪、疏风消肿配合清热解毒，发越郁火，故能散解肌表之邪
	龙胆泻肝汤[1] （98/00/02/04X/05X/10X/14X）	**【组成】**龙胆草；黄芩、山栀子（14X）；泽泻、车前子、当归、木通、生地黄（05X）、柴胡；生甘草 **【趣味记忆】**龙车通黄山，当地卸柴草（龙车通黄山，当地泻柴草） **【方解】**君药——龙胆草　泻肝胆实火，利肝胆湿热 臣药——黄芩、栀子　清热燥湿，泻火解毒 佐药——泽泻、木通、车前子［利湿泻热（10X）］，当归、生地黄（滋阴养血，使邪去阴血不伤），柴胡［①疏肝胆；②引药入肝胆；③火郁发之之意（04X）］ 使药——生甘草　调和诸药（98） **【配伍特点】**苦寒清利，泻中寓补，降中寓升，祛邪不伤正，泻火不伐胃 **【其他】**方名以君药和主要功用药物命名（10X）
	左金丸[2]（十二五） （98X/07/14X）	**【组成】**黄连；吴茱萸（连、吴比例为6∶1） **【趣味记忆】**左金连茱六一丸 **【方解】**重用黄连为君，清热泻火：一则据"实则泻其子"之理，清心泻火，以平肝木；二则直泻肝火，使肝火清则不横逆犯胃；三则清泄胃热，使胃热清则其气自和（98X/20X）。少佐使吴茱萸：一则开郁降逆；二则佐制黄连之寒，使泻火而无凉遏之弊；三则取其下气，以和胃降逆；四则引黄连入肝（14X） **【配伍特点】**辛开苦降，肝胃同治，寒热并用，泻火而不至凉遏；降逆而不碍火郁，使肝火得清则胃气降
	泻白散[2] （99/01/06/10/16）	**【组成】**桑白皮；地骨皮；炙甘草、粳米 **【趣味记忆】**白赶走白骨精（泻白甘★白骨粳） **【方解】**君药——桑白皮　泻肺平喘止咳 臣药——地骨皮　清泻肺热 佐使药——炙甘草、粳米　养胃和中以扶肺气 **【配伍特点】**主以甘寒，清中有润，泻中寓补，培土生金，祛邪不伤正，清泻肺中伏火，以适稚阴娇脏之性
	清胃散[2]	**【组成】**黄连；生地黄、牡丹皮、升麻；当归身 **【趣味记忆】**生母当皇帝（升牡当黄地） **【方解】**君药——黄连　清热解毒，治胃火牙痛 臣药——升麻［①清热解毒；②升散火郁发之（20X）；③引经药］，生地黄、牡丹皮（清热凉血） 佐药——当归　活血止痛 使药——升麻　引药入经 **【配伍特点】**苦寒辛散并用，降中有升，火郁发之 苦降与升散并用，清胃与凉血同施，泻火与养阴兼顾，但以清降为主（十三五）

（续表）

分型	方剂	其他（方义、用法等）
清脏腑热	玉女煎[1]（十二五） （94X/95/98/02/02X/10X/15）	【组成】石膏；熟地黄；麦冬、知母；牛膝（98/02/02X/10X） 【趣味记忆】师叔卖母牛取玉女（石熟麦母牛★玉女） 【方解】君药——石膏　清胃热，生津止渴 臣药——熟地黄　滋肾阴 佐药——知母、麦冬　清胃热，滋肾阴 使药——牛膝　引热下行，补肝肾（94X） 【配伍特点】胃肾同治，泄热补虚，引热下行
	芍药汤[1] （02X/05/06X/09/17X）	【组成】黄连、黄芩；芍药、当归、槟榔、木香；大黄、官桂（02X）；炙甘草 【趣味记忆】草官要秦香莲当大兵（草官药芩香连当大槟） 【方解】本方证由湿热壅滞肠中，气血失调所致 君药——黄连、黄芩　清热燥湿，泻火解毒 臣药——芍药、当归（重用芍药养血和营，缓急止痛；当归养血活血），二药配伍行血则便脓自愈；槟榔、木香（行气导滞，调气则后重自除） 佐药——大黄［通导湿热积滞从大便去，体现“通因通用”（09）］，肉桂（以防苦寒伤阳，还能防呕逆拒药） 使药——甘草　益胃和中，调和诸药，缓急止痛（06X） 【配伍特点】本方体现气血同治（17X），寒热并用，气血同调，通因通用，热湿兼顾，重在清热
	白头翁汤[2] （99）	【组成】白头翁；黄柏、黄连；秦皮 【趣味记忆】翁伯练琴（翁柏连秦） 【方解】君药——白头翁　清热解毒，凉血止痢 臣药——黄连、黄柏　清热燥湿、泻火解毒，黄连厚肠治痢，黄柏清下焦湿热 佐使药——秦皮　清热解毒止痢 【配伍特点】苦寒中寓凉血，清热燥湿存收涩之意；清热伍以凉血，解表配以收涩，标本兼顾，治本为主（十三五）
	导赤散[2]	【组成】生地黄、木通；竹叶；生甘草梢 【趣味记忆】竹竿通地（竹甘通地） 【方解】生甘草梢　解毒，调和诸药，尚可直达茎中而止淋痛 【配伍特点】甘寒苦寒结合，清心与利水同用，利水与滋阴兼顾，使滋阴而不恋邪，利水而不伤阴
	苇茎汤[3] （91/97）	【组成】苇茎；薏苡仁、瓜瓣；桃仁 【趣味记忆】瓜桃已枯萎 / 一个味（瓜桃苡★苇 / 苡★苇） 【配伍特点】清化于上，降渗于下，凉而不寒

（续表）

分型	方剂	其他（方义、用法等）
清虚热	青蒿鳖甲汤[1]（95/99/10）	【组成】青蒿、鳖甲；细生地黄、知母；牡丹皮（99） 【趣味记忆】母鳖好生蛋（母鳖蒿生丹） 【方解】君药——青蒿、鳖甲　鳖甲滋阴退热，青蒿透热；青蒿不能直入阴分，鳖甲领之，鳖甲不能独出阳分，青蒿领之 臣药——生地黄、知母　清热凉血，滋阴降火 佐药——牡丹皮　清热凉血 【配伍特点】滋中有清，清中有透，邪正兼顾，先入后出
	清骨散[2]（05X/15）	【组成】银柴胡；知母、胡黄连、地骨皮；秦艽、鳖甲（06X）、青蒿；甘草 【配伍特点】本方集大队退热除蒸之品于一方，重在清透伏热以治标，兼顾滋养阴液以治本，共收退热除蒸之效
	秦艽鳖甲散[2]	【组成】鳖甲、秦艽；地骨皮、柴胡、知母、当归；青蒿、乌梅 【配伍特点】本方养阴透热兼以芳香透络，泻血中伏火
	当归六黄汤[2]（十二五）（94X/96/99/06/12）	【组成】当归、生地黄、熟地黄（96）；黄芩、黄柏、黄连（94X）；黄芪［黄芪：当归 2∶1（06）］ 【趣味记忆】二弟骑着三黄龟（二地芪★三黄归） 【方解】黄芪（一益气实卫固表，二固未定之阴） 【配伍特点】甘润养血滋阴，苦寒坚阴泻火，甘温益气固表，标本兼顾

五、祛暑剂

分型	方剂	其他（方义、用法等）
祛暑解表	新加香薷饮[2]（93/98/00/01X/05/16）	【组成】香薷；金银花、鲜扁豆花、连翘；厚朴 【方解】君药——香薷 臣药——金银花、鲜扁豆花、连翘 佐药——厚朴 【配伍特点】辛温与辛凉合用，使邪从外走，即原书所说“辛温复辛凉法”
	香薷散[3]（93）	【组成】香薷；厚朴；白扁豆；酒 【趣味记忆】猴想扁豆酒（厚香扁豆酒） 【配伍特点】辛温芳香以解表祛湿，苦温燥化以理气和中，表里同治
祛暑利湿	六一散[3]	【组成】滑石、甘草（滑石与甘草比例为 6∶1） 【趣味记忆】六一拾草（六一石草） 【配伍特点】甘淡渗利以解暑
	桂苓甘露饮[3]（17）	【组成】滑石、甘草；石膏、寒水石；白术、泽泻、官桂、茯苓、猪苓 【配伍特点】本方寒热共用，清不至于助湿伤脾，温不至于助暑化热，但其配伍用药，究以清暑利湿之力较大，故对暑湿俱盛，症情较重者适宜

（续表）

分型	方剂	其他（方义、用法等）
祛暑清热	清络饮[3]	【组成】鲜金银花、鲜扁豆花；丝瓜皮、西瓜翠衣；鲜竹叶心、鲜荷叶边 【配伍特点】诸药合用，药性清凉芳香，轻清走上，有清透肺中暑热之效。方中六药多用鲜者，取其气清芬芳，清解暑热之效更优
祛暑益气	清暑益气汤[1]（09/16）	【组成】西洋参、西瓜翠衣；石斛、麦冬、荷梗；黄连、竹叶（20X）、知母（09/16）；粳米、甘草 【趣味记忆】石斛知母卖连着荷梗草叶的西洋瓜换米（麦） 【方解】君药——西洋参、西瓜翠衣　益气养阴生津、清热解暑止渴 臣药——石斛、麦冬（助西洋参养阴生津），荷梗（助西瓜皮清热解暑） 佐药——黄连、竹叶、知母　清热泻火滋阴、除烦 使药——粳米、甘草　益胃和中 【配伍特点】清补并举，气津兼顾，标本同治

六、温里剂

分型	方剂	其他（方义、用法等）
温中祛寒	理中丸[2]	【组成】干姜；人参；白术；炙甘草 【趣味记忆】人参老白干 【方解】君药——干姜　温脾阳散寒 臣药——人参　补气健脾 佐药——白术　健脾燥湿 使药——炙甘草（与他药等量）　①补气健脾；②缓急止痛；③调和诸药 【配伍特点】温补并用，以温为主
	小建中汤[1]（96/12）	【组成】胶饴；桂枝、芍药；生姜、大枣；炙甘草（桂枝∶芍药 1∶2） 【趣味记忆】桂枝姨背芍药（桂枝饴倍芍药）。本方为桂枝汤倍芍药加饴糖（12）而成 【方解】君药——饴糖重用　温补中焦，缓急止痛 臣药——桂枝、白芍　温阳散寒，缓肝急止痛 佐药——生姜、大枣　温中散寒，补脾益气 使药——炙甘草　益气和中，缓急止痛，调和诸药 【配伍特点】辛甘酸甘合化以调和阴阳；重用甘温质润以抑木缓急
	大建中汤[1]（十二五）（95/04X/09/10/12）	【组成】蜀椒；干姜（04X）、胶饴（12）；人参 【趣味记忆】姜姨任教（姜饴人椒），叔一人千仗（蜀饴人干★） 【配伍特点】温补兼施，以温为主 【服法】药后“饮粥二升”并“当一日食糜粥”，温覆之（95）

（续表）

分型	方剂	其他（方义、用法等）
温中祛寒	吴茱萸汤[1]（十二五） （96/98/02/03/05X/13X）	**【组成】**吴茱萸；生姜［重用六两（96/02）］；人参；大枣（98/13X） **【趣味记忆】**吴茱萸吃人参姜枣 **【配伍特点】**肝肾胃三经同治，温降补三法并施，但以温降为主
回阳救逆	四逆汤[2] （95X/03X/15/17）	**【组成】**生附子；干姜；炙甘草（15/17） **【趣味记忆】**四逆附子老干仗（四逆子老干★） **【方解】**君药——生附子　大辛大热温心肾之阳回阳救逆 臣药——干姜　温中散寒，回阳通脉 佐使药——炙甘草　①益气补中；②缓姜附峻烈之性；③调和诸药；④解附子毒（95X/03X） **【配伍特点】**大辛大热速挽元阳，少佐甘缓防虚阳复耗；心脾肾兼顾，峻温心肾为主
	回阳救急汤[1]（十二五） （97X/03X/04/09/14X/15X）	**【组成】**熟附子、人参；干姜、肉桂、白术、半夏（03X）、陈皮；炙甘草、五味子、茯苓；生姜、麝香0.1g **【方解】**君药——熟附子、人参 臣药——干姜、肉桂、白术、半夏、陈皮 佐药——炙甘草、五味子［配人参益气生脉；合麝香防虚阳外越（97X）］，茯苓 使药——麝香 **【配伍特点】**本方温肾壮阳与健脾益气同施，有相辅相成之功，并且温补辛散酸收并用，散中有补，发中有收，通阳复脉而无虚阳散越之虑 **【临证加减】**呕吐涎沫，少腹痛者加吴茱萸；泄泻不止，加升麻、黄芪；呕吐不止，加姜汁（04/14X/15X）
温经散寒	当归四逆汤[1] （92/03X/11/12/15/16）	**【组成】**当归、桂枝；芍药、细辛；通草、大枣；炙甘草。桂枝汤去生姜倍大枣＋当归、细辛、通草（15） **【趣味记忆】**当心桂枝汤用生姜换通草（辛） **【方解】**君药——当归、桂枝　养血补虚，温通散寒经脉（03X） 臣药——细辛（合桂枝温经散寒）、白芍（合当归养血补血） 佐药——通草（通行经脉），大枣、甘草（健脾养血） 使药——炙甘草　益气健脾（92/12），调和诸药 **【配伍特点】**温阳与散寒并用，养血与通脉共施，温而不燥，补而不滞
	阳和汤[1] （99/10X/12/14X/17X）	**【组成】**熟地黄（14X）、鹿角胶；肉桂、炮姜炭；麻黄（99）、白芥子；生甘草 **【趣味记忆】**熟鹿肉沾老芥麻酱（熟鹿肉★老芥麻姜） **【方解】**君药——熟地黄、鹿角胶　补血填精益髓、温肾阳益精血 臣药——肉桂、姜炭　散寒温通经脉 佐药——麻黄（开腠理、散寒凝）、白芥子［温化寒痰通络散结（12）］ 使药——生甘草　调和诸药 **【配伍特点】**滋补中寓散寒之法，温阳与补血并用，温通与辛散相伍，补而不滞，散不伤正
	黄芪桂枝五物汤[2]（十二五） （98/07）	**【组成】**黄芪、桂枝；芍药；生姜、大枣 **【趣味记忆】**黄芪桂枝五物汤，芍药大枣与生姜 **【配伍特点】**本方温补、散邪、通经三者并用，固表不留邪，散邪不伤正

七、表里双解剂

分型	方剂	其他（方义、用法等）
解表清里	葛根芩连汤[2]（97X/99/04/13X）	**【组成】**葛根；黄芩、黄连；炙甘草 **【趣味记忆】**葛根芩连甘草汤 **【方解】**君药——葛根（重用） 外解表退热，内清阳明之热，升发脾胃清阳而止泻生津 臣药——黄芩、黄连 清热燥湿厚肠止利 佐使药——炙甘草 和中缓急，调和诸药 **【配伍特点】**表里同治，清疏与升清并举，“清热升阳止利之法”
	石膏汤[3]（07/13X/17X）	**【组成】**石膏；麻黄、香豉；黄连、黄柏、黄芩、栀子（17X） **【趣味记忆】**三皇子想吃麻糕（三黄子香豉麻膏） **【配伍特点】**本方苦辛并用，寒温并施，辛温得辛寒、苦寒，发表开闭而不助里热；苦寒得辛温、辛寒，清泄里热又不碍表邪，为解表清里，开郁泄火之良剂
解表温里	五积散[3]（十二五）（93/13X/14/17X）	**【组成】**麻黄、白芷、干姜、肉桂；厚朴、苍术、半夏、陈皮、茯苓、当归、芍药、川芎；枳壳、桔梗；炙甘草 **【配伍特点】**本方以燥湿化痰，温里散寒，行气活血合方，可谓消、温、汗、补四法并用，但以温消为主
解表攻里	大柴胡汤[1]（98/02/08X/17）	**【组成】**柴胡；黄芩、枳实、大黄；芍药（02/17）、半夏、生姜（08X）；大枣 **【趣味记忆】**大柴指使小柴用参草换大黄芍（大柴枳实小柴去人参甘草加大黄芍药） **【方解】**君药——柴胡 和解少阳 臣药——黄芩、大黄、枳实 清热内泻阳明热结 佐药——芍药（缓急止痛），半夏、生姜（和胃降逆止呕） 使药——大枣 调和脾胃，调和诸药 **【配伍特点】**和下并用，主以和解少阳，辅以内泻热结，佐以缓急降逆（十二五） 集疏、清、通、降于一体，既和解少阳，又通泻阳明，但以治少阳为主（十三五）
	防风通圣散[1]（95/99/02/04/05/06/09X/13 /15）	**【组成】**麻黄、防风、大黄、芒硝；荆芥、连翘、薄荷、石膏、黄芩、栀子、桔梗、滑石；川芎、当归、白芍、白术；甘草、生姜（05/06） **【趣味记忆】**黄大妈跪河川翘俩白石头，忙支荆草梗将防风（黄大麻归荷川翘二白石★，芒栀荆草桔姜防风） **【方解】**君药——麻黄、防风、荆芥、薄荷 发汗散邪，疏风解表（95） 臣药——黄芩、石膏（清解肺胃之热），连翘、桔梗（清宣上焦，解毒利咽） 佐药——栀子、滑石（清热利湿，引热从小便出），芒硝、大黄［泻热通腑，引热从大便出（14）］ 使药——当归、芍药、川芎（养血和血），白术、甘草（健脾和中，病监制苦寒伤胃） **【配伍特点】**汗、下、清、利四法于一方，分消表里邪热，养血益气扶正。解表、清热、攻下并用（15）；表里、气血、三焦同治

八、补益剂

分型	方剂	其他（方义、用法等）
补气	四君子汤[2] （17）	**【组成】**人参；白术；茯苓；炙甘草（各等份） **【趣味记忆】**夫人赶猪（茯人甘术）/参苓术草 **【方解】**君药——人参　益气健脾 臣药——白术　燥湿健脾 佐药——茯苓　渗湿健脾 使药——炙甘草　补气健脾，调和诸药 **【配伍特点】**甘温和缓，适合脾欲缓喜燥之性 **【临证加减】**四君子汤治疗脾胃气虚夹痰湿，需要加半夏、陈皮，即为六君子汤（17）
	参苓白术散[1] （95X/11X/14）	**【组成】**人参、茯苓、白术；莲子肉、薏苡仁、扁豆、山药；砂仁、桔梗、炒甘草、大枣 **【趣味记忆】**四君子联系扁豆要在枣街杀一人（四君子莲★扁豆药枣桔砂薏仁） **【方解】**君药——茯苓、人参、白术　益气健脾渗湿 臣药——莲子肉、山药、薏苡仁、白扁豆　健脾渗湿止泻 佐药——砂仁　化湿止泻 使药——甘草、大枣、桔梗　配砂仁调畅气机；宣利肺气，以利渗湿；载药上行；培土生金（95X/11X/14） **【配伍特点】**补脾与祛湿合用，补脾为主，虚实并治；脾肺兼调，主在补脾，寓“培土生金”之义
	完带汤[1] （99X/05/11）	**【组成】**白术、山药；人参（99X）、苍术、白芍、车前子；柴胡、黑芥穗、陈皮；甘草 **【趣味记忆】**黑山柴草前有两株陈年白芍参（术） **【方解】**君药——白术、山药　健脾燥湿、止带 臣药——人参（补脾），苍术（健脾燥湿），白芍（柔肝理脾），车前子（利湿浊） 佐药——陈皮（理气健脾燥湿），柴胡、黑芥穗［得白术升发脾胃清阳，配白芍疏肝解郁（11）］ 使药——甘草　调和诸药 **【配伍特点】**扶土抑木，补中寓散，升清除湿，肝脾同治，重在治脾
	补中益气汤[1] （97/01X/11/12X/13/16）	**【组成】**黄芪；人参、炙甘草；白术、当归（01X）、橘皮、柴胡［用量宜小（11/16）］、升麻 **【趣味记忆】**黄贵人用橘皮术草升柴火（黄归人橘皮术草升柴胡） **【方解】**君药——黄芪重用　补中益气、升阳 臣药——炙甘草、人参　补气健脾 佐药——白术（补脾益气）、当归（补血以生气）、橘皮（调理气机以复升降，并理气和胃使诸药补而不滞） 使药——升麻、柴胡、炙甘草　协助诸益气药以升提下陷中气（20X） **【配伍特点】**补气与升提并用；补气升阳，甘温除热。“甘温除热”（97）法，是气虚发热（13）代表方

（续表）

分型	方剂	其他（方义、用法等）
补气	玉屏风散[2] （12）	**【组成】**炙黄芪；防风；白术（大枣一枚） **【趣味记忆】**房主弃屏风（房术芪屏风） **【方解】**君药——黄芪　补脾肺，固表止汗 臣药——白术　益气健脾，培土生金，止汗 佐药——防风　祛风，使黄芪固表不留邪 **【配伍特点】**“以补为固”（12），补中有散，散中寓补，相反相成
	生脉散[2] （98/02X/04）	**【组成】**人参；麦冬；五味子 **【趣味记忆】**生脉散救无脉人（生脉散★五麦人） **【方解】**君药——人参　大补元气生津 臣药——麦冬　养阴清热、润肺生津 佐药——五味子　敛肺止汗、生津 三药合用，一补一润一敛，共奏益气养阴、生津止渴、敛阴止汗之效 **【配伍特点】**气阴同治，气充津足脉复
补血	四物汤[2] （04/08）	**【组成】**熟地黄；当归；川芎、白芍（各等份） **【趣味记忆】**当地传说四物汤（当地川芍四物汤）；归地芍芎 **【方解】**君药——熟地黄　滋阴补血，填精益髓 臣药——当归　补血调经、活血，防熟地滋腻碍胃 佐药——白芍、川芎　白芍养血敛阴柔肝止痛，川芎调畅气血 **【配伍特点】**补中寓行，补血不滞血，行血不伤血 **【临证加减】** （1）月经先期，量多色淡，四肢乏力，体倦神疲者，加人参、黄芪（08） （2）“妊娠胎动不安，下血不止者”，加阿胶、艾叶 （3）“血脏虚冷，崩漏，去血过多者”，加阿胶、艾叶（04）
	归脾汤[1] （91/94X/05X/10X/11/16）	**【组成】**黄芪、龙眼肉；人参、白术、炙甘草；当归；茯神、酸枣仁、远志（10X/16）、木香、生姜、大枣 **【趣味记忆】**归脾汤用龙眼肉四君酸远芪木归，勿忘姜枣 **【方解】**君药——黄芪、龙眼肉　益气健脾、养心 臣药——人参、白术（益气补脾），当归、酸枣仁（补血养心） 佐药——茯神（养心安神），远志（宁心安神），木香（理气健脾补而不滞、滋而不腻） 使药——甘草、生姜、大枣　调和脾胃，调和诸药 **【配伍特点】**①心脾同治，重在补脾；②气血并补，重在补气；③补行结合，佐木香理气醒脾，补而不滞

（续表）

分型	方剂	其他（方义、用法等）
补血	当归补血汤[2]（十二五） （95/96/97/00X/06/08X/13/16/17）	**【组成】**黄芪、当归（黄芪与当归比例为5：1）（06/17） **【趣味记忆】**当归补血重黄芪 **【方解】**重用黄芪为君药，黄芪用量五倍于当归：一则急固欲散亡之阳气，即“有形之血不能速生，无形之气所当急固”；二是有形之血生于无形之气，故用黄芪大补肺脾之气，使气旺血生（97）。当归补血和营，补虚治本 **【配伍特点】**本方为“补气生血”的代表方；本方为治疗“血虚发热（13）”的代表方
	内补黄芪汤[3]	**【组成】**黄芪；人参、熟地黄、官桂；川芎、当归、麦冬、白芍、茯苓、生姜、大枣、远志；炙甘草 **【方解】**君药——黄芪 臣药——人参、熟地黄、官桂 佐药——川芎、当归、麦冬、白芍、茯苓、生姜、大枣、远志 使药——炙甘草 **【配伍特点】**温补气血，生肌敛疮，可使气血充盛，腐祛肌生，疮口收敛
气血双补	炙甘草汤[1] （91/00X/08X/14/15X/17）	**【组成】**炙甘草、生地黄（20X）；人参、麦冬、阿胶、麻仁、大枣；桂枝、生姜；清酒（91/93/00X） **【趣味记忆】**阿妈买地，贵大人干生气（阿麻麦地桂大人甘生★） **【方解】**君药——炙甘草（辛甘化阳，温壮心阳，补益心气），生地黄（益气养阴） 臣药——人参、大枣（益气养心），阿胶、麦冬、麻仁（滋阴补血） 佐药——生姜、桂枝　温通经脉，防滋腻太过 使药——酒　温通血脉 **【配伍特点】**气血阴阳并补；补中寓通，滋而不腻，温而不燥
	泰山磐石散[2]（十二五） （14）	**【组成】**人参、熟地黄；黄芪、当归、白芍、川芎；续断、白术、黄芩、砂仁；糯米、炙甘草 **【配伍特点】**取八珍汤以益气补血，更伍用多味安胎之品，而成颐养胎元之专剂
	人参养荣汤	**【组成】**人参、熟地黄、黄芪；白术、当归、桂心；茯苓、白芍、五味子、远志、陈皮、生姜、大枣；炙甘草 **【配伍特点】**本方四君子汤配合四物汤益气养血，配以当归、五味子、川芎养血安神，理气行血
	八珍汤	**【组成】**人参、熟地黄；白术、茯苓、当归、白芍；川芎、炙甘草、生姜、大枣、 **【配伍特点】**四君子与四物汤合方，气血同补
补阴	六味地黄丸[1] （13）	**【组成】**熟地黄；山茱萸、山药；泽泻、茯苓、牡丹皮（13） **【趣味记忆】**地八山山四，丹泽茯苓三 **【方解】**君药——熟地黄　填精益髓补肾 臣药——山茱萸（补肝肾涩精，取肝肾同源）、山药（补脾肾涩精，先后天同补） 佐药——泽泻、牡丹皮、茯苓　利湿浊，泻相火；使补而不滞 **【配伍特点】**三补三泻，以补为主；肝脾肾三阴并补，以补肾阴为主

（续表）

分型	方剂	其他（方义、用法等）
补阴	左归丸[2]	【组成】熟地黄；鹿角胶、龟板胶、炒山药、山茱萸；枸杞、川牛膝、菟丝子 【趣味记忆】熟山药喂猪狗牛鹿龟兔（熟山药★茱枸牛鹿龟菟） 【配伍特点】纯补无泻，阳中求阴
	大补阴丸[2] （92/93/99/07/12X/15X）	【组成】熟地黄、龟板；黄柏、知母；猪脊髓、（蜂蜜） 【趣味记忆】黄母猪跪地（黄母术龟地），大补阴丸知柏龟熟地猪脊共研碎 【配伍特点】滋阴培本为主，降火清源为辅
	虎潜丸[3] （15X）	【组成】虎骨、龟板、熟地黄；黄柏、知母；陈皮、白芍、锁阳、干姜 【配伍特点】诸药配伍，共具滋阴降火、强壮筋骨之功。于是气血交流，阴阳相济，虚热清而步健
	一贯煎[1] （92/98/99/01X/05/13X/14/15）	【组成】生地黄（98/20X）；当归身、枸杞子（13X）、北沙参、麦冬；川楝子（01X） 【趣味记忆】一贯杀狗当地零卖（一贯沙枸当地铃麦） 【方解】君药——生地黄（99）滋阴补肝肾，寓意“滋水涵木” 臣药——当归［补血养肝（14）］、枸杞子（养血滋补肝肾）、北沙参、麦冬（滋养肺胃，养阴生津；意在清金制木，培土荣木） 佐药——川楝子　疏肝泄热，理气止痛 【配伍特点】肝肾肺胃兼顾，滋养不腻滞，疏肝不耗阴（十二五）；滋阴柔肝，兼以滋水涵木，佐金制木，培土抑木；大队滋阴养血药中，少佐苦寒行气之品，既助肝用，又补而不滞（十三五）
	补肺阿胶汤[3]	【组成】阿胶；马兜铃、鼠粘子（牛蒡子）；杏仁、糯米；甘草 【配伍特点】“培土生金”，虚实并治，补泻兼施，以补为主，重在补肺阴而兼益肺气
补阳	肾气丸[1]	【组成】炮附子、桂枝；干地黄、山药、山茱萸；泽泻、茯苓、牡丹皮；干地黄：炮附子 8:1 【趣味记忆】六味地黄加桂枝、附子（熟地黄变干地黄） 【方解】君药——干地黄重用　滋补肾阴，益精填髓（阴中求阳） 臣药——山茱萸、山药（补肾填精），桂枝、附子（温肾助阳，鼓舞肾气。补阳药量少，滋阴之品取“少火生气”） 佐药——泽泻、茯苓、牡丹皮　去水湿秽浊 【配伍特点】重用三补三泻，少佐温热助阳，取“少火生气”，阴中求阳
	右归丸[2] （13X）	【组成】制附子、肉桂、鹿角胶；熟地黄、山茱萸、枸杞子、山药；菟丝子、杜仲、当归 【趣味记忆】育种狗鹿兔，当地要富贵（萸仲枸鹿菟，当地药附桂） 【配伍特点】补阳药与补阴药相配，阴中求阳，纯补无泻
阴阳并补	地黄饮子[1]（十二五） （94/95X/96X/04X/09X/13/14）	【组成】熟干地黄、山茱萸（09X/13）、巴戟天、肉苁蓉；炮附子、官桂、石斛、麦冬、五味子；石菖蒲、远志、白茯苓；生姜、大枣（宣明方论另有薄荷） 【趣味记忆】贵妇从远东赴沪地，将尝大鲫鱼味道（桂附苁远冬茯斛地，姜菖大戟萸味道） 【方解】君药——熟地黄、山茱萸（填精益髓，补肾阴），巴戟天、肉苁蓉（补肾壮阳）（04X） 臣药——附子、肉桂（温肾、引火归原），石斛、五味子、麦冬（滋养肺肾，金水相生） 佐药——白茯苓、石菖蒲、远志　化痰开窍并交通心肾 使药——生姜、大枣（调和诸药），薄荷（疏郁利咽） 【配伍特点】阴阳并补，上下并治，以补虚治下为主

九、固涩剂

分型	方剂	其他（方义、用法等）
固表止汗	牡蛎散[2] （95/09X/10X/15X）	【组成】煅牡蛎；生黄芪；麻黄根；小麦 【趣味记忆】骑马卖牡蛎（芪麻麦牡蛎） 【方解】君药——煅牡蛎　滋阴潜阳，收敛固涩止汗 臣药——生黄芪　益气固表止汗 佐药——麻黄根　功专收敛止汗、“能引诸药外至卫分而固腠理” 使药——小麦　功专入心，益心气，养心阴，清心除烦 【配伍特点】涩补并用，以涩为主；气阴兼顾，以气为主 【用法】原方煎服时加“小麦百余粒”，用于退虚热、养心阴、益心气（15X）
敛肺止咳	九仙散[2] （12）	【组成】罂粟壳；五味子（20）、乌梅（12）、人参（20）、阿胶；款冬花、桑白皮、贝母（川）；桔梗 【趣味记忆】乌梅丧母五人管，速叫九仙去借款（乌梅桑母五人★，粟胶九仙去桔款） 【方解】君药——罂粟壳　敛肺止咳 臣药——五味子、乌梅（敛肺止咳）；人参、阿胶（补肺滋阴润肺） 佐药——款冬花、桑白皮、贝母　清热润肺化痰止咳 佐使药——桔梗　宣肺祛痰，载药上行 【配伍特点】收敛固涩与益气养阴合用，敛降与宣升合用，重在敛涩
涩肠固脱	真人养脏汤[1] （99X/02X/05X/07X/08/11）	【组成】罂粟壳；肉豆蔻、诃子；肉桂、人参、白术（02X）、当归、白芍、木香（99X）；炙甘草 【趣味记忆】老穆桂英挡住倭寇要何人（老木桂罂当术★寇药诃人） 【方解】君药——罂粟壳　重用，涩肠止泻（08） 臣药——肉豆蔻、诃子　温中涩肠止泻。君臣相须体现“急则治标”“滑者涩之” 佐药——肉桂、人参、白术（温肾暖脾、补气健脾以治本），当归、白芍（养血和血），木香（既治下痢腹痛后重，又使全方涩补不滞） 使药——炙甘草　调和诸药 【配伍特点】标本兼治，重在治标，脾肾兼顾，补脾为主（十二五） 温涩兼用，重在涩肠；脾肾兼顾，温中为主；涩补寓通，涩补不滞（十三五）
	四神丸[1] （98/03/10）	【组成】补骨脂；肉豆蔻；五味子（20）、吴茱萸；生姜、大枣 【趣味记忆】四神丸将大骨肉喂鱼，治五更泻（四神丸姜大骨肉味萸，治五更泻） 【方解】本方证因命门火衰，火不暖土，脾失健运致 君药——补骨脂　补肾助阳，涩肠止泻 臣药——肉豆蔻　温中涩肠 佐药——五味子、吴茱萸　五味子涩肠止泻；固肾益气（03）；吴茱萸温脾暖肾，助阳止泻（10） 使药——生姜、大枣　温补脾胃 【配伍特点】温涩并用，以温为主；脾肾并补，重在治肾

分型	方剂	其他（方义、用法等）
涩精止遗	桑螵蛸散[1] （07X/10/13）	**【组成】**桑螵蛸；龙骨、炙龟甲；人参、茯神、远志、石菖蒲、当归（人参汤调下） **【趣味记忆】**神龙飘远，仆人归家（神龙螵远蒲人归甲） **【方解】**君药——桑螵蛸　补肾助阳，固精缩尿，标本兼顾 臣药——人参（益心气安心神，补元气摄津液），龙骨（收敛固脱，镇心安神），炙龟甲（滋阴益肾，补心安神） 佐药——茯神（宁心安神），石菖蒲、远志（宁心安神），当归（补心血） **【配伍特点】**补涩并用，标本兼治；心肾兼顾（10），气血并调
	金锁固精丸[3]	**【组成】**沙苑、蒺藜；芡实、莲粉；莲须、龙骨、牡蛎；盐 **【配伍特点】**涩中寓补，标本兼顾，重在固精，兼以补肾
	易黄汤[2]（十二五）	**【组成】**炒山药、炒芡实；白果；黄柏、车前子 **【趣味记忆】**要十车黄果（药实车黄果） **【配伍特点】**补中有涩，涩中寓清，涩补为主，清利为辅
	清带汤	**【组成】**海螵蛸；生龙骨、生牡蛎；生山药、茜草 **【趣味记忆】**海啸生龙牡要钱（海蛸生龙牡药茜） **【配伍特点】**本方收涩之力较强，清热与补虚并存
	缩泉丸[3]（十二五） （原名固真丸）	**【组成】**益智仁；乌药；山药 **【配伍特点】**温中兼补，涩中寓行，使膀胱约束有权
固崩止带	固冲汤[1] （07）	**【组成】**炒白术、生黄芪；山茱萸、煅龙骨、煅牡蛎、生杭芍、海螵蛸、茜草、棕榈炭、五倍子 **【趣味记忆】**骑白龙背潜海里探白鱼（芪白龙倍茜海蛎炭白萸） **【方解】**君药——白术、黄芪　补气健脾以统血，重在治本 臣药——山茱萸、白芍　收敛固脱，补肝肾调冲任，养血敛阴 佐药——煅龙骨、煅牡蛎、棕榈炭、五倍子（收敛固涩止血），海螵蛸（收涩止血以治标），茜草（化瘀止血，使止血不留瘀） **【配伍特点】**补涩结合，以涩为主；脾肾同调，主补脾气；止血不留瘀
	固经丸[1] （06）	**【组成】**炙龟板、白芍；炒黄柏、炒黄芩；椿树根皮、香附 **【趣味记忆】**给黄芩伯夫芍香椿（★黄芩柏甲芍香椿） **【方解】**少量香附调气活血，防寒凉太过而血止留瘀 **【配伍特点】**甘寒辅以苦寒，意在壮水泻火；散收佐以辛行，意在涩而不滞

十、安神剂

分型	方剂	其他（方义、用法等）
重镇安神	朱砂安神丸[1]	【组成】朱砂；黄连；生地黄、当归；炙甘草 【趣味记忆】朱砂敢当皇帝（朱砂甘当黄地） 【方解】君药——朱砂　清心镇惊，安神解毒 臣药——黄连　清心火除烦热 佐药——生地黄（滋阴清热）、当归（养血补血） 佐使药——炙甘草　调和诸药，防苦寒、朱砂伤胃 【配伍特点】质重苦寒，镇清并用，清中兼补，治标为主
	磁朱丸[3] （04）	【组成】磁石；朱砂；神曲、蜂蜜 【配伍特点】本方以沉降之法，佐以健胃和中之品，且蜜制为丸，药力得缓，无碍胃气
	珍珠母丸[3]	【组成】珍珠母、龙齿；当归、熟干地黄、人参、酸枣仁、柏子仁、茯神；犀角（水牛角代）、沉香；辰砂、金银花、薄荷 【配伍特点】滋阴养血与平肝、宁心并用，使阴复阳潜，心肝承制
补养安神	天王补心丹[1] （94X/95/07X/09/11/13/16）	【组成】生地黄；天冬、麦冬、炒酸枣仁、柏子仁、当归；人参、丹参、玄参、茯苓、远志、五味子、朱砂；桔梗、竹叶（煎汤送下）（94X/95） 【趣味记忆】归地二冬酸柏远，三参苓桔朱味丸 【方解】君药——生地黄　滋阴养血治虚火 臣药——天冬、麦冬（滋阴清热），柏子仁、酸枣仁（养心安神），当归（补血润燥） 佐药——玄参（滋阴降火），人参（补气生血，安神），丹参（清心活血使他药补而不滞），茯苓、远志（养心安神，交通心肾（13）），朱砂（镇心安神），五味子（敛心气安心神） 使药——桔梗［载药上行于心（09）］、竹叶（清心除烦） 【配伍特点】心肾并治，重在养心，上下标本兼治
	酸枣仁汤[1] （92/96/97/01/05/06/07/12X/13/15）	【组成】酸枣仁；茯苓、知母；川芎（06/12X/15）；甘草 【趣味记忆】仁兄领老母（仁芎苓老母） 【方解】君药——酸枣仁　养血补肝，宁心安神 臣药——茯苓、知母　茯苓健脾宁心安神（92/97/01/13），知母清热泻火，滋阴润燥，除烦 佐药——川芎　活血行气，调肝血疏肝气；川芎与大量酸枣仁配伍，辛散与酸收并用，补血与行血结合，具有养血调肝之妙 使药——甘草　调和诸药 【配伍特点】心肝同治，重在养肝；补中兼行，以适肝性
	甘麦大枣汤[2] （15）	【组成】小麦；甘草；大枣 【配伍特点】体现“肝苦急，急食甘以缓之”之法

十一、开窍剂

分型	方剂	其他（方义、用法等）
凉开	安宫牛黄丸[2] （00/16X）	【组成】牛黄、犀角（水牛角代）、麝香；黄连、黄芩、山栀子；郁金、朱砂、梅片（冰片）、真珠、雄黄、金箔；炼蜜 【配伍特点】苦寒清热与芳香开窍合法，主以清心泻火（十二五） 开窍、清热、化痰并用，而以清热开窍为主（十三五）
	紫雪[2] （96/97）	【组成】犀角（水牛角代）、羚羊角、麝香；生石膏、寒水石、滑石；硝石、朴硝、玄参、升麻、青木香、丁香、沉香、黄金、朱砂、磁石；甘草（四香五石） 【配伍特点】心肝并治，开上窍，通下窍
	至宝丹[2] （94/03/15X）	【组成】麝香、牛黄、犀角（水牛角代）；龙脑（冰片）、安息香、玳瑁；雄黄、朱砂、琥珀、金箔、银箔 【配伍特点】芳香避秽与清解镇心合法，主以化浊开窍
温开	紫金锭（玉枢丹）[3] （04X/14X）	【组成】麝香、山慈菇；红大戟、千金子霜、雄黄；五倍子、朱砂 【配伍特点】开窍化痰与辟秽解毒结合应用
	苏合香丸[3] （01/08）	【组成】苏合香、麝香、龙脑香（冰片）、安息香；香附、青木香、沉香、白檀香、薰陆香（乳香）、丁香；荜茇、犀角（水牛角代）、朱砂、吃力伽（白术） 【配伍特点】白术：益气健脾、燥湿化浊；诃子：温涩收敛，下气止痛，二药一补一敛，以防诸香辛散走窜太过，耗散真气（08）；芳香辛温相须，补敛寒镇相佐，温散开窍无耗气伤正之弊

十二、理气剂

分型	方剂	其他（方义、用法等）
行气	半夏厚朴汤[1] （94/09）	【组成】半夏；厚朴；茯苓、生姜、苏叶（09） 【趣味记忆】半夏厚朴苓姜苏 【方解】君药——半夏　燥湿化痰，降逆和胃，散结 臣药——厚朴　燥湿消痰，下气除满 佐药——茯苓（健脾渗湿杜绝生痰之源，以助半夏化痰）、生姜（温中止呕并制约半夏毒性）、苏叶（行气宽中） 【配伍特点】辛开苦降，痰气并治，行中有宣，降中有散
	越鞠丸[2]	【组成】香附（99）；川芎、苍术、神曲、栀子 【趣味记忆】神父穿珠子（神附川术子） 【配伍特点】本方体现气血同治（17X），以五药治六郁，贵在治病求本；诸法并举，重在调畅气机

（续表）

分型	方剂	其他（方义、用法等）
行气	金铃子散[2] （93/00/13）	【组成】金铃子；延胡索 【趣味记忆】金铃子挂金锁 【配伍特点】疏清并行，气血并调，药简效专
	枳实薤白桂枝汤[2] （07/15X/17）	【组成】瓜蒌、薤白；枳实、厚朴；桂枝 【方解】君药——瓜蒌、薤白 臣药——枳实、厚朴 佐药——桂枝　通阳散寒，降逆平冲（07/15X/17） 【配伍特点】一是寓降逆平冲于行气之中，以恢复气机之升降；二是寓散寒化痰于理气之内，以宣通阴寒痰浊之痹阻
	瓜蒌薤白白酒汤[3]	【组成】瓜蒌实；薤白；白酒 【方解】君药——瓜蒌　化痰，宽胸散结 臣药——薤白　行气，通阳散结 佐药——白酒　通阳散寒，引药上行 【配伍特点】行气祛痰与温通胸阳并用，药简力专
	天台乌药散[1] （91/99/00/10/14）	【组成】天台乌药；青皮、木香、小茴香、高良姜；槟榔、川楝子（00/14）、巴豆（巴豆麸炒川楝子，仅川楝子入药）；酒 【趣味记忆】天台五妖想练兵，高良把茴香揍青（天台乌药香楝槟，高良巴茴香★青） 【方解】君药——天台乌药　行气疏肝、散寒止痛 臣药——青皮、木香、小茴香、高良姜　疏肝行气，散寒止痛 佐使药——槟榔、川楝子、巴豆（行气散结）、酒（温经散寒） 去巴豆而用川楝子，既可减川楝子之寒，又能增强其行气散结之效 【配伍特点】辛香温行合法，重在行气疏肝，寓去性存用之法
	暖肝煎[1] （99/01X/05/14/15X）	【组成】小茴香、肉桂；当归、枸杞子、乌药、沉香；茯苓；生姜（01X/05/14/15X） 【趣味记忆】小狗无肉，铃铛响（小枸乌肉苓当香） 【方解】君药——肉桂、小茴香　温肾暖肝，散寒止痛 臣药——当归、枸杞子（养血补益肝肾），乌药、沉香（行气散寒止痛） 佐药——茯苓（健脾渗湿），生姜（散寒止痛） 【配伍特点】温补肝肾以治其本，行气祛寒以治其标
	柴胡疏肝散[1]	【组成】柴胡；香附、川芎；陈皮、枳壳、芍药；甘草 【趣味记忆】柴草只烧香芎皮（柴草枳芍香芎皮） 【方解】君药——柴胡　疏肝解郁 臣药——香附、川芎　行气解郁，活血止痛 佐药——陈皮、枳壳、芍药　理气止痛 佐使药——甘草　调和药性 【配伍特点】辛疏酸敛合法，肝脾气血兼顾，主以辛散疏肝，辅以敛阴柔肝。

（续表）

分型	方剂	其他（方义、用法等）
行气	枳实消痞丸[2] （失笑丸） （91X/99X/02/10/13/17X）	【组成】枳实；厚朴；半夏曲、黄连、干生姜、麦芽曲、人参、白术、茯苓；炙甘草（99X/02/10） 【方解】君药——枳实 臣药——厚朴 佐药——半夏、黄连、干姜、麦芽、人参、白术、茯苓 使药——炙甘草 【配伍特点】“辛开苦降，寒热同调”。消补兼施，消大于补；寒热并用，寒大于温（13/17X）
	厚朴温中汤[1]（十二五） （93/95/06/14/15）	【组成】厚朴；草豆蔻仁；陈皮、木香、干姜、生姜（93X）、茯苓；炙甘草 【趣味记忆】厚朴炒俩酱香豆腐皮（厚朴草俩姜香豆茯皮） 【配伍特点】辛行苦燥为主，佐以温散
	橘核丸[3]	【组成】橘核；川楝子、木香、桃仁、延胡索；桂心、厚朴、木通、枳实；海藻、昆布、海带 【趣味记忆】苏子夜前归用姜草枣拌厚肉（苏子叶前归★用姜草枣半厚肉） 【配伍特点】辛行咸软合法，行消佐以温散
降气	苏子降气汤[1] （98X/04/11/13X/16）	【组成】紫苏子；半夏；前胡、厚朴、肉桂、当归；苏叶、生姜、大枣、炙甘草（98X） 【方解】君药——紫苏子　降气化痰止咳平喘 臣药——半夏　燥湿降逆化痰 佐药——前胡、厚朴（降气化痰、除满），肉桂（温补下元，纳气治下虚），当归［以养血补肝，兼治咳逆上气（16）］ 佐使药——生姜、苏叶（宣散肺气），炙甘草、大枣（调和诸药） 【配伍特点】（1）上下并治［肺肾（04）］，标本兼顾［痰涎壅盛，肾阳不足（11）］，降气祛痰以治标，温肾补虚以治本，但以治上治标为主 （2）宣降结合，降逆之品中配伍少量宣肺散邪之品，但以降肺为主
	定喘汤[1] （95/96/97/01/05/13）	【组成】麻黄、白果；桑白皮、炒黄芩；苏子、杏仁、款冬花、半夏；甘草（01） 【趣味记忆】俩黄白杏花拌草苏子定喘（半） 【方解】君药——麻黄（解表散寒，宣肺平喘），白果（收敛肺气定喘） 臣药——桑白皮、黄芩　清泻肺热，止咳平喘 佐药——杏仁、苏子、款冬花、半夏　降气平喘，止咳祛痰 使药——甘草　止咳，调和诸药 “不用姜”，防加重痰热（96/97/13） 【配伍特点】宣降清敛相配伍，主以肃降肺气
	旋覆代赭汤[1] （91/92/94/95/97/ 04/08/08X）	【组成】旋覆花；代赭石；生姜、半夏（08X）、人参、大枣、炙甘草［旋覆花与代赭石用量比例为3∶1（04/20）］ 【趣味记忆】旋覆代赭用姜草枣吓人（夏） 【方解】君药——旋覆花　下气消痰降逆 臣药——代赭石　用量最轻（08），重镇降逆 佐药——生姜［重用五两：和胃降逆止呕；宣散水气以助祛痰之功；制约代赭石寒凉之性（97）］，半夏（降逆止呕，化痰），人参、大枣、炙甘草（补脾益气，调和诸药） 【配伍特点】标本兼顾，降逆消痰与益气补虚并行，镇降不伤胃，补中不助痰

（续表）

分型	方剂	其他（方义、用法等）
降气	橘皮竹茹汤[2] （94/17）	【组成】橘皮、竹茹；人参、生姜；大枣；甘草 【方解】君药——橘皮、竹茹　清热安胃止呕（17） 臣药——人参、生姜 佐药——大枣 使药——甘草 【配伍特点】降清补配伍，主以清降，补而不滞，清而不寒

十三、理血剂

分型	方剂	其他（方义、用法等）
活血祛瘀	桃核承气汤[2] （09/14）	【组成】桃仁、大黄；桂枝、芒硝；炙甘草 【趣味记忆】桂将军忙逃国（桂将军芒桃国） 【方解】君药——桃仁、大黄　活血祛瘀泄热（14），瘀热并治 臣药——桂枝、芒硝　桂枝通行血脉；助桃仁活血祛瘀；防硝黄寒凉凝血之弊（09），芒硝泻热软坚化瘀结 佐使药——炙甘草　调和诸药 【配伍特点】活血攻下，相辅相成，寒中寓温，以防凉遏
	血府逐瘀汤[1] （95/07/14X/15/16X）	【组成】桃仁、红花；川芎、赤芍、牛膝；当归、生地黄、柴胡、桔梗、枳壳；甘草［桃红四物汤 + 四逆散 + 桔梗、牛膝（95/07/14X）］ 【趣味记忆】学府耕牛只吃生地的桃仁四物紫草（血府梗牛枳赤生地★桃红四物紫草） 【方解】君药——桃仁、红花　活血祛瘀止痛 臣药——赤芍、川芎（活血祛瘀，行气止痛），牛膝（活血引血下行） 佐药——当归、生地黄（活血清热养阴），柴胡、枳壳（疏肝解郁，宽胸行气），桔梗（载药上行） 使药——甘草　调和诸药 【配伍特点】活血与行气配伍，祛瘀与养血同施，升降兼顾，气血并调（16X） 【主治】临床表现——干扰项（桃核承气汤、瓜蒌薤白白酒汤、活络效灵丹）（15）
	补阳还五汤[1] （94/95/04/06X）	【组成】生黄芪；当归尾；桃仁、红花、赤芍、川芎；地龙（黄芪与当归比例为 20∶1） 【方解】君药——生黄芪　重用四两　补气行血（94/95/04），祛瘀不伤正 臣药——当归尾　养血活血，化瘀通络不伤血 佐药——桃仁、红花、赤芍、川芎　活血祛瘀 使药——地龙　通经活络，力专善走，周行全身 【配伍特点】重用补气药与少量活血药相伍，使气旺血行以治本，祛瘀通络以治标，标本兼顾；补气而不壅滞，活血又不伤正

（续表）

分型	方剂	其他（方义、用法等）
活血祛瘀	复元活血汤[1] （91/91X/94/97/00X/04X/11/16/17）	【组成】酒大黄、柴胡；酒桃仁、红花、穿山甲；栝楼根、当归；甘草。不含川芎（11/16/17） 【趣味记忆】将军归天山柴老献红桃 【方解】君药——酒大黄（荡涤凝瘀败血）、柴胡［疏肝行气，引药入肝（04X）］ 臣药——桃仁、红花、穿山甲　活血祛瘀，消肿散结止痛 佐药——当归（活血止痛）、瓜蒌根［清热消肿防止瘀久生热（91X/11）］ 使药——寸草　调和诸药 【配伍特点】气血并调，升降相合；祛瘀攻下，邪有去路
	温经汤[1] （92/98/02X/03X/08X/10/12/13X/16X）	【组成】吴茱萸、桂枝；当归、川芎、芍药；牡丹皮、阿胶、麦冬、人参、半夏、生姜（03X/08X）；甘草 【趣味记忆】吴贵人冬夏要穿贵皮草，吃生姜炖阿胶（吴桂人冬夏药川归皮草，★生姜★阿胶） 【方解】君药——吴茱萸、桂枝　（02X）温通经脉，散寒止痛（10） 臣药——当归、川芎、芍药　补血活血行气止痛 佐药——人参、阿胶、麦冬［滋阴润燥，合阿胶滋阴养血，配丹皮以清虚热（13X）］，半夏（辛开散结、通降胃气），生姜［既温胃气以助生化，又助吴茱萸、桂枝以温经散寒（92）］，牡丹皮（活血散瘀）。以阿胶［滋阴润燥；养血止血（16X）］、白芍、麦冬养血调肝，滋阴润燥，并制吴茱萸、桂枝之温燥；人参、甘草益气健脾，以资生化之源 使药——甘草　调和诸药 【配伍特点】温清消补并用，以温经化瘀为主，温而不燥，补而不滞，祛瘀不伤正
	生化汤[1] （91/93X/01/06/10/17）	【组成】全当归；川芎、桃仁；炮干姜、黄酒、童便；炙甘草 【趣味记忆】生化汤是产后方，川归桃草炮干姜 【方解】君药——当归　（10/17）活血补血，化瘀生新（01），止痛 臣药——川芎、桃仁　活血行气祛瘀 佐药——炮姜［温经散寒止痛（06）］，黄酒（温通血脉），童便［益阴化瘀引败血下行（93X）］ 使药——炙甘草　调和诸药 【配伍特点】补消温三法并用，养血活血又祛瘀生新
	七厘散[3] （03）	【组成】血竭；乳香、没药、红花、麝香、冰片；朱砂、儿茶（03） 【配伍特点】活血止血并施，内服外敷通用
	失笑散[3] （02/07）	【组成】五灵脂、炒蒲黄 【趣味记忆】失笑散笑死黄五 【配伍特点】独取祛瘀止痛之品，药简力专
	桂枝茯苓丸[1] （92/93/94/02/05/12）	【组成】桂枝；桃仁、丹皮；茯苓、芍药；白蜜 【趣味记忆】桂枝茯苓吃丹桃（赤） 【方解】茯苓（渗湿祛痰以助消癥） 【配伍特点】消补并行，渐消缓散（十二五）；血津并调，活血为主；寓补于消，消不伤正（十三五）
	活络效灵丹[2] （11X/12X）	【组成】当归；丹参；乳香、没药（11X） 【趣味记忆】单身当摸乳（丹参当没乳） 【配伍特点】本方祛瘀止痛之力颇强

（续表）

分型	方剂	其他（方义、用法等）
活血祛瘀	大黄䗪虫丸[2]（十二五）（91X）	【组成】大黄、䗪虫；干漆、虻虫、水蛭（20）、蛴螬、桃仁；黄芩、杏仁、芍药、干地黄（91X）；甘草、白蜜 【配伍特点】诸药合用，祛瘀血，清瘀热，滋阴血，润燥结，为“缓中补虚”之方，即尤在泾《金匮心典》所说“润以濡其干，虫以动其瘀，通以去其闭”之意
止血	一灰散[2]（97X）	【组成】大蓟炭、小蓟炭；荷叶炭、侧柏炭、茅根炭、茜草炭、棕榈炭；山栀炭、大黄炭（97X）、丹皮炭、（白藕汁、萝卜汁、京墨） 【趣味记忆】大鸡蛋黄和小鸡毛总值百钱（大蓟丹黄荷小蓟茅棕栀柏★） 【配伍特点】炒炭存性，纳清降以助凉血，佐祛瘀以防留瘀
	咳血方[2]（08/13）	【组成】青黛、炒山栀子；瓜蒌仁、海浮石粉；诃子；（蜜、姜汁为丸） 【趣味记忆】海带和瓜子（海黛诃瓜子） 【方解】君药——青黛、山栀子　清肝泻火凉血止血、清热除烦 臣药——瓜蒌仁、海粉　清热化痰止咳 佐药——诃子　清降敛肺化痰止咳 使药——蜜（润肺止咳）、姜汁（制约诸药寒凉） 【配伍特点】肝肺同治，“木火刑金”（08），清肝为主、清肺化痰为辅，寓止血于清热泻火之中
	小蓟饮子[1]（03/15）	【组成】小蓟；生地黄、蒲黄、藕节；滑石、木通、淡竹叶、山栀子、当归；甘草。不含芍药（03） 【趣味记忆】拾草节，侄子归，竹地朴通捉小鸡（石草节，栀子归，竹地蒲通★小蓟） 【方解】君药——小蓟　热凉血止血，善治血淋尿血 臣药——生地黄（清热凉血），藕节、蒲黄（助君止血并消瘀） 佐药——滑石、竹叶、木通（清热利水通淋），山栀子（泻三焦火导热出小便），当归（养血防寒凉滞血） 使药——甘草 【配伍特点】凉血止血与利水通淋药配伍，止血不留瘀，利尿不伤阴
	槐花散[2]（97/12/14）	【组成】槐花；侧柏叶；荆芥穗、枳壳 【趣味记忆】百岁之槐治肠风（柏穗枳槐治肠风） 【方解】君药——槐花　凉血止血，清大肠湿热 臣药——侧柏叶　清热凉血燥湿收敛 佐药——荆芥穗［疏风理血（97/14）］，枳壳（行气宽肠，气调则血调） 【配伍特点】寓行气于止血之中，寄疏风于清肠之内，相反相成
	黄土汤[2]（93/97/09/14）	【组成】灶心黄土；炮附子、白术；干地黄、阿胶、黄芩；甘草 【趣味记忆】嘱咐阿芩用干黄土（术附阿芩★甘黄土） 【方解】君药——灶心黄土　温中收敛止血 臣药——炮附子、白术　温阳健脾助君复脾统血 佐药——阿胶、生地黄（滋阴补血止血），黄芩“血宜凉宜静”；此三药制约术、附温燥之性伤阴动血（97/09） 使药——甘草　调和诸药 【配伍特点】寒热并用，刚柔并济；温阳健脾与养血止血同施，标本兼顾

十四、治风剂

分型	方剂	其他（方义、用法等）
疏散外风	川芎茶调散[2] （91X）	【组成】川芎；荆芥、薄荷；羌活、白芷、细辛、防风、清茶；炙甘草 【趣味记忆】姐喝川草新茶，防止呛着（芥荷川草辛茶防芷羌★） 【方解】君药——川芎　血中气药，上行头目，活血祛风止痛，治诸头痛，尤长于治疗少阳、厥阴经头痛 臣药——薄荷、荆芥　辛散助君药疏风止痛，薄荷用量最重，兼能清利头目，制诸风药之温燥 佐药——羌活、白芷、细辛、防风（祛风止痛），茶叶（既能清利头目，又能监防辛温药耗散伤正） 使药——炙甘草　调和诸药 【配伍特点】辛散疏风于上，诸经兼顾，少佐苦寒沉降，升散有度。“外风宜散，巅顶之上唯风药可到”（91X）
	大秦艽汤[1]（十二五） （93/00X/08/09X/12/15X）	【组成】秦艽；川羌活、独活、防风、细辛、白芷；当归、白芍、川芎、生地黄、熟地黄、白术、白茯苓、黄芩、石膏；甘草（00X/09X） 【趣味记忆】八镇无人辛勤浇地，只是堵墙防风（八珍无人辛芩艽地，芷石堵墙防风） 【方解】君药——秦艽　祛风通络 臣药——羌活、独活、防风、白芷、细辛　祛风散邪（12） 佐药——熟地黄、当归、白芍、川芎（养血活血，“治风先治血，血行风自灭”）；白术、茯苓、甘草（益气健脾）；生地黄、石膏、黄芩（凉血清热）（08） 使药——甘草　调和诸药 【配伍特点】外散内补，气血兼顾，清养并行，标本兼治
	消风散[1] （02/15X）	【组成】荆芥、防风、蝉蜕、牛蒡子；苦参、苍术、木通、石膏、知母；当归、生地黄、胡麻；甘草 【趣味记忆】谨防馋牛通仓库，十亩草地归胡妈（荆防蝉牛通苍苦，石母草地归胡麻） 【方解】当归、生地黄、胡麻仁（补血活血，凉血息风止痒），体现了治风先治血，血行风自灭 【配伍特点】集疏风、养血、清热、除湿四法于一方；上疏下渗，内清外解，标本兼顾
	牵正散[3]（十二五） （92）	【组成】白附子；白僵蚕、全蝎（92）（各等份）；热酒 【趣味记忆】牵正散用全蝎，僵蚕白附等量列 【配伍特点】祛风化痰与虫类药相配伍，药简力专
	小活络丹[2] （94/03/06X/14X）	【组成】川乌、草乌（03）；天南星；地龙、乳香、没药；（冷酒或荆芥汤送服） 【趣味记忆】小活络丹用南星，二乌乳没并地龙 【配伍特点】辛热温通，峻用缓行；祛风散寒除湿与化痰活血通络并举，重在温散寒湿
平息内风	羚角钩藤汤[1] （94/05X/09X/11/13）	【组成】羚羊角片、双钩藤；霜桑叶、京川贝、鲜生地黄、滁菊花、茯神木、生白芍、生甘草、淡竹茹 【趣味记忆】主妇背白菊，领狗上草地（竹茯贝白菊，羚钩霜草地） 【方解】君药——羚角片、双钩藤　清热平肝，息风止痉 臣药——霜桑叶、滁菊花　清热平肝还兼疏散风热，使肝热从外疏散 佐药——鲜地黄、生白芍（增液养阴舒筋），川贝母、淡竹茹（化痰通络），茯神木［平肝，宁心安神（09X）］ 使药——生甘草　调和诸药 【配伍特点】凉肝息风为主，辅佐以滋阴养液，化痰安神，标本兼顾

（续表）

分型	方剂	其他（方义、用法等）
平息内风	镇肝息风汤[1] （92/96/98/99/04/07/11X/12/13/14）	**【组成】**怀牛膝；生赭石、生龙骨、生牡蛎、生龟板、生白芍；玄参、天冬、川楝子（07）、生麦芽、茵陈；甘草 **【趣味记忆】**郭少天涯龙牡恋，牛鬼折姻缘（国芍天芽龙牡楝，牛龟赭茵元） **【方解】**君药——怀牛膝　补益肝肾，引血下行（96/13） 臣药——代赭石、生龙骨、生牡蛎、生龟板（滋阴潜阳平肝），生白芍（滋阴柔肝） 佐药——玄参、天冬（滋水涵木，清热），川楝子、生麦芽、茵陈（清泻肝热，疏肝理气）（92/98/99/04/12/14），麦芽亦助消化） 使药——甘草　调和诸药 **【病机】**肝肾阴虚，肝阳化风，气血逆乱所致（11X） **【配伍特点】**重镇与滋肾同用，重用重镇，配伍滋阴，标本兼顾，主以治标
	天麻钩藤饮[1] （93X/02X/14X/15）	**【组成】**天麻、钩藤；石决明、川牛膝（14X/15）、山栀子、黄芩；杜仲、桑寄生、益母草、夜交藤、朱茯神 **【趣味记忆】**天麻钩藤教绝技，伏神擒牛众致意（天麻钩藤交决寄，茯神芩牛仲栀益） **【方解】**君药——天麻、钩藤　平肝息风 臣药——石决明、川牛膝（平肝潜阳，引火、血下行），山栀子、黄芩（清泻肝火） 佐药——杜仲、桑寄生（补益肝肾），夜交藤、朱茯神（安神定志），益母草（活血利水）。益母草、川牛膝活血，引血下行，以缓其头痛眩晕；桑寄生、杜仲补益肝肾，合天麻、钩藤等标本兼顾，“以平肝之逆”；夜交藤、朱茯神安神镇静以“缓解其失眠” **【配伍特点】**清平养并用，主以平肝；心肝肾同治，重在治肝
	大定风珠[1] （95/10/14）	**【组成】**鸡子黄、阿胶；干地黄、生白芍、麦冬；生龟板、生鳖甲（14）、生牡蛎、麻仁、五味子；炙甘草 **【趣味记忆】**龟鳖牡蛎冬阿胶，五仁草烧地黄鸡（芍） **【方解】**君药——阿胶、鸡子黄　血肉有情之品，滋阴养液以息虚风 臣药——干地黄、生白芍、麦冬　重用此三药滋水涵木，滋阴柔肝 佐药——生龟板、生牡蛎、生鳖甲（滋阴潜阳，重镇息风），麻仁（滋阴润燥），五味子（滋肾收敛真阴） 使药——炙甘草　调和诸药 **【配伍特点】**以滋阴养液药为主，配介类潜阳之品，寓息风于滋养之中，使真阴得复，浮阳得潜，则虚风自息
	阿胶鸡子黄汤[3]（十二五）	**【组成】**阿胶、鸡子黄；生地黄、生白芍、炙甘草；钩藤、石决明、生牡蛎、茯神木；络石藤 **【配伍特点】**以血肉有情之品合滋阴柔肝、镇肝息风之品，标本兼顾，重在治本

十五、治燥剂

分型	方剂	其他（方义、用法等）
清宣外燥	杏苏散[1] （01/07/09/15）	【组成】苏叶、杏仁；前胡、桔梗、枳壳；半夏、橘皮、茯苓；生姜、大枣、甘草（01/07/09） 【趣味记忆】杏苏姐只服半钱姜草枣橘皮散，凉燥就好了（杏苏桔枳茯半前姜草枣橘皮★，凉燥就好了） 【方解】君药——苏叶、杏仁　一宣一降，调理肺气 臣药——前胡、桔梗、枳壳　调理肺气，宣降气机 佐药——半夏、橘皮（燥湿化痰），茯苓（健脾渗湿） 使药——甘草、生姜、大枣　调和诸药，生姜兼助苏叶解表 【配伍特点】肺脾同治，重在治肺轻宣
	桑杏汤[1]（十二五） （01/06）	【组成】桑叶、杏仁；沙参、象贝、香豉；栀皮、梨皮 【趣味记忆】①傻桑杏背着母亲只吃梨皮（沙桑杏贝浙母★栀豉梨皮）；②桑杏汤中浙贝宜，沙参栀豉与梨皮 【配伍特点】透散温燥而不伤津，凉润肺金而不滋腻
	清燥救肺汤[1]（十二五） （93/94/00/02/05/15）	【组成】霜桑叶；煅石膏、麦冬；人参、胡麻仁、阿胶、杏仁、枇杷叶；甘草（94/00/05） 【趣味记忆】阿娇夜卖身，胡杏二人告了干爸（阿胶叶麦参，胡杏二仁膏★甘杷） 【方解】君药——桑叶　（用量最重）清肺润燥 臣药——石膏、麦冬　清热润肺生津（15） 佐药——人参、胡麻仁、阿胶（益气生津润肺），杏仁、枇杷叶（降肺止咳） 使药——甘草　调和诸药 【配伍特点】宣清结合，宣中有降，清中有润，气阴双补，培土生金
滋阴润燥	麦门冬汤[1] （92/97/03X/14）	【组成】麦冬；人参；粳米、大枣、半夏（03X）；甘草。麦冬半夏比例为7:1 【趣味记忆】夏大人卖甘米（夏大人麦甘米） 【方解】君药——麦冬（重用七升）润肺益胃生津 臣药——人参　补气生津 佐药——粳米、大枣（助人参益气生津，寓培土生金），半夏（降逆止呕，并制约滋补药壅滞） 使药——甘草　调和诸药 【配伍特点】大量甘润剂中少佐辛燥之品，润燥得宜。"培土生金"，肺胃同治，虚则补母，润燥得宜，滋而不腻（92/97）
	养阴清肺汤[1]（十二五） （95/06）	【组成】生地黄；麦冬、玄参；贝母、牡丹皮、薄荷、炒白芍；生甘草 【方解】君药——生地黄（20） 臣药——麦冬、玄参 佐药——贝母、牡丹皮、薄荷（辛凉宣散利咽）（95/06），白芍 使药——生甘草 【配伍特点】滋肾润肺，金水相生，清解寓散，标本同治

（续表）

分型	方剂	其他（方义、用法等）
滋阴润燥	百合固金汤[1]（十二五）（92/97/0CX/08/11/12/15）	【组成】生地黄、熟地黄；百合、麦冬、玄参；白芍、当归身、贝母、桔梗；甘草（00X/12） 【趣味记忆】弟弟卖草药，百元皆归母（地地麦草药，百元桔归母） 【方解】君药——生地黄、熟地黄　滋阴清热 臣药——百合、玄参、麦冬　滋阴清热、润肺、利咽 佐药——当归身、白芍（补血敛肺止咳），贝母、桔梗（贝母清热化痰、润肺止咳，桔梗宣肺利咽化痰，载药上行） 使药——甘草　清热止咳，调和诸药 【配伍特点】本方肺肾同治，金水并调，重在补肾；养阴降火祛痰并施，重在养阴。标本兼顾，治本为主（92/97/11）
	琼玉膏[3]（十二五）（13）	【组成】生地黄；白蜜；人参、茯苓 【趣味记忆】人身敷黄蜜（人参茯黄蜜） 【配伍特点】药少方简，益气养阴；肺肾同补，金水相生；肺脾兼治，培土生金
	玉液汤[2]（十二五）（08X/10）	【组成】山药（10）、生黄芪；知母、天花粉；鸡内金、葛根、五味子 【趣味记忆】天山母鸡七个味（天山母鸡芪葛味） 【配伍特点】脾肾同治，气津并补
	益胃汤[2]	【组成】麦冬；沙参、玉竹；生地黄；冰糖 【趣味记忆】玉帝身冻冰（玉地参冬冰） 【配伍特点】清而不寒，润而不腻，药简力专
	增液汤[3]（十二五）	【组成】玄参；麦冬、细生地黄 【趣味记忆】地冬玄参 【配伍特点】以补药之体，做泻药之用，为"增水行舟"之法

十六、祛湿剂

分型	方剂	其他（方义、用法等）
燥湿和胃	平胃散[2]（02）	【组成】苍术；厚朴；陈橘皮、炙甘草、生姜、大枣 【趣味记忆】厚猪皮炖姜草枣（厚术皮★姜草枣） 【方解】君药——苍术（重用）燥湿健脾 臣药——厚朴　燥湿，行气除满 佐药——陈皮　理气和胃，燥湿化痰 使药——甘草、生姜、大枣　调和脾胃，调和诸药 【配伍特点】主以燥湿，辅以行气；主以运脾，兼以和胃

（续表）

分型	方剂	其他（方义、用法等）
燥湿和胃	藿香正气散[1]	**【组成】**藿香；白芷、紫苏、半夏曲、厚朴、茯苓；大腹皮、陈皮、白术、桔梗；炙甘草、姜、大枣 **【趣味记忆】**紫白猪的陈腹皮半指厚，用姜草枣烀更香（紫白术的陈腹皮半芷厚，用姜草枣茯梗香） **【方解】**本方证乃风寒侵袭营卫，寒湿侵扰脾胃所致 君药——藿香　解表散寒，芳香化湿 臣药——白芷、紫苏（解表散寒），半夏曲、厚朴（燥湿行气），茯苓 佐药——陈皮、大腹皮（燥湿行气和胃），白术（燥湿健脾），桔梗（宣利肺气） 使药——生姜、大枣、炙甘草　健脾和胃，调和诸药 **【配伍特点】**表里同治以除湿治里为主，脾胃同调而以升清降浊为要；邪正兼顾，祛邪为要
清热祛湿	茵陈蒿汤[2] （97X/08）	**【组成】**茵陈；栀子；大黄（97X） **【趣味记忆】**茵陈治黄（茵陈栀黄）/ 大黄蒿子 **【方解】**君药——茵陈蒿　（黄疸要药）清热利湿，疏利肝胆 臣药——栀子　清热利湿，泻三焦之火小便出 佐药——大黄　利湿泄热（08），湿热从大便而去 **【配伍特点】**利湿与泄热并进，通利二便，前后分消
	八正散[1] （97X/01）	**【组成】**木通、滑石；车前子、瞿麦、萹蓄；山栀子仁、大黄（97X）、灯心草；炙甘草 **【趣味记忆】**八正登华山用黄草编木车卖（八正灯滑山★黄草萹木车麦） **【方解】**君药——木通、滑石　热利湿，利水通淋 臣药——瞿麦、萹蓄、车前子　清热利水通淋 佐药——栀子（湿热从小便而去），大黄（湿热从大便而去），灯心草（利水通淋） 使药——甘草　清热止痛，调和诸药 **【配伍特点】**泻火利湿合法，利尿通腑并存
	三仁汤[1] （93/10）	**【组成】**杏仁、白蔻仁、生薏苡仁；飞滑石、白通草、竹叶；半夏、厚朴 **【趣味记忆】**①人后半夜通话（三仁厚半叶通滑）；②三仁杏蔻薏苡仁，三仁朴通滑夏竹 **【方解】**方用　杏仁宣利肺气（10）宣上，蔻仁芳香醒脾以畅中，薏苡仁淡渗利湿以渗下 君药——杏仁、白蔻仁、生薏苡仁　宣畅、降泄、渗利三焦 臣药——滑石、通草、竹叶　清热利湿 佐药——半夏、厚朴　燥湿、行气除满 **【配伍特点】**宣上、畅中、渗下，从三焦分消湿热病邪；祛湿清热同用，祛湿为主
	连朴饮[3]（十二五） （00/03）	**【组成】**川连（姜汁炒）、制厚朴；制半夏、石菖蒲；香豉、焦栀子、芦根 **【趣味记忆】**连朴芦根淡豆鼓，菖蒲半夏焦栀子 **【配伍特点】**苦辛合法，寒温并用，清化降利以和中

（续表）

分型	方剂	其他（方义、用法等）
清热祛湿	二妙散[3] （17X）	【组成】黄柏；苍术；姜汁 【趣味记忆】二妙苍黄柏 【方解】君药——黄柏　善清下焦湿热 臣药——苍术　一则健脾助运以治生湿之本，二则芳化苦燥以除湿阻之标 二药相伍，清热燥湿，标本兼顾。入姜汁调服，取其辛散以助药力，增强通络止痛之功 【配伍特点】寒温并用，苦寒温燥相制，清热祛湿不伤中
	甘露消毒丹[2] （01/04X/10）	【组成】滑石、茵陈、黄芩；石菖蒲、藿香、白豆蔻、木通；川贝母、连翘、薄荷、射干 【配伍特点】清解、渗利、芳香化湿三法于一方，清上、畅中、渗下同用，分消三焦湿热，清热与除湿并重 【趣味记忆】秦香莲飞石射茵陈，石菖蒲搏斗被捅（芩香连飞石射陈，石菖蒲薄豆贝通）
利水渗湿	五苓散[1] （95/99/11/14/17X）	【组成】泽泻；猪苓、茯苓；白术、桂枝 【趣味记忆】谢玲玲说白猪贵（泻苓苓★白术桂） 【方解】君药——泽泻　（重用）利水渗湿 臣药——猪苓、茯苓　利水渗湿 佐药——白术（燥湿健脾制水），桂枝［解表散邪，助阳化气以行水（99/11）］ 【配伍特点】渗利之中寓化气之法，标本同治；发汗利水同施，表里同治 【其他】五苓散可以治疗的病证有水逆、水肿、泄泻、痰饮（17X）；“药后多饮暖水”（95/14）
	猪苓汤[1]（十二五） （94X）	【组成】猪苓；茯苓、泽泻；滑石、阿胶 【趣味记忆】猪岭上，谢玲玲滑十跤（猪苓汤，泻玲玲滑石胶） 【方解】君药——猪苓　功专利水渗湿 臣药——泽泻、茯苓　利水渗湿，泽泻又可泄热 佐药——滑石（利水清热），阿胶（滋阴润燥，既益已伤之阴，又防诸药渗利伤阴） 【配伍特点】主以渗利，兼清热养阴，利水不伤阴，滋阴不恋邪
	防己黄芪汤[2] （93/95/02/08）	【组成】防己、黄芪；白术；生姜、大枣；甘草 【趣味记忆】黄草房生大白猪（黄草防生大白术）/金匮防己黄芪汤，白术甘草枣生姜 【方解】君药——防己、黄芪　祛风行水、益气固表，防己黄芪相配“祛风除湿不伤正，益气固表不恋邪”，风湿俱去，表虚得固 臣药——白术　补气健脾燥湿（95/08） 佐药——生姜、大枣　一则鼓舞脾胃，二则调和营卫 使药——甘草　调和诸药 【配伍特点】祛风除湿利水与益气固表并用，驱邪而不伤正，固表而不留邪
	五皮散[3]（十二五） （01）	【组成】茯苓皮；陈橘皮、大腹皮；生姜皮、桑白皮 【趣味记忆】陈茯姜桑大腹齐 【配伍特点】利水行气同用，健脾肃肺并行，辛散淡渗合法

（续表）

分型	方剂	其他（方义、用法等）
温化寒湿	苓桂术甘汤[2] （96X/99/02/05/17）	【组成】茯苓；桂枝；白术；炙甘草 【方解】君药——茯苓　重用，健脾利湿 臣药——桂枝　温阳化气，平冲降逆（96X/99） 佐药——白术　燥湿健脾，治生痰之源 使药——炙甘草　合桂枝辛甘化阳以助温补中阳，合白术补气健脾制水；调和诸药 【配伍特点】温而不热，利而不峻，为治痰饮之和剂
	真武汤[1] （99/01/06/07X/10X/15/17）	【组成】炮附子；白术、茯苓；芍药、生姜（06/17） 【趣味记忆】温阳利水真武汤，茯苓术芍附生姜 【方解】君药——炮附子　温肾阳，补脾阳而化气行水 臣药——白术、茯苓　健脾燥湿，利湿浊从小便出 佐药——生姜（合附子温里散寒，合茯苓温散水气）（20X），芍药为佐药意义有四：①利小便以行水；②柔肝缓急止腹痛；③敛阴舒筋以解筋肉瞤动；④防附子辛热伤阴以利久服缓治（99/01/07X） 【配伍特点】脾肾兼顾，重在温肾 【临证加减】下利者，去芍药，加干姜；呕者，去附子，重用生姜；咳者，加五味子、细辛、干姜（10X）
	实脾散[1] （93X/96/01/02/03/07/09X/11/12X/16）	【组成】炮附子（09X）、炮干姜；白术、白茯苓；厚朴、木香（07）、草果仁、大腹子、木瓜；炙甘草、生姜五片（93X）、大枣 【趣味记忆】实脾四逆瓜果香，大厚茯苓煮枣姜（术） 【方解】君药——附子、干姜　温肾暖脾，扶阳抑阴 臣药——白术、茯苓　健脾燥湿，湿从小便而去 佐药——厚朴、木香、草果、木瓜［除湿醒脾和中（01/11）］、槟榔行气燥湿利水 使药——炙甘草、生姜、大枣　补脾和中，生姜温散水气，甘草调和诸药 【配伍特点】辛热与淡渗合法，脾肾兼顾，主以实脾
祛湿化浊	萆薢分清饮[3] （93）	【组成】川萆薢；石菖蒲；益智仁、乌药；盐 【趣味记忆】萆解蒲里无一人（萆解蒲★乌益仁） 【配伍特点】利温相合，通中寓涩，邪正兼顾，标本同治
祛风胜湿	羌活胜湿汤[2]	【组成】羌活、独活；藁本、防风；川芎［与九味羌活汤共有的（16X）］、蔓荆子；炙甘草 【趣味记忆】川本抢毒草得了慢惊风（川本羌独草★★蔓荆风） 【配伍特点】独取辛温行散之法，量小清扬微汗而蠲痹
	独活寄生汤[1] （08/09/11X/14X）	【组成】独活；细辛、肉桂心、防风、秦艽；桑寄生、杜仲、牛膝（08/14X）、茯苓、川芎、人参、当归、芍药、干地黄；甘草 【趣味记忆】杜九心狠毒，寄八珍疯牛肉去煮（杜艽辛★独，寄八珍风牛肉去术） 【方解】当归、川芎、牛膝、桂心活血，寓“治风先治血，血行风自灭”之意 【配伍特点】祛风散寒除湿与益肝肾、补气血相配伍，标本兼顾，祛邪不伤正，扶正不留邪

十七、祛痰剂

分型	方剂	其他（方义、用法等）
燥湿化痰	二陈汤[1] （08X/10/13）	【组成】半夏；橘红；茯苓、生姜（08X）、乌梅；炙甘草 【趣味记忆】二陈汤用夏橘苓草做乌梅酱（姜） 【方解】君药——半夏　燥湿化痰，降逆止呕 臣药——橘红　行气燥湿化痰 佐药——茯苓（健脾渗湿），生姜（制半夏毒又助和胃降逆），乌梅［敛肺气（13），防燥散伤正］ 使药——甘草　调和诸药，君臣等量增强燥湿化痰，体现治痰先理气，以陈久者良无过燥之弊故名“二陈” 【配伍特点】主以燥湿化痰，兼健脾利湿，重在治脾以消痰，标本兼顾；散中寓收，散不伤正 【临证加减】若治湿痰，可加苍术、厚朴、白术；治热痰，加浙贝母、黄芩、瓜蒌；治寒痰，加干姜、细辛；治风痰眩晕，加天麻、僵蚕；治气痰，加香附、枳壳；治食痰，加莱菔子、山楂、麦芽、神曲；治顽痰不化，咳痰艰难者，加海浮石、青礞石；治痰流经络之瘰疬、痰核，加海藻、昆布、牡蛎（10）
	温胆汤[1] （94/95/01/15）	【组成】半夏；竹茹、枳实、陈皮；茯苓、生姜、大枣；炙甘草（01） 【趣味记忆】二陈丢屋里大蜘蛛（二陈丢乌★大枳竹） 【方解】本方证因胆胃不和，痰热内扰所致 君药——半夏　燥湿化痰，降逆止呕 臣药——竹茹（清热化痰，除烦止呕），枳实、陈皮（理气化痰） 佐药——茯苓（健脾渗湿），生姜、大枣（调和脾胃，制半夏之毒） 使药——炙甘草　调和诸药 【配伍特点】化痰与理气共用，气顺痰消，清胆与和胃并行，热清而不伤胃
清热化痰	清气化痰丸[2] （01/03/15）	【组成】胆南星、瓜蒌仁；半夏、黄芩；枳实、陈皮、茯苓、杏仁；姜汁 【趣味记忆】陈皮杏仁拌黄爪实在难服（陈皮杏仁半黄爪实★南茯） 【方解】君药——胆南星、瓜蒌仁　清热化痰，导痰热从大便而下 臣药——半夏、黄芩　燥湿化痰，清肺热 佐药——枳实、陈皮（理气化痰宽胸），茯苓（健脾渗湿而杜绝生痰之源），杏仁（降肺气化痰） 使药——姜汁　止咳、止呕 【配伍特点】化痰、泻火、降气同用，气顺火清痰消
	小陷胸汤[3]（十二五） （96/97/01/03/07/15）	【组成】瓜蒌实；黄连、半夏 【趣味记忆】小陷胸汤连夏蒌 【方解】本方证原治伤寒表证误下，邪热内陷与痰浊结于心下（97）的小结胸证 君药——瓜蒌　清热化痰，宽胸散结。全瓜蒌用时先煮，意在“以缓治上”而通胸膈之痹 臣药——黄连（泄热除痞），半夏（化痰散结）。黄连苦寒，半夏辛温两者合用，体现辛开苦降之法 【配伍特点】辛开苦降，润燥相得，痰火得降，结胸自除

（续表）

分型	方剂	其他（方义、用法等）
润燥化痰	贝母瓜蒌散[2] （95/03/11/15X/17X）	【组成】贝母、瓜蒌；天花粉；茯苓、橘红（15X/17X）；桔梗 【趣味记忆】瓜蒌背母更拎粉红花（瓜蒌贝母梗苓红粉花） 【方解】君药——贝母、瓜蒌　润肺清热化痰 臣药——天花粉　清肺生津，润燥化痰（03/11） 佐药——茯苓（健脾渗湿），橘红（理气化痰）。因橘红温燥、茯苓渗利，故用量较轻 使药——桔梗　宣肺化痰，且引药入肺经 【配伍特点】清热化痰不伤津
温化寒痰	三子养亲汤[2] （06）	【组成】紫苏子、白芥子、莱菔子 【趣味记忆】三子来借书（三子莱芥苏） 【配伍特点】祛痰理气消食并用，气顺痰消食积化
治风化痰	半夏白术天麻汤[1] （02/03/15X/17X）	【组成】半夏、天麻；白术、茯苓；橘红（15X/17X）；甘草、生姜、大枣 【趣味记忆】半夏白术天麻汤，苓草橘红枣生姜 【方解】君药——半夏、天麻　燥湿化痰、平肝息风止眩晕 臣药——白术、茯苓　健脾祛湿，以治生痰之源 佐药——橘红　理气化痰 使药——甘草（调和诸药），生姜、大枣（调理脾胃；生姜还能解半夏之毒） 【配伍特点】风痰眩晕、痰厥头痛代表方（03），肝脾并调，标本兼顾，以化痰息风治标为主，健脾祛湿之本为辅
	定痫丸[2]（十二五）	【组成】竹沥、胆南星；半夏、茯苓、陈皮、川贝母、姜汁、天麻、僵蚕、全蝎；石菖蒲、远志、麦冬、丹参、朱砂、茯神、琥珀；甘草 【配伍特点】集大队化痰之药于一方，以求化浊豁痰之力；融息风、止痉、通络药于一体，以求息风定痫之功；开窍与安神药相合，以求开窍定神之效
	止嗽散[2]	【组成】紫菀、百部；桔梗、白前；荆芥、陈皮；甘草（生姜汤送服） 【趣味记忆】陈庚借钱去百草园给紫菀治咳嗽（陈梗芥前百草菀） 【配伍特点】温润平和，不寒不热；重在治肺，兼解表邪

十八、消导化积剂

分型	方剂	其他（方义、用法等）
消食化滞	保和丸[2] （93X/16X）	**【组成】**山楂；神曲、莱菔子；半夏、茯苓、陈皮、连翘 **【趣味记忆】**山神连萝卜皮服下，饱了（山神连莱菔子皮茯夏，保了） **【方解】**君药——山楂　能消一切食积，善消肉食 臣药——神曲、莱服子　消食除胀 佐药——半夏、陈皮（理气化湿和胃），茯苓（健脾渗湿止泻），连翘［散结以助消积，清解食积所生之热（93X）］ **【配伍特点】**消食兼以行气清热祛湿，但以消食为主
	枳术丸[2] （91/99）	**【组成】**白术；枳实 **【配伍特点】**消补兼施，补重于消，寓消于补之中，“本意不取其食速化，但令人胃气强不复伤也”
	枳实导滞丸[3] （16）	**【组成】**大黄；枳实；神曲、茯苓、黄芩、黄连、白术、泽泻 **【趣味记忆】**只是嘱咐黄泽勤练神曲（枳实术茯黄泽芩连神曲） **【配伍特点】**此下、消、清、利并用，以下消为主
	木香槟榔丸[2]（十二五） （96/98/16）	**【组成】**木香、槟榔；青皮、陈皮、大黄、牵牛；香附子、莪术、黄连、黄柏（98）（另一方有枳壳） **【配伍特点】**行气与攻下、泄热并用，以行气攻积为主
健脾消食	健脾丸[1] （94/95/99X/00/04/13/16/16X）	**【组成】**白术、茯苓；山楂、神曲、炒麦芽、人参、山药；木香、砂仁、陈皮、肉豆蔻、酒炒黄连；甘草（99X/16） **【趣味记忆】**三仙想杀四君子，要他们黄肉皮（三仙香砂四君子，药 ** 黄肉皮） **【方解】**君药——白术、茯苓　健脾祛湿止泻 臣药——山楂、神曲、麦芽（消食和胃），人参、山药（益气补脾） 佐药——木香、砂仁、陈皮（理气健脾化湿；全方补而不滞），肉豆蔻（涩肠止泻），黄连（除食积所化之热） 使药——甘草　补中，调和诸药 **【配伍特点】**补气健脾与消食行气并用，消补兼施，补重于消（13），补而不滞，消不伤正
	葛花解酲汤[3] （20）	**【组成】**白豆蔻仁、砂仁、葛花；白术、干生姜、神曲、泽泻；人参、猪苓、白茯苓、橘皮；木香、青皮 **【配伍特点】**芳化渗利，分消酒湿，消中兼补，行中寓温

十九、驱虫剂（“十二五”）

分型	方剂	其他（方义、用法等）
	乌梅丸[1] （95/98/07/08/09X/11/11X/16X）	**【组成】**乌梅；蜀椒、细辛；炮附子（95/09X）、桂枝、黄连、黄柏（98）、当归、干姜、人参（11）；蜜 **【方解】**君药——乌梅　酸能安蛔，使蛔静和胃而止痛（16X） 臣药——蜀椒、细辛　辛温可伏蛔驱寒 佐药——黄连、黄柏（苦能下蛔），附子、干姜、桂枝（增强温脏驱寒，辛可制蛔），人参、当归（养血通脉，合桂枝解四肢厥冷） 使药——蜂蜜　甘缓和中 **【配伍特点】**酸苦辛并进，使蛔虫“得酸则静，得辛则伏，得苦则下”；寒热并用，气血并补，消补兼施，邪正兼顾
	肥儿丸[3] （06）	**【组成】**使君子；槟榔、肉豆蔻；炒神曲、炒麦芽、黄连、木香；猪胆汁 **【配伍特点】**以杀虫消积为主，兼以清热、健脾，标本兼顾
	化虫丸[3]	**【组成】**胡粉（铅粉）；枯白矾、鹤虱；苦楝皮、槟榔 **【配伍特点】**本方以有毒杀虫之品为主，袪杀诸虫之力颇强

二十、痈疡剂

分型	方剂	其他（方义、用法等）
	犀黄丸[3] （09/12X/17X）	**【组成】**犀黄；麝香；乳香、没药（09）、黄米饭；酒 **【配伍特点】**清消并用，瘀毒兼散，药简效宏
	透脓散[2] （11/14/16）	**【组成】**生黄芪；当归、川芎；穿山甲、皂角刺（11/16） **【配伍特点】**扶正托毒与消散通透并用（14），补消合法，气血并补为主，寓消于补以托毒
	小金丹[3] （03/09）	**【组成】**木鳖子；草乌、白胶香、五灵脂、地龙、乳香、没药（09）、当归身、麝香（03）、黑炭；糯米粉 **【配伍特点】**逐寒与通络并用，重在温通消散

中医内科歌诀

（一）感冒

感冒当辨外感虚，外感风寒热暑湿，
体虚气虚阴阳虚。

（二）咳嗽

咳嗽外感与内伤，外感风寒风热燥，
内伤肝犯痰湿热，内伤虚证肺阴亏。

（三）哮病

哮实冷热寒包热，风痰虚哮并喘脱，
哮虚肺脾肺肾虚。

（四）喘证

实喘风寒表寒热，内伤肺郁痰热浊，
虚喘肺虚肾虚脱。

（五）肺痈

初期、成痈期、溃脓期、恢复期。

（六）肺痿

虚热、虚寒。

（七）肺痨

初期、中期、中后期、晚期。

（八）肺胀

肺胀痰热浊痰蒙，肺肾气虚阳水泛。

（九）心悸

心悸胆怯心血亏，虚火阳虚水凌心，
实证瘀阻痰火扰。

（十）胸痹

胸痹寒凝痰气瘀，心肾阴阳气阴虚。

（十一）不寐

不寐痰热并肝火，虚火心肾不交合，
心胆气虚心脾亏。

（十二）癫狂

癫证痰郁心脾虚，狂证阴伤痰热瘀。

（十三）痫病

痫病风痰痰火瘀，心肾亏虚心脾虚。

（十四）痴呆

痴呆髓海脾肾虚，痰浊蒙窍瘀血阻。

（十五）厥证

气厥、血厥、痰厥。

（十六）胃痛

胃痛寒食瘀肝犯，湿热阴亏脾胃寒。

（十七）痞满

实痞湿热食痰湿，肝胃不和越枳丸，
虚痞阴亏脾胃虚。

（十八）呕吐

呕吐肝犯外食饮，脾胃气虚阴阳虚。

（十九）噎膈

噎膈痰气瘀血结，气虚阳微津亏热。

（二十）呃逆

呃逆胃火寒气郁，脾胃阳虚阴不足。

（二十一）腹痛

腹痛寒邪湿热阻，饮食积滞肝气郁，
瘀血内停中脏寒。

（二十二）泄泻

泄泻寒热食脾虚，肝气乘脾肾阳虚。

（二十三）痢疾

痢疾寒热阴阳虚，疫毒噤口并休息。

（二十四）便秘

实秘（热秘、气秘、冷秘）；
虚秘（气、血、阴、阳虚秘）。

（二十五）胁痛

胁痛气滞湿热瘀，肝络失养一贯煎。

（二十六）黄疸

阳黄湿热疫胆郁，阴黄寒湿并脾虚，
消退湿热气滞瘀，肝脾不调柴归需。

（二十七）积聚

聚证食滞合肝郁，积证气滞瘀正虚。

（二十八）鼓胀

鼓胀气滞湿热瘀，本虚阴虚并阳虚。

（二十九）头痛

外感头痛（风寒、风热、风湿头痛）；
内伤头痛（肝阳、血虚、痰浊、肾虚、瘀血头痛）。

（三十）眩晕

眩晕痰瘀并肝阳，气血虚合肾精伤。

（三十一）中风

中经风阳痰阴虚，中脏痰火痰浊瘀，
痰热腑实阴阳亡。
恢复：气虚风痰肝肾亏。

（三十二）瘿病

瘿病首辨气与血，次辨火旺与阴伤。

（三十三）疟疾

正疟、温疟、寒疟、疟母、瘴疟、劳疟。

（三十四）水肿

阳水风水湿毒浸，水湿浸渍湿热盛，
阴水瘀结脾肾虚。

（三十五）淋证

热淋、石淋、血淋、气淋、膏淋、劳淋。

（三十六）癃闭

癃闭湿热肺热盛，肝郁气滞浊瘀阻，
肾阳衰并脾气陷。

（三十七）关格

脾肾阳虚，肝肾阴虚，肾气衰微。

（三十八）遗精

遗精火旺湿热下，劳伤心脾肾不固。

（三十九）耳鸣耳聋

耳鸣精亏气不升，肝火痰火风热扰。

（四十）郁证

郁证肝痰郁化火，脏燥心脾肾阴虚。

（四十一）血证

鼻衄当分肺胃肝，鼻衄虚证气血亏；
齿衄胃火虚火旺；
咯血肝火燥阴虚；
吐血气虚热肝犯；
尿血湿热虚火旺，脾不统血肾不固；
便血湿热气不摄，肠胃虚寒黄土汤。

（四十二）痰饮

痰饮（胃肠）、悬饮（胁下）、
溢饮（四肢）、支饮（胸肺）。

（四十三）消渴

上消、中消、下消。

（四十四）自汗盗汗

盗汗火旺邪热蒸，心血不足卫不固。

（四十五）内伤发热

虚证（气虚、血虚、阴虚、阳虚）；
实证（气郁、痰湿、血瘀）。

（四十六）虚劳

气虚、血虚、阴虚、阳虚。

（四十七）痹证

痹证风寒风湿热，痰瘀痹阻肝肾亏。

（四十八）痉证

痉证邪壅阳明热，痰浊心肝热阴亏。

（四十九）痿证

痿证肺热合湿热，脾胃虚弱肝肾亏，
瘀阻圣愈与还五。

（五十）颤证

颤证痰热风阳动，气血髓海阳气虚。

（五十一）腰痛

外感腰痛寒湿热，瘀血肾虚阴阳损。

（五十二）阳痿

阳痿湿热肝气郁，火衰惊恐心脾虚。

（五十三）肥胖

肥胖胃热痰湿盛，脾肾阳虚与脾虚。

（五十四）癌病

略

中内篇

中医内科学

一、感冒

【历史沿革】 感冒之名始载于北宋《仁斋直指方》(97)；明清时期多将其与伤风互称(95)；《类证治裁》明确提出“时行感冒”(12/16)。感冒分型论治见表1。

【病机】 卫表不和，肺失宣肃。

(一)鉴别诊断

1. 感冒与温病早期

①感冒：发热多不高或不发热，感冒服解表药后，多能汗出身凉脉静，病势轻，病程短，不传变，预后好。

②温病早期：温病早期症状与感冒相似，尤其是风热感冒和风温初起颇为相似，但风温病势急骤，寒战发热甚至高热，汗出后热虽暂降，但脉数不静，身热旋即复起，咳嗽胸痛，头痛较剧烈，甚至出现神志昏迷、惊厥、谵妄等传变入里的证候。

2. 普通感冒与时行感冒

①普通感冒：普通感冒病情较轻，全身症状不重，少有传变。在气候变化时，发病率可以升高，但无明显的流行特点。若感冒一周以上不愈，发热不退，或反见加重，应考虑继发他病。

②时行感冒：时行感冒病情较重，发病急，全身症状显著，可以发生传变，化热入里，继发或者合并他病，具有广泛的传染性、流行性(92/93)。

(二)转化联系

感冒与咳嗽

咳嗽可以是发病即始，也可由其他疾病发展而来，如感冒治疗不及时，失治误治，或体弱者后期迁延，病邪深入，进一步伤及肺系，肺气耗伤，可发展为咳嗽，临床不可不辨。

表 1　感冒分型论治

病证	辨证分型	临床表现	治法	代表方
外感感冒	**风寒束表**	恶寒重，发热轻，无汗，头痛，肢节酸疼，鼻塞声重，或鼻痒喷嚏，时流清涕，咽痒，咳嗽，咳痰稀薄色白，口不渴或渴喜热饮，舌苔薄白而润，脉浮或浮紧	辛温解表，宣肺散寒	**荆防达表汤**（风寒感冒轻证） **或荆防败毒散**（时行感冒，风寒夹湿证）（16） 羌活胜湿汤（表湿较重：肢体酸重，头痛头胀，身热不扬者）（08X）
	风热犯表	身热较著，微恶风，汗泄不畅，头胀痛，面赤，咳嗽，痰黏或黄，咽燥，或咽喉乳蛾红肿疼痛，鼻塞，流黄浊涕，口干欲饮，舌苔薄白微黄，舌边尖红，脉浮数	辛凉解表，疏风清热（十三五） 清肺透邪（十二五）	**银翘散**（长于清热解毒，适用风热表证热毒重者） **或葱豉桔梗汤**（重在清宣解表，适用于风热袭表，肺气不宣者）（18X）
	暑湿伤表（06）	身热，微恶风，汗少，肢体酸重或疼痛，头昏重胀痛，咳嗽痰黏，鼻流浊涕，心烦口渴，或口中黏腻，渴不多饮，胸闷脘痞，泛恶，腹胀，大便或溏，小便短赤，舌苔薄黄而腻，脉濡数	清暑祛湿解表	**新加香薷饮**（91/93/05/09） **藿香正气散**
体虚感冒	**气虚感冒**	恶寒较甚，发热，无汗，头痛身楚，咳嗽，痰白，咳痰无力，平素神疲体弱，气短懒言，反复易感，舌淡苔白，脉浮而无力	益气解表，（11X） 调和营卫	**参苏饮**（07） **再造散**（阳虚表现者：恶寒重，发热轻，四肢欠温，语声低微，脉沉细无力，舌质淡胖）（13） **玉屏风散**（表虚自汗，易受风邪者，可常服，以防感冒）（91/93/07）
	阴虚感冒	身热，微恶风寒，少汗，头昏，心烦，口干，干咳少痰，舌红少苔，脉细数	滋阴解表（11X）	**加减葳蕤汤**
	阳虚感冒	恶寒重，发热轻，四肢欠温，语音低微，舌质淡胖，脉沉细无力	助阳解表（11X）	**再造散** **麻黄细辛附子汤／麻黄附子细辛汤**（十三五）

二、咳嗽

【历史沿革】张景岳（张介宾）《景岳全书》：分为外感、内伤两类（01/09）；喻昌《医门法律》论燥病机，创立凉润、温润法；《医学心悟》："肺体属金，譬若钟然，钟非叩不鸣，风寒暑湿燥火六淫之邪，自外击之则鸣，劳欲情志，饮食炙煿之火，自内攻之则亦鸣。"——提示咳嗽病机内外病邪犯肺（98）。咳嗽分型论治见表2。

【病因】外感、内伤（02）。

【病机】肺失宣降，肺气上逆。

【病位】肺、肝、脾、肾（91X/92/00）。

【治疗原则】邪实：祛邪利肺；邪实正虚：祛邪止咳，扶正补虚，标本兼顾。

【咳嗽的转归】①内伤咳嗽；②肺痿；③喘证；④肺胀。

【外感咳嗽与内伤咳嗽的鉴别】

外感咳嗽——新病、起病急、病程短、伴有表证；内伤咳嗽——久病、反复发作、病程长、伴他脏见证。

（一）鉴别诊断

1. 风寒感冒与风寒咳嗽

①风寒感冒：恶寒重，发热轻，无汗，头痛，肢节酸痛，鼻塞声重，时流清涕，喉痒，咳嗽，痰吐稀薄色白，口不渴或渴喜热饮，舌苔薄白而润，脉浮或浮紧。以表证为主，可兼有咳嗽。治以辛温解表。方选荆防败毒散。

②风寒咳嗽：咳嗽声重，气急，咽痒，咳痰稀薄色白，常伴鼻塞、流清涕、头痛、肢体酸楚、恶寒、发热、无汗等表证，舌苔薄白，脉浮或浮紧。以咳嗽为主，可有表证。治以疏风散寒，宣肺止咳。方选三拗汤合止嗽散。

2. 风热感冒与风热咳嗽

①风热感冒：身热较著，微恶风，汗泄不畅，头胀痛，咳嗽，痰黏或黄，咽燥，或咽喉乳蛾红肿疼痛，鼻塞，流黄浊涕，口渴欲饮，舌苔薄白微黄、边尖红，脉象浮数。治以辛凉解表。方选银翘散、葱豉桔梗汤加减。

②风热咳嗽：咳嗽频剧，气粗或咳声嘶哑，喉燥咽痛，咯痰不爽，痰黏稠或稠黄，咳时汗出，常伴鼻流黄涕、口渴、头痛、肢楚、恶风、身热等表证，舌苔薄黄，脉浮数或浮滑。治以疏风清热，宣肺化痰。方选桑菊饮加减。

（二）转化联系

外感咳嗽与内伤咳嗽

外感咳嗽与内伤咳嗽可相互影响为病，久延则邪实转为正虚。外感咳嗽如迁延失治，邪伤肺气，更易反复感邪，而致咳嗽屡作，肺气益伤，逐渐转为内伤咳嗽；肺脏有病，卫外不强，易受外邪引发或加重，特别在气候转寒时尤为明显。久则从实转虚，肺脏虚弱，阴伤气耗。于此可知，咳嗽虽有外感、内伤之分，但有时两者又可互为因果。

（三）相关文献

《医学心悟》论咳嗽病理

咳嗽症，虚劳门已言之。而未详及外感诸病因，故再言之。肺体属金，譬若钟然，钟非叩不鸣。风寒暑湿燥火，六淫之邪，自外击之则鸣，劳欲情志，饮食炙煿之火，自内攻之则亦鸣。医者不去其鸣钟之具，而日磨锉其钟，将钟损声嘶而鸣之者如故也。钟其能保乎？吾愿治咳者，作如是观。

解析：程钟龄《医学心悟》指出："肺体属金，譬若钟然，钟非叩不鸣，风寒暑湿燥火六淫之邪，自外击之则鸣，劳欲情志，饮食炙煿之火，自内攻之则亦鸣。"提示咳嗽是内、外病邪犯肺，肺脏为了驱邪外达所产生的一种病理反应。

表 2　咳嗽分型论治

病证	辨证分型（17X）	临床表现	治法	代表方
外感咳嗽	**风寒袭肺**	咳嗽声重，气急，咽痒，咳痰稀薄色白，常伴鼻塞，流清涕，头痛，肢体酸楚，或见恶寒发热，无汗等表证，舌苔薄白，脉浮或浮紧	疏散风寒，宣肺止咳	**三拗汤** 止嗽散（咳嗽迁延不愈或愈而复发）（91）
	风热犯肺	咳嗽频剧，气粗或咳声嘶哑，喉燥咽痛，咳痰不爽，痰黏稠或黄，咳时汗出，常伴鼻流黄涕，口渴，头痛，身楚，或见恶风，身热等表证，舌苔薄黄，脉浮数或浮滑	疏风清热，宣肺止咳（04）	桑菊饮（92）
	风燥伤肺	干咳，连声作呛，喉痒，咽喉干痛，唇鼻干燥，无痰或痰少而黏，不易咯出，或痰中带有血丝，口干，初起或伴鼻塞，头痛，微寒，身热等表证，舌质红干而少津，苔薄白或薄黄，脉浮数或小数	疏风清肺，润燥止咳（94/04）	桑杏汤（温燥）（92/08） 清燥救肺汤（温燥伤肺重证） 杏苏散（凉燥）（05/06/15）
内伤咳嗽（17X）	**痰湿蕴肺**（06）	咳嗽反复发作，咳声重浊，痰多，因痰而嗽，痰出咳平，痰黏腻或稠厚成块，色白或带灰色，每于早晨或食后则咳甚痰多，进甘甜油腻食物加重，胸闷脘痞，呕恶食少，体倦，大便时溏，舌苔白腻，脉象濡滑	燥湿化痰，理气止咳（14X）	二陈平胃散合三子养亲汤（13） 六君子丸（虚补其母）（91） 合杏苏二陈丸（症情平稳后）（10X）
	痰热郁肺	咳嗽，气息粗促，或喉中有痰声，痰多质黏厚或稠黄，咯吐不爽，或有热腥味，或咯血痰，胸胁胀满，咳时引痛，面赤，或有身热，口干而黏，欲饮水，舌质红，舌苔薄黄腻，脉滑数	清热肃肺，豁痰止咳（14X） 清热化痰，肃肺止咳（十二五，十三五）	清金化痰汤（13）
	肝火犯肺	上气咳逆阵作，咳时面赤，咽干口苦，常感痰滞咽喉而咯之难出，量少质黏，或如絮条，胸胁胀痛，咳时引痛，症状可随情绪波动而增减，舌红或舌边红，舌苔薄黄少津，脉弦数	清肺泻肝，顺气降火（03/14X） 清肺泻肝，化痰止咳（十二五，十三五）	加减泻白散（顺气降火，清肺化痰） **合黛蛤散**（清肝化痰）（13） 黄芩泻白散合黛蛤散（十二五，十三五）
	肺阴亏耗	干咳，咳声短促，痰少黏白，或痰中带血丝，或声音逐渐嘶哑，口干咽燥，或午后潮热，颧红，盗汗，日渐消瘦，神疲，舌质红少苔，脉细数	滋阴润肺，止咳化痰（16） 养阴清热，润肺止咳（十二五，十三五）	沙参麦冬汤（92/07/15/20）

三、哮病

【历史沿革】①《金匮要略》：明确指出哮病发作时证治，“咳而上气，喉中水鸡声，射干麻黄汤主之。”从病理上将其归属于痰饮病中的“伏饮”证。

②朱丹溪首创哮喘之名，提出“未发以扶正气为主，既发以攻邪气为急”（94）。

③《医学正传》区分哮与喘，“喘以气息言”“哮以声响言”。

④张景岳指出哮喘有夙根。

【病因】外邪、饮食、情志、体虚（02X）。

【病位】肺、脾、肾、心。

【病机】“伏痰”遇感引触，痰随气升，气因痰阻，相互搏结，壅阻气道（91/92/04）。

【病理转归】长期反复发作，寒痰伤脾肾之阳，痰热耗灼肺肾之阴，由实转虚，表现肺、脾、肾虚候；一旦大发作，肺肾两虚又复痰壅盛，重者肺不助心行血，命门之火不上济于心，则心阳受累，甚发“喘脱”危候。

【治疗原则】发时治标（攻邪治标，祛痰利气），平时治本（扶正固本）。哮喘分型论治见表3、表4。

【哮与喘的鉴别】哮：指声响言，喉中有哮鸣音，反复发作，发病有夙根；喘：指气息言，为呼吸急促困难；哮必兼喘，喘未必兼哮。

相关文献

哮与喘

《内经》曰：诸逆冲上，皆属于火。又曰：夫起居如故而息有音者，此肺之络脉逆也。河间曰：火气甚为夏热，衰为冬寒，故病寒则气衰而息微，病热则气盛而息粗。又寒水为阴，主乎迟缓，热火为阳，主乎急数，是以寒则息迟气微，热则息数气粗而为喘也。大抵哮以声响名，喘以气息言。夫喘促喉中如水鸡声者，谓之哮；气促而连属不能以息者，谓之喘。虽然未有不由痰火内郁、风寒外束而致之者欤。外有阴虚发喘，气从脐下起，直冲清道而上者。又有气虚发喘，而短气不能以接续者。是故知喘之为证，有实有虚，治法天渊悬隔者也。若夫损不足而益有余者，医杀之耳，学人不可不详辨焉。

解析：明·虞抟《医学正传》则进一步对哮与喘作了明确的区别，指出“哮以声响言，喘以气息言”。后世医家鉴于“哮必兼喘”，故一般统称“哮喘”，而简名“哮证”“哮病”。

表 3　哮病分型论治（“十二五”）

病证	辨证分型	临床表现	治法	代表方
发作期	**冷哮**	喉中哮鸣如水鸡声，呼吸急促，喘憋气逆，胸膈满闷如塞，咳不甚，痰少咯吐不爽，色白而多泡沫，口不渴或渴喜热饮，形寒怕冷，天冷或受寒易发，面色青晦，舌苔白滑，脉弦紧或浮紧	宣肺散寒，化痰平喘	射干麻黄汤（长于降逆平喘，用于哮鸣喘咳，表证不著者）（93/99/11/12X/16/18） **或小青龙汤**（表寒里饮） 苏子降气汤（阴盛阳虚，上实下虚喘证）（98/03/06）
	热哮	喉中痰鸣如吼，喘而气粗息涌，胸高胁胀，咳呛阵作，咳痰色黄或白，黏浊稠厚，排吐不利，口苦，口渴喜饮，汗出，面赤，或有身热，甚至有好发于夏季者，舌苔黄腻，质红，脉滑数或弦滑	清热宣肺，化痰定喘（18）	定喘汤（长于清化痰热，用于痰热郁肺，表证不著者）（01） **或越婢加半夏汤**（肺热内郁，外有表证者）（17X）
	寒包热哮	喉中哮鸣有声，胸膈烦闷，呼吸急促，喘咳气逆，咳痰不爽，痰黏色黄，或黄白相兼，烦躁，发热，恶寒，无汗，身痛，口干欲饮，大便偏干，舌苔白腻罩黄，舌尖边红，脉弦紧	解表散寒，清化痰热	**小青龙加石膏汤**（外感风寒，饮邪内郁化热，而以表寒为主，喘咳烦躁者） **或厚朴麻黄汤**（饮邪迫肺，夹有郁热，咳逆喘满，烦躁而表寒不显者）
	风痰哮（18）	喉中痰涎壅盛，声如拽锯，或鸣声如吹哨笛，喘急胸满，但坐不得卧，咳痰黏腻难出，或为白色泡沫痰液，无明显寒热倾向，面色青黯，起病多急，常倏忽来去，发前自觉鼻、咽、眼、耳发痒，喷嚏，鼻塞，流涕，胸部憋塞，随之迅即发作，舌苔厚浊，脉滑实	祛风涤痰，降气平喘（07/18）	三子养亲汤（18）
	虚哮	喉中哮鸣如鼾，声低，气短息促，动则喘甚，发作频繁，甚则持续喘哮，口唇、爪甲青紫，咳痰无力，痰涎清稀或质黏起沫，面色苍白或颧红唇紫，口不渴或咽干口渴，形寒肢冷或烦热，舌质淡或偏红，或紫黯，脉沉细或细数	补肺纳肾，降气化痰	**平喘固本汤** **苏子降气汤**（病久，阴盛阳虚，发作频繁，发时痰鸣如鼾，声低，气短不足以息，咳痰清晰，面色苍白，汗出肢冷，舌苔淡白，脉沉细等）
	喘脱危证	哮病反复久发，喘息鼻煽，张口抬肩，气短息促，烦躁，昏蒙，面青，四肢厥冷，汗出如油，脉细数不清，或浮大无根，舌质青黯，苔腻或滑	补肺纳肾，扶正固脱	**回阳救急汤合生脉饮**
缓解期	**肺脾气虚证**	气短声低，喉中时有轻度哮鸣，痰多质稀，色白，自汗，怕风，常易感冒，倦怠无力，食少便溏，舌质淡，苔白，脉细弱	健脾益气，补土生金	六君子汤（16/05/08）
	肺肾两虚证	短气息促，动则为甚，吸气不利，咳痰质黏起沫，脑转耳鸣，腰酸腿软，心慌，不耐劳累。或五心烦热，颧红，口干，舌质红少苔，脉细数；或畏寒肢冷，面色苍白，舌苔淡白，质胖，脉沉细	补肺纳肾	**生脉地黄汤** 合金水六君煎（13X）

表 4　哮病分型论治（“十三五”）

病证	辨证分型	临床表现	治法	代表方
发作期	**寒哮**	喉中哮鸣如水鸡声，呼吸急促，喘憋气逆，胸膈满闷如塞，咳不甚，痰少咳吐不爽，色白而多泡沫，口不渴或渴喜热饮，形寒怕冷，天冷或受寒易发，面色青晦，舌苔白滑，脉弦紧或浮紧	宣肺散寒，化痰平喘	射干麻黄汤（长于降逆平喘，用于哮鸣喘咳，表证不著者）（93/99/11/12X/16/18） **或小青龙汤**（表寒里饮） 苏子降气汤（阴盛阳虚，上实下虚喘证）（98/03）
	热哮	喉中痰鸣如吼，喘而气粗息涌，胸高胁胀，咳呛阵作，咳痰色黄或白，黏浊稠厚，排吐不利，口苦，口渴喜饮，汗出，面赤，或有身热，甚至有好发于夏季者，舌苔黄腻，质红，脉滑数或弦	清热宣肺，化痰定喘	定喘汤（长于清化痰热，用于痰热郁肺，表证不著者）（01） **或越婢加半夏汤**（肺热内郁，外有表证者）（17X）
缓解期	**肺虚证**	喘促气短，语声低微，面色㿠白，自汗畏风；咳痰清稀色白，多因气候变化而诱发，发前喷嚏频作，鼻塞流清涕；舌淡苔白，脉细弱或虚大	补肺益气	玉屏风散
	脾虚证	倦怠无力，食少便溏，面色萎黄无华；痰多而黏，咳吐不爽，胸脘满闷，恶心纳呆；或食油腻易腹泻，每因饮食不当而诱发；舌质淡，苔白滑或腻，脉细弱	健脾益气	六君子汤 三子养亲汤（中虚喘哮，痰壅气滞者） 补中益气汤加减（脾虚气陷，少气懒言者）
	肾虚证	平素息促气短，动则为甚，呼多吸少，咳痰质黏起沫，脑转耳鸣，腰酸腿软，心慌，不耐劳累；或五心烦热，颧红，口干；或畏寒肢冷，面色苍白；舌淡苔白质胖，或舌红少苔，脉沉细或细数	补肾纳气	金匮肾气丸或七味都气丸

四、喘证

【病机】①实证：肺失宣肃，肺气上逆；②虚证：肺肾两虚，气失所主，肾失摄纳（91/98/03/05）。

【病位】肺、肾、肝、脾（孤阳欲脱可及心——面色、唇舌、指甲青紫，甚则喘汗致脱）（96/07）。

【治疗原则】实喘：祛邪利气；虚喘：培补摄纳。

【实喘与虚喘的鉴别】★实喘：呼吸深长，呼出为快，气粗声高，伴痰鸣咳嗽，脉数有力；虚喘：呼吸短促，深吸为快，气怯声低，少痰鸣咳嗽，脉浮大中空（14X）。喘证分型论治见表5。

【转归】咳嗽、痰饮、喘证可转为肺胀。

（一）鉴别诊断

1. 哮病与喘证

①临床表现：哮病和喘证都有呼吸急促、困难的表现。哮必兼喘，但喘未必兼哮。哮指声响言，喉中有哮鸣声，是一种反复发作的独立性疾病；喘指气息言，为呼吸气促困难，是多种肺系急慢性疾病的一个症状。

②概念：哮病是一种发作性的痰鸣气喘疾患。发时喉中有哮鸣声，呼吸气促困难，甚则喘息不能平卧。喘即气喘、喘息。喘证是以呼吸困难，甚至张口抬肩，鼻翼扇动，不能平卧为临床特征的病证。

③病因病理：哮病的病因有外邪侵袭、饮食不当、体虚病后，发作时的基本病理变化为"伏痰"遇感引触，痰随气升，气因痰阻，互相搏结，壅塞气道，肺管狭窄，通畅不利，肺气宣降失常，引动停积之痰，而致痰鸣如吼，气息喘促。喘证多由外邪侵袭，饮食不当，情志所伤，劳欲久病等原因。病理性质有虚实之分，实喘在肺，为外邪、痰浊、肝郁气逆、邪壅肺气、宣降不利所致；虚喘责之肺、肾两脏，因阳气不足，阴精亏耗，而致肺肾出纳失常，且尤以气虚为主。

2. 实喘与虚喘

①喘证的辨证首当分清虚实：实喘者呼吸深长有余，呼出为快，气粗声高，伴有痰鸣咳嗽，脉数有力，病势多急；虚喘者呼吸短促难续，深吸为快，气怯声低，少有痰鸣咳嗽，脉象微弱或浮大中空，病势徐缓，时轻时重，遇劳则甚。实喘当辨外感内伤，虚喘当辨病变脏器。

②喘证的治疗应分清虚实邪正：实证治肺，以祛邪利气为主，区别寒、热、痰、气的不同，分别采用温化宣肺、清化肃肺、化痰理气的方法。虚喘以培补摄纳为主，或补肺，或健脾，或补肾，阳虚则温补，阴虚则滋养。

③病理性质有虚实之分：实喘在肺，为外邪、痰浊、肝郁气逆、邪壅肺气、宣降不利所致；虚喘责之肺、肾两脏，因阳气不足，阴精亏耗，而致肺肾出纳失常，且尤以气虚

为主。

④证治分类：注意证型、治法、方药的不同。

（二）转化联系

1. 咳嗽与喘证

喘证可兼有咳嗽，主要以呼吸困难，甚则张口抬肩、鼻翼煽动、不能平卧为特征。咳嗽日久不愈，可转变为喘证。

2. 哮病与喘证

哮指声响言，为喉中有哮鸣音，是一种反复发作的疾病；喘指气息言，为呼吸气促困难，是多种急慢性疾病的一个症状。哮必兼喘，喘未必兼哮。哮病久延可发展成为经常性的痰喘，故可列入喘证范围。

表 5　喘证分型论治

病证	辨证分型	临床表现	治法	代表方
实喘	风寒壅肺	喘息咳逆，呼吸急促，胸部胀闷，痰多稀薄而带泡沫，色白质黏，常有头痛，恶寒，或有发热，口不渴，无汗，苔薄白而滑，脉浮紧	宣肺散寒	麻黄汤合华盖散 桂枝加厚朴杏子汤（得汗而喘不平） 小青龙汤（表寒里饮，痰液清稀多泡沫）（94）
	表寒肺热	喘逆上气，胸胀或痛，息粗，鼻煽，咳而不爽，吐痰稠粘，伴形寒，身热，烦闷，身痛，有汗或无汗，口渴，苔薄白或罩黄，舌边红，脉浮数或滑	解表清里，化痰平喘	麻杏石甘汤（15）
	痰热郁肺	喘咳气涌，胸部胀痛，痰多质黏色黄，或夹有血色，伴胸中烦闷，身热，有汗，口渴而喜冷饮，面赤，咽干，小便赤涩，大便或秘，舌质红，舌苔薄黄或腻，脉滑数	清热化痰，宣肺平喘（01）	桑白皮汤（08/09/15/16）
	痰浊阻肺	喘而胸满闷塞，甚则胸盈仰息，咳嗽，痰多黏腻色白，咯吐不利，兼有呕恶，食少，口黏不渴，舌苔白腻，脉象滑或濡	祛痰降逆，宣肺平喘（01/05/07）	二陈汤合三子养亲汤
	肺气郁痹（肝气犯脾）	每遇情志刺激而诱发，发时突然呼吸短促，息粗气憋，胸闷胸痛，咽中如窒，但喉中痰鸣不著，或无痰声。平素常多忧思抑郁，失眠，心悸。苔薄，脉弦	开郁降气平喘（04）	五磨饮子（01/06/18）
	水饮凌心	喘咳气逆，倚息难于平卧，咳痰稀白，心悸，全身浮肿，尿少；怯寒肢冷，面色瘀暗，唇甲青紫；舌淡胖或胖暗，或有瘀斑、瘀点，舌下青筋显露，苔白滑，脉沉细或涩	温阳利水，泻肺平喘	真武汤合葶苈大枣泻肺汤 全身浮肿者，可合五皮饮治疗
虚喘（20X）	肺气虚耗	喘促短气，气怯声低，喉有鼾声，咳声低弱，痰吐稀薄，自汗畏风，或见咳呛，痰少质黏，烦热而渴，咽喉不利，面颧潮红，舌质淡红或有苔剥，脉软弱或细数（91）	补肺益气养阴（93）	生脉散合补肺汤（08） 补中益气汤（中气虚弱，肺脾同病：食少便溏，腹中气坠）
	肾虚不纳	喘促日久，动则喘甚，呼多吸少，气不得续，形瘦神惫，跗肿，汗出肢冷，面青唇紫，舌淡苔白或黑而润滑，脉微细或沉弱；或见喘咳，面红烦躁，口咽干燥，足冷，汗出如油，舌红少津，脉细数	补肾纳气（93/03/10X/17）	金匮肾气丸合参蛤散（肾阳虚）（10X/16/17） 七味都气丸合生脉散（肾阴虚）（10X） 苏子降气汤（上实下虚喘咳） 真武汤（阳虚水泛）（94）
	正虚喘脱	喘逆剧甚，张口抬肩，鼻扇气促，端坐不能平卧，稍动则咳喘欲绝，或有痰鸣，心慌动悸，烦躁不安，面青唇紫，汗出如珠，肢冷，脉浮大无根，或见歇止，或模糊不清	扶阳固脱，镇摄肾气（17）	参附汤送服黑锡丹，配合蛤蚧粉

五、肺痈

【概念】临床以咳嗽、胸痛、发热、口吐腥臭浊痰，甚则脓血相兼为主症（01）。

【历史沿革】肺痈病名首见于《金匮要略》。

【病因】感受风热、痰热素盛。

【病机】热盛血瘀（91）。

【表现】顺证：溃后声音清朗，脓血稀而渐少，腥臭味转淡，饮食知味，胸胁稍痛，身体不热，坐卧如常，脉象缓滑。逆证：溃后音嗄无力，脓血如败卤，腥臭异常，气喘，鼻翕，胸痛，坐卧不安，饮食少进，身热不退，颧红，爪甲青紫带弯，脉短涩或弦急——肺叶腐败之恶候（15X）。溃脓期是病情顺逆的转折点（18）。肺痈分型论治见表6。

鉴别诊断

风热咳嗽与肺痈

二者均可出现咳嗽、黄痰，但肺痈以咳嗽、胸痛、发热、咳吐大量腥臭脓血痰为特征。由于肺痈初期与风温极为类似，故应注意两者之间的区别。风温起病多急，以发热、咳嗽、烦渴或伴气急胸痛为特征，与肺痈初期颇难鉴别，但肺痈之振寒，咯吐浊痰明显，喉中有腥味是其特点，特别是风温经正确及时治疗后，多在气分而解，如经一周身热不退，或退而复生，咯吐浊痰，应进一步考虑肺痈之可能。

六、肺痿

【概念】临床以咳吐浊唾涎沫为主症。

【病因／病理性质】①肺燥津伤（虚热）；②肺气虚冷（虚寒）。

【辨证要点】寒热，即阴阳（虚寒和虚热之分）（93/94）。肺痿分型论治见表7。

【治疗原则】以补肺生津为原则。虚热证，治当生津清热，以润其枯；虚寒证，治当温肺益气，而摄涎沫。

表 6　肺痈分型论治

病证	辨证分型（93）	临床表现	治法	代表方
肺痈	初期	恶寒发热，咳嗽，咯白色黏痰，痰量日益增多，胸痛，咳则痛甚，呼吸不利，口干鼻燥，舌苔薄黄，脉浮数而滑	疏风散热，清肺化痰（07/09/16）	**银翘散**
	成痈期（热蕴血瘀）（17）	身热转甚，时时振寒，继则壮热，汗出烦躁，咳嗽气急，胸满作痛，转侧不利，咳吐浊痰，呈黄绿色，自觉喉间有腥味，口干咽燥，舌苔黄腻，脉滑数	清肺解毒，化瘀消痈（97/04/11）	**千金苇茎汤合如金解毒散**
	溃脓期	咳吐大量脓痰，或如米粥，或痰血相兼，腥臭异常，有时咯血，胸中烦满而痛，甚则气喘不能卧，身热面赤，烦渴喜饮，舌苔黄腻，舌质红，脉滑数或数实（14）	排脓解毒（95/11/14）	加味桔梗汤（96/02/06） **桔梗白散**（胸部胀满，喘不得卧，大便秘结——形证俱实）
	恢复期	身热渐退，咳嗽减轻，咯吐浓痰渐少，臭味亦淡，痰液转为清稀，精神渐振，食纳好转。或有胸胁隐痛，难以平卧，气短，自汗盗汗，低烧，午后潮热，心烦，口燥咽干，面色无华，形体消瘦，精神萎靡，舌质红或淡红，苔薄，脉细或细数无力。或见咳嗽，咯吐脓血痰日久不净，或痰液一度清稀而复转臭浊，病情时轻时重，迁延不愈	清养补肺 益气养阴清肺（十三五）	**沙参清肺汤**（恢复期调治之方）（20X） 桔梗杏仁煎（正虚邪恋者较宜）（08X/20X） 沙参清肺汤合竹叶石膏汤（十三五）

表 7　肺痿分型论治

病证	辨证分型	临床表现	治法	代表方
肺痿	**虚热**	咳吐浊唾涎沫，其质较黏稠，或咳痰带血，咳声不扬，甚则音嗄，气急喘促，口渴咽燥，午后潮热，形体消瘦，皮毛干枯，舌红而干，脉虚数	滋阴清热，润肺生津（17）	麦门冬汤合清燥救肺汤（前者润肺生津，降逆下气；后方养阴润肺，清金降火）（04/11/14）
	虚寒	咯吐涎沫，其质清稀量多，不渴，短气不足以息，头眩，神疲乏力，食少，形寒，小便数，或遗尿，舌质淡，脉虚弱	温肺益气	**甘草干姜汤**（甘辛合用，甘以滋液，辛以散寒） **生姜甘草汤**（补脾助肺，益气生津）

七、肺痨

【概念】以咳嗽、咯血、潮热、盗汗及身体逐渐消瘦等为主要表现（97）。

【历史沿革】①朱丹溪确立了“滋阴降火”的治疗大法；②葛可久《十药神书》为治疗肺痨我国现存的第一部专著（96）；③《医学正传》确立了杀虫与补虚两大治疗原则。肺痨分型论治见表8。

【病因】①感染痨虫；②正气虚弱。

【治疗原则】补虚培元，治痨杀虫（04/11X/16X）。

【病理性质】①阴虚；②可致气阴两虚；③甚则阴损及阳；④病可及心，气虚血瘀（98）。

【预后不良】出现阴阳交亏证候：咳嗽频剧，咳血时作；男子梦遗，女子经闭；大肉瘦削，大骨枯槁；喑哑声嘶，肢浮便清等（91）。

（一）鉴别诊断

1. 肺痈与肺痨

两者都有咳嗽、发热、汗出。肺痈是肺叶生疮，形成脓疡，临床以咳嗽、胸痛、发热、咯吐腥臭浊痰，甚则脓血相兼为主要特征的一种病证。肺痨是由于正气虚弱，感染痨虫，侵蚀肺脏所致，以咳嗽、咯血、潮热、盗汗及形体逐渐消瘦为临床特征，具有传染性的慢性虚弱性疾病，四大主症：咳嗽、咯血、潮热、盗汗。

2. 肺痨与虚劳

在唐代以前，尚未将这两种病证加以区分，一般都统括在虚劳之内。宋代以后，对虚劳与肺痨的区别有了明确的认识。二者相同点：《内经》《金匮要略》将肺痨归属于“虚劳”“虚损”的范围，均有身体日益消瘦，体虚不复、形成劳损的特点；两者鉴别的要点是：

①肺痨系正气不足而被痨虫侵袭所致，主要病位在肺，具有传染性，以阴虚火旺为其病理特点，以咳嗽、咳痰、咯血、潮热、盗汗、消瘦为主要临床症状。是一个独立的慢性传染性疾患，有其发生发展及传变规律。

②虚劳则由多种原因所导致，久虚不复，病程较长，无传染性，以脏腑气、血、阴、阳亏虚为其基本病机，分别出现五脏气、血、阴、阳亏虚的多种症状，病位在五脏，以肾为主，以阴阳亏虚为病理特点，是多种慢性疾病虚损证候的总称。

（二）转化联系

肺痈、肺痨、咳嗽、喘病、哮病与肺痿

①肺痨久嗽，耗伤阴津，虚热内灼，肺痈热毒熏蒸伤阴，消渴津液耗伤，热病邪热伤津，或因误治（汗、吐、下利等）消亡津液，以致热壅上焦，消灼肺津，变生涎沫，肺燥阴竭，肺失濡养，日渐枯萎。

②内伤久咳、久喘、久哮等，耗气伤阳，以致肺虚有寒，气不化津，津反为涎，肺失濡养，痿弱不用。则均可导致肺虚，津气亏损，失于濡养，或肺燥伤津，或肺气虚冷，气不化

津，以致津气亏损，肺失濡养，日渐肺叶枯萎而成肺痿。肺痈与肺痿：肺痿以咳吐唾涎沫为主症，而肺痈以咳则胸痛，吐痰腥臭，甚则咳吐脓血为主症。虽然多为肺中有热，但肺痈属实，肺痿属虚；肺痈失治久延，可以转化为肺痿。

（三）证治规律

肺痨的辨证论治规律

①辨证要点：对于本病的辨证，当辨病变脏器及病理性质。其病变脏器主要在肺，以肺阴虚为主。久则损及脾肾两脏，肺损及脾，以气阴两伤为主；肺肾两伤，元阴受损，则表现阴虚火旺之象；甚则由气虚而致阳虚，表现阴阳两虚之候。同时注意四大主症的主次轻重及其病理特点，结合其他兼症，辨其症候所属。

②治疗原则：治疗当以补虚培元和治痨杀虫为原则，根据体质强弱分清主次，但尤需重视补虚培元，增强正气，以提高抗病能力。调补脏器重点在肺，并应注意脏腑整体关系，同时补益脾肾。治疗大法应根据“主乎阴虚”的病理特点，以滋阴为主，火旺的兼以降火，如合并气虚、阳虚见证者，则当同时兼顾。杀虫主要是针对病因治疗。《医学正传·劳极》提出“一则杀其虫，以绝其根本，一则补其虚，以复其真元”的两大治则。

表 8　肺痨分型论治

病证	辨证分型	临床表现	治法	代表方
肺痨	**初期** **（肺阴亏损）** （18）	干咳，咳声短促，或咯少量黏痰，或痰中带有血丝，色鲜红，胸部隐隐闷痛，午后自觉手足心热，或见少量盗汗，皮肤干灼，口干咽燥，疲倦乏力，纳食不香，苔薄白，边尖红，脉细数	滋阴润肺	月华丸（92/05/08/18） **琼玉膏**（肺肾阴亏证：元气不足，虚劳干咳）
	中期 **（虚火灼肺）**	呛咳气急，痰少质黏，或吐痰黄稠量多，时时咯血，血色鲜红，混有泡沫痰涎，午后潮热，骨蒸，五心烦热，颧红，盗汗量多，口渴心烦，失眠，性情急躁易怒，或胸胁掣痛，男子可见遗精，女子月经不调，形体日益消瘦，舌干而红，苔薄黄而剥，脉细数	滋阴降火	**百合固金汤** **合秦艽鳖甲散**
	中后期 **（气阴耗伤）** （06）	咳嗽无力，气短声低，咳痰清稀色白，量较多，偶或夹血，或咯血，血色淡红，午后潮热，伴有畏风，怕冷，自汗与盗汗可并见，纳少神疲，便溏，面色㿠白，颧红，舌质光淡，边有齿印，苔薄，脉细弱而数	益气养阴	保真汤（92/03/06/17） **参苓白术散**
	晚期 **（阴阳虚损）**	咳逆喘息，少气，咳痰色白有沫，或夹血丝，血色暗淡，潮热，自汗，盗汗，声嘶或失音，面浮肢肿，心慌，唇紫，肢冷，形寒，或见五更泄泻，口舌生糜，大肉尽脱，男子遗精阳痿，女子经闭，苔黄而剥，舌质光淡隐紫，少津，脉微细而数，或虚大无力	滋阴补阳	补天大造丸（10）

八、肺胀

【概念】 多种慢性肺系疾病反复发作迁延不愈，导致肺气胀满，不能敛降的一种病证。主要表现：喘、咳、痰、满、肿、悸、发绀（16X）。

【历史沿革】《内经》首先提出肺胀病名；《证治汇补》分虚实。（07）

《丹溪心法》："肺胀而咳，或左或右不得眠，此痰挟瘀血碍气而病。"病理因素主要是痰、瘀阻碍肺气所致（91）。

【病因】 久病肺虚，感受外邪（93/15X）。

【病机】 肺气胀满，不能敛降（93X）。

【病位】 肺、脾、肾、心（02）。

【病理因素】 痰浊、水饮、血瘀（95/12X/16X）。

【辨证要点】 标实本虚。肺胀分型论治见表9。

【肺胀的危象】 ①心慌心悸；②面唇紫绀；③肢体浮肿；④嗜睡昏迷；⑤惊厥；⑥喘脱；⑦咳、吐、便血等（98X/17X）。

【由感冒诱发的病证】 肺痈、肺胀（93）。

（一）鉴别诊断

肺胀与咳嗽、喘证、痰饮

①咳嗽：咳嗽为主要症状，不伴有喘促。

②肺胀：兼有咳嗽咳痰，但有久患咳、喘、哮等病史，病程长，缠绵难愈，是多种慢性肺系病患反复发作迁延不愈，导致肺气胀满，不能敛降的一种病证。临床表现除喘咳上气外，常伴胸部膨满，胀闷如塞，甚则见唇甲发绀心悸，水肿，昏迷，喘脱等危重证候。

③喘证：以气息言，以呼吸困难，甚至张口抬肩，鼻翼煽动，不能平卧为特征，是多种急、慢性疾病的一个症状，随疾病的治愈不再复发。哮病与喘证病久不愈，可发展为肺胀，肺胀又可见哮、喘之证，肺胀因外感诱发，病情加重时可表现为痰饮病中的"支饮"证。

（二）相关文献

《证治汇补》论肺胀

《证治汇补·咳嗽》：肺胀者，动则喘满，气急息重，或左或右，不得眠者是也，如痰夹瘀血碍气，宜养血以流动乎气，降火以清利其痰，用四物汤加桃仁、枳壳、陈皮、瓜蒌、竹沥。又风寒郁于肺中，不得发越，喘嗽胀闷者，宜发汗以祛邪，利肺以顺气，用麻黄越婢加半夏汤。有停水不化，肺气不得下降者，其症水入即吐，宜四苓散加葶苈、桔梗、桑皮、石膏。有肾虚水枯，肺金不敢下降而胀者，其症干咳烦冤，宜六味丸加麦冬、五味。又有气散而胀者，宜补肺，气逆而胀者，宜降气。当参虚实而施治，若肺胀壅遏，不得眠卧，喘急鼻煽者，难治。清·李用粹《证治汇补·咳嗽》提出对肺胀的辨证施治当分虚实两端，"又有气散而胀者，宜补肺，气逆而胀者，宜降气，当参虚实而施治。"对肺胀的临床辨治有一定的参考价值。

表 9　肺胀分型论治

病证	辨证分型	临床表现	治法	代表方
肺胀	痰浊壅肺	胸膺满闷，短气喘息，稍劳即著，咳嗽痰多，色白黏腻或呈泡沫，畏风易汗，脘痞纳少，倦怠乏力，舌暗，苔薄腻或浊腻，脉小滑	化痰降气，健脾益肺（16）	**苏子降气汤**（偏温，以上盛下虚，寒痰喘咳为宜） **合三子养亲汤** （偏降，以痰浊壅盛，肺实喘满为宜）
	痰热郁肺	咳逆，喘息气粗，胸满，烦躁，目胀睛突，痰黄或白，黏稠难咯，或伴身热，微恶寒，有汗不多，口渴欲饮，溲赤，便干，舌边尖红，苔黄或黄腻，脉数或滑数	清肺化痰，降逆平喘（09）	越婢加半夏汤 或桑白皮汤（08/16）
	痰蒙神窍	神志恍惚，表情淡漠，谵妄，烦躁不安，撮空理线，嗜睡，甚则昏迷，或伴肢体瞤动，抽搐，咳逆喘促，咳痰不爽，苔白腻或黄腻，舌质暗红或淡紫，脉细滑数	涤痰、开窍、息风（06）	涤痰汤（14） **另服安宫牛黄丸或至宝丹**
	外寒内饮	咳逆喘满不得卧，气短气急，咳痰白稀，呈泡沫状，胸部膨满，恶寒，周身酸楚，或有口干不欲饮，面色青暗；舌体胖大，舌质暗淡，舌苔白滑，脉浮紧	温肺散寒，降逆涤痰	小青龙汤 若咳而上气，喉中如有水鸡声，表寒不著者，可用射干麻黄汤。 若饮郁化热，烦躁而喘，脉浮，用小青龙加石膏汤（14）
	痰瘀阻肺	咳嗽痰多，色白或呈泡沫，喉间痰鸣，喘息不能平卧，胸部膨满，憋闷如塞，面色灰白而暗，唇甲紫绀；舌质暗或紫，舌下瘀筋增粗，苔腻或浊腻，脉弦滑	涤痰祛瘀，泻肺平喘	葶苈大枣泻肺汤合桂枝茯苓丸 痰多可加三子养亲汤
	肺脾气虚	咳嗽，痰白泡沫状，少食乏力，自汗怕风，面色少华，腹胀，便溏；舌体胖大、齿痕，舌质淡、舌苔白，脉细或脉缓或弱	补肺健脾，降气化痰	六君子汤合玉屏风散
	肺肾气虚	呼吸浅短难续，声低气怯，甚则张口抬肩，倚息不能平卧，咳嗽，痰白如沫，咯吐不利，胸闷心慌，形寒汗出，或腰膝酸软，小便清长，或尿有余沥，舌淡或黯紫，脉沉细数无力，或有结代	补肺纳肾，降气平喘	**平喘固本汤合补肺汤** **参附汤送服蛤蚧粉或黑锡丹**（喘脱危象者） **皱肺丸**（病情稳定后） **补虚汤合参蛤散**（十二五、十三五）
	阳虚水泛（11）	心悸，喘咳，咳痰清稀，面浮，下肢浮肿，甚则一身悉肿，腹部胀满有水，脘痞，纳差，尿少，怕冷，面唇青紫，苔白滑，舌胖质黯，脉沉细	温肾健脾，化饮利水（11）	真武汤合五苓散（11）

九、心悸

【概念】病人自觉心中悸动、惊惕不安、甚则不能自主的一种病证，多呈阵发性，每因情志波动或劳累过度而发作，且与胸闷、气短、失眠、健忘、眩晕、耳鸣等症同时并见。

【历史沿革】①病名首见于《金匮要略》和《伤寒论》；②成无已《伤寒明理论》“一者气虚，二者停饮也”；③《丹溪心法》提出“责之虚与痰”；④《医林改错》：瘀血内阻。

【病因】外邪、药食、情志、体虚。

【病机】①气血阴阳亏虚，心失所养；②邪扰心神，心神不宁（91/96/11X）。

【病理性质】①气血阴阳虚；②痰火、水饮、瘀血痹阻。心悸分型论治见表10。

【辨证要点】首辨虚实。

【惊悸与怔忡的鉴别】①病因；②发病；③全身状况；④病情；⑤病性。

惊悸：外因，病来速，全身情况好，病势浅而短暂，多实证。怔忡：内因，病来渐，全身情况差，病情较为深重，多虚证或虚中夹实（99）。

（一）鉴别诊断

1. 肺胀与心悸、水肿

①肺胀：是多种慢性肺系疾患反复发作，迁延不愈，导致肺气胀满，不能敛降的一种病证。临床表现为：胸部膨满，憋闷如塞，喘息上气，咳嗽痰多，烦躁，心悸，面色晦暗，或唇甲紫绀，脘腹胀满，肢体浮肿等。其病程缠绵，时轻时重，经久难愈，严重者可出现神昏、痉厥、出血、喘脱等危重证候。

②心悸：指病人自觉心中悸动，惊惕不安，甚则不能自主的一种病证，临床一般多呈发作性，每因情志波动或劳累过度而发作，且常伴胸闷、气短、失眠、健忘、眩晕、耳鸣等症。病情较轻者为惊悸，病情较重者为怔忡，可呈持续性。

③水肿：是体内水液潴留，泛滥肌肤，表现以头面、眼睑、四肢、腹背，甚至全身浮肿为特征的一类病证。

2. 惊悸与怔忡

①心悸可分为惊悸和怔忡。惊悸发病，多与情绪因素有关，可由骤遇惊恐，忧思恼怒，悲哀过极或过度紧张而诱发，多为阵发性，病来虽速，病情较轻，实证居多，病势轻浅，可自行缓解，不发时如常人。

②怔忡多由久病体虚，心脏受损所致，无精神等因素亦可发生，常持续心悸，心中惕惕，不能自控，活动后加重，多属虚证，或虚中夹实，病来虽渐，病情较重，不发时亦可兼见脏腑虚损症状。

③心悸日久不愈，亦可形成怔忡。

（二）转化联系

肺胀与心悸、水肿

①肺胀与心悸：肺胀的病变首先在肺，继则影响脾、肾、后期病及于心。心脉上通于肺，肺气辅佐心脏治理、调节心血的运行，心阳根于命门真火，故肺虚治节失职，或肾虚命门火衰，均可病及于心，使心气、心阳衰竭，甚则可以出现喘脱等危候。痰浊潴肺，病久势深，肺虚不能治理调节心血的运行，“心主”营运过劳，心气、心阳虚衰，无力推动血脉，则血行涩滞，可见心动悸，脉结代。肺胀久病延及阳虚阴盛，气不化津，痰从寒化为饮为水，饮留上焦，凌心则心悸气短。

②肺胀与水肿：若肺病及脾，子盗母气，脾失健运，则可导致肺脾两虚。肺为气之主，肾为气之根，若久病肺虚及肾，金不生水，致肾气衰惫，肺不主气，肾不纳气，则气喘日益加重，呼吸短促难续，吸气尤为困难，动则更甚。而人体津液的运行有赖于肺、脾、肾三脏的运行。肺胀久病延及阳虚阴盛，气不化津，痰从寒化为饮为水，饮溢肌肤则为水肿少尿。

表 10　心悸分型论治

病证	辨证分型	临床表现	治法	代表方
虚证	心虚胆怯	心悸不宁，善惊易恐，坐卧不安，不寐多梦而易惊醒，恶闻声响，食少纳呆，苔薄白，脉细略数或细弦（94）	镇惊定志，养心安神（12/20）	安神定志丸（05/06/20） 平补镇心丹 黄连温胆汤（痰热内扰）（96/15）
	心血不足（98）	心悸气短，头晕目眩，失眠健忘，面色无华，倦怠乏力，纳呆食少，舌淡红，脉细弱（92/07）	补血养心，益气安神	归脾汤（98）
	阴虚火旺	心悸易惊，心烦失眠，五心烦热，口干，盗汗，思虑劳心则症状加重，伴耳鸣腰酸，头晕目眩，急躁易怒，舌红少津，苔少或无，脉象细数（07）	滋阴清火，养心安神	天王补心丹合朱砂安神丸（阴虚火不旺）（93X） **知柏地黄丸**（相火妄动——阴虚火旺）（11X）
	心阳不振	心悸不安，胸闷气短，动则尤甚，面色苍白，形寒肢冷，舌淡苔白，脉象虚弱或沉细无力（94/14）	温补心阳，安神定悸	桂枝甘草龙骨牡蛎汤合参附汤（16）
	水饮凌心	心悸眩晕，胸闷痞满，渴不欲饮，小便短少，或下肢浮肿，形寒肢冷，伴恶心，欲吐，流涎，舌淡胖，苔白滑，脉象弦滑或沉细而滑（04/14）	振奋心阳，化气行水，宁心安神	苓桂术甘汤（脾肾阳虚，水饮内停，上凌于心）（02/08） 真武汤（心肾阳虚，水饮凌心——下肢浮肿）（02/13/15/20）
实证	瘀阻心脉	心悸不安，胸闷不舒，心痛时作，痛如针刺，唇甲青紫，舌质紫暗或有瘀斑，脉涩或结或代	活血化瘀，理气通络	桃仁红花煎合桂枝甘草龙骨牡蛎汤（01/13）
	痰火扰心	心悸时发时止，受惊易作，胸闷烦躁，失眠多梦，口干苦，大便秘结，小便短赤，舌红，苔黄腻，脉弦滑（04）	清热化痰，宁心安神（10）	黄连温胆汤（98/15）

十、胸痹

【概念】胸痹指胸部闷痛，甚则胸痛彻背，短气、喘息不得卧为主症的疾病，轻者仅胸闷如室，呼吸欠畅，重者有胸痛，严重者心痛彻背，背痛彻心。

【历史沿革】①《金匮要略》正式提出胸痹的名称，在治疗上以宣痹通阳为主（96）；②王肯堂《证治准绳》鉴别心痛与胃脘痛，提出用大剂量红花、桃仁、降香、失笑散等治疗死血心痛（92）。

【病因】①寒邪；②饮食；③情志；④劳倦内伤；⑤年迈体虚。

【病机】心脉痹阻（94X/95X/00/05X/09X/16）。

【病位】心、肺、肝、脾、肾。

【辨证要点】首辨标本虚实。胸痹分型论治见表11。

（一）鉴别诊断

胸痹与真心痛

①胸痹：指以胸部闷痛，甚则胸痛彻背，短气、喘息不得卧为主症的一种疾病，轻者仅感胸闷如室，呼吸欠畅，重者则有胸痛，严重者心痛彻背，背痛彻心。

②真心痛：乃胸痹的进一步发展，症见心痛剧烈，甚则持续不解，伴有汗出、肢冷、面白、唇紫、手足青至节、脉微细或结代等危重证候。真心痛的常见发病因素是气滞、寒凝、痰阻、血瘀（16X）。

（二）转化联系

胸痹与心悸

胸痹常伴有心悸，胸痹的主要病机为心脉痹阻，病位在心。胸痹的病机转换可由实致虚，亦可因虚致实，痰踞心胸，胸阳痹阻，病延日久，每可耗气伤阳，向心气不足或阴阳并损证转化，引发心悸。阴寒凝结，气失温煦，非唯暴寒折阳，日久寒邪伤人阳气，亦可向心阳虚衰转化，引发心悸。瘀阻脉络，血行滞涩，瘀血不去，新血不生，留瘀日久，心气痹阻，心阳不振，引发心悸。

（三）相关论述

1.《金匮要略》论胸痹

东汉张仲景《金匮要略》正式提出胸痹的名称，并进行了专门的论述。把病因病机归纳为“阳微阴弦”，即上焦阳气不足，下焦阴寒气盛，认为乃本虚标实之证。在治疗上，根据不同证候，制定了瓜蒌薤白白酒汤等方剂，以取温经散寒，宣痹化湿之效，体现了辨证论治的特点。

2.《医学正传》论九种心痛证治

虞抟：“古方九种心痛，……详其所由，皆在胃脘，而实不在于心也。”“气在上者涌之，清气在下者提之，寒者温之，热者寒之，虚者培之，实者泻之，结者散之，留者行之。”

表 11　胸痹分型论治

病证	辨证分型	临床表现	治法	代表方
标实	心血瘀阻（91）	心胸疼痛，如刺如绞，痛有定处，入夜为甚，甚则心痛彻背，背痛彻心，或痛引肩背，伴有胸闷，日久不愈，可因暴怒、劳累而加重，舌质紫暗，有瘀斑，苔薄，脉弦涩	活血化瘀，通脉止痛（06X/12）	血府逐瘀汤（15/20X） 加桃仁红花煎（心悸者） 丹参饮（血瘀轻证） 人参养营汤合桃红四物汤（气虚血瘀——气短乏力，自汗，脉细弱或结代）（97X） 复方丹参滴丸合速效救心丸（卒然心痛发作）
	气滞心胸	心胸满闷，隐痛阵发，痛有定处，时欲太息，遇情志不遂时容易诱发或加重，或兼有脘腹胀闷，得嗳气或矢气则舒，苔薄或薄腻，脉细弦	疏肝理气，活血通络（06X）	柴胡疏肝散 可合失笑散（胸闷心痛明显，为气滞血瘀之象） 丹栀逍遥散（气郁日久化热，心烦易怒，口干便秘，舌红苔黄，脉弦数） 可加当归芦荟丸（便秘严重者——泻郁火）
	痰浊闭阻	胸闷重而心微痛，痰多气短，肢体沉重，形体肥胖，遇阴雨天而易发作或加重，伴有倦怠乏力，纳呆便溏，咯吐痰涎，舌体胖大且边有齿痕，苔浊腻或白滑，脉滑（01）	通阳泄浊，豁痰宣痹（06X/08/16）	瓜蒌薤白半夏汤合涤痰汤 黄连温胆汤（痰浊郁而化热者）
	寒凝心脉（91）	卒然心痛如绞，心痛彻背，喘不得卧，多因气候骤冷或骤感风寒而发病或加重，伴形寒，甚则手足不温，冷汗自出，胸闷气短，心悸，面色苍白，苔薄白，脉沉紧或沉细（01）	辛温散寒，宣通心阳（03/06X）	枳实薤白桂枝汤合当归四逆汤 乌头赤石脂丸（胸痛剧烈、痛无休止、伴身寒肢冷，气短喘息，脉沉紧或沉微者） 舌下含服苏合香丸（四肢不温，冷汗自出）或麝香保心丸（阴寒极盛，胸痹重证）（93/02X）
本虚	心肾阴虚	心痛憋闷，心悸盗汗，虚烦不寐，腰酸膝软，头晕耳鸣，口干便秘，舌红少津，苔薄或剥，脉细数或促代	滋阴清火，养心和络	天王补心丹合炙甘草汤（10） 酸枣仁汤（阴不敛阳，虚火内扰心神，虚烦不寐者） 左归饮（心肾阴虚，兼见头晕目眩，腰酸肢软，遗精盗汗，心悸不宁，口燥咽干）
	气阴两虚	心胸隐痛，时作时休，心悸气短，动则益甚，伴倦怠乏力，声息低微，面色㿠白，易汗出，舌质淡红，舌体胖且边有齿痕，苔薄白，脉虚细缓或结代	益气养阴，活血通脉（14/18）	生脉散合人参养荣汤（10） 可合炙甘草汤（若脉结代，气虚血少，血不养心）（99）
	心肾阳虚	心悸而痛，胸闷气短，动则更甚，自汗，面色㿠白，神倦怯寒，四肢欠温或肿胀，舌质淡胖，边有齿痕，苔白或腻，脉沉细迟（98）	温补阳气，振奋心阳	参附汤合右归饮（10） 真武汤（阳虚水泛——心悸喘促，不能平卧，小便短少，肢体浮肿） 四逆加人参汤或参附注射液（阳虚欲脱厥逆者）
	正虚阳脱	心胸绞痛，胸中憋闷或有窒息感，喘促不宁，心慌，面色苍白，大汗淋漓，烦躁不安或表情淡漠，重则神识昏迷，四肢厥冷，口开目合，手撒尿遗；脉疾数无力或脉微欲绝	回阳救逆，益气固脱	四逆加人参汤 阴竭阳亡，合生脉散

十一、不寐

【不寐】 不寐是以经常不能获得正常睡眠为特征的一类病证，主要表现为睡眠时间、深度的不足，轻者入睡困难，或寐而不酣，时寐时醒，或醒后不能再寐，重者彻夜不寐，常影响人们的正常工作、生活、学习和健康。不寐在《内经》称为“不得卧”“目不瞑”。

【病因】 饮食不节，情志失常，劳倦、思虑过度，病后、年迈体虚等（99/04X/12X/16X/20X）。

【病机】 阳盛阴衰，阴阳失交（91）。

【病位】 主要在心，与肝、脾、肾有关。

【辨证要点】 首辨虚实。不寐分型论治见表12。

转化联系

心悸与不寐

不寐一证，多为情志所伤、劳逸失调、久病体虚、五志过极、饮食不节等引起阴阳失交、阳不入阴而形成。心悸也可由这些病因导致。心悸与不寐虽属于两种疾病，但临床可以一起出现，因为病机相同，可以相互转化，互为疾病。

十二、癫狂

【癫证】 精神抑郁、表情淡漠、沉默痴呆、语无伦次、静而多喜为特征（92/93/96/02）。

【狂证】 精神亢奋、狂躁不安、喧扰不宁、躁妄打骂、动而多怒为特征。

【历史沿革】 病名最早出自《内经》；《丹溪心法》提出与“痰”有密切联系；《医林改错》开创从瘀论治的先河。

【病因】 ①先天不足；②饮食；③情志。

【病位】 心、肝、胆、脾、胃、肾（11X）。

【病机】 阴阳失调，神机逆乱。癫：痰气郁结，蒙蔽心窍；狂：痰火上扰，心神不安（00/05）。

【病理因素】 气、痰、火、瘀。

【辨证要点】 首辨癫狂，再辨虚实。癫狂分型论治见表13。

表 12　不寐分型论治

病证	辨证分型	临床表现	治法	代表方
实证	肝火扰心	不寐多梦，甚则彻夜不眠，急躁易怒，伴头晕头胀，目赤耳鸣，口干而苦，不思饮食，便秘溲赤，舌红苔黄，脉弦而数	疏肝泻火，镇心安神	龙胆泻肝汤（05/08/09X/16X） 当归龙荟丸（肝郁化火重证，彻夜不眠）（09X/15）
	痰热扰心	心烦不寐，胸闷脘痞，泛恶嗳气，伴口苦，头重，目眩，舌偏红，苔黄腻，脉滑数	清化痰热，和中安神	黄连温胆汤（17） **半夏秫米汤加神曲、山楂、莱菔子**（痰食阻滞，胃中不和） **礞石滚痰丸**（彻夜不眠，痰热重大便不通）
虚证	阴虚火旺（91）	心烦不寐，心悸不安，头晕，耳鸣，健忘，腰酸梦遗，五心烦热，口干津少，舌红，脉细数	滋阴降火，养心安神	黄连阿胶汤合朱砂安神丸（01/06）
	心肾不交	心烦不寐，入睡困难，心悸多梦，伴头晕耳鸣，腰膝酸软，潮热盗汗，五心烦热，咽干少津，男子遗精，女子月经不调，舌红少苔，脉细数	滋阴降火，交通心肾	六味地黄丸合交泰丸（11） **天王补心丹**（心阴不足为主者，滋阴养血，补心安神）
	心脾两虚	不易入睡，多梦易醒，心悸健忘，神疲食少，伴头晕目眩，四肢倦怠，腹胀便溏，面色少华，舌淡苔薄，脉细无力	补益心脾，养血安神	归脾汤（07/12X） **养心汤**
	心胆气虚	虚烦不寐，触事易惊，终日惕惕，胆怯心悸，伴气短自汗，倦怠乏力，舌淡，脉弦细	益气镇惊，安神定志	安神定志丸合酸枣仁汤（93/00/07） 酸枣仁汤（血虚阳浮，虚烦不寐）（92/95/06/07） **归脾汤**（病后虚烦不寐，老年夜寐早醒，属气血不足） 琥珀多寐丸（血虚肝热不寐）（92）

表 13 癫狂分型论治

病证	辨证分型（91X/16/17X）	临床表现	治法	代表方
癫证（17X）	痰气郁结	精神抑郁，表情淡漠，沉默痴呆，时时太息，言语无序，或喃喃自语，多疑多虑，喜怒无常，秽洁不分，不思饮食，舌红苔腻而白，脉弦滑	理气解郁，化痰醒神（03X/20X）	逍遥散合顺气导痰汤（08） **控涎丹**（伏痰较甚） **先以苏合香丸继以四七汤**＋胆星、郁金、石菖蒲等（痰迷心窍——深思迷惘，表情呆钝，言语错乱） **温胆汤**（＋黄连）**合白金丸**（痰郁化热，痰热交蒸）
	心脾两虚	神思恍惚，魂梦颠倒，心悸易惊，善悲欲哭，肢体困乏，饮食锐减，言语无序，舌淡，苔薄白，脉沉细无力	健脾益气，养心安神（11/16/20X）	**养心汤**（重养心安神）**合越鞠丸**（重行气解郁） 甘麦大枣汤（或合养心汤）（11）
	气虚痰结	情感淡漠，不动不语，甚至呆若木鸡，目瞪如愚，傻笑自语，灵机混乱，妄闻妄见，自责自罪，面色萎黄，食少便溏；舌淡苔白腻，脉细滑或细弱	益气健脾，涤痰宣窍	四逆加人参汤四君子汤合涤痰汤
狂证（16）	**痰火扰神**	起病先有性情急躁，头痛失眠，两目怒视，面红目赤，突然狂乱无知，骂詈号叫，不避亲疏，逾垣上屋，或毁物伤人，气力逾常，不食不眠，舌质红绛，苔多黄腻或黄燥而垢，脉弦大滑数	清心泻火，涤痰醒神（07X/16X）	生铁落饮（01） 加减承气汤（阳明热盛，大便秘结）（12） 温胆汤合朱砂安神丸（神志较清，痰热未尽，心烦不寐）（12） 礞石滚痰丸合安宫牛黄丸（痰火壅盛）（02）
	痰热瘀结	癫狂日久不愈，面色晦滞而秽，情绪躁扰不安，多言不序，恼怒不休，甚至登高而歌，弃衣而走，妄见妄闻，妄思离奇，头痛，心悸而烦，舌质紫暗，有瘀斑，少苔或薄黄苔干，脉弦细或细涩	豁痰化瘀，调畅气血	**癫狂梦醒汤** **大黄䗪虫丸**（蓄血内结者） **白金丸**（化顽痰，祛恶血——不饥不食者）
	火盛阴伤	癫狂久延，时作时止，势已较缓，妄言妄为，呼之已能自制，但有疲惫之象，寝不安寐，烦惋焦躁，形瘦，面红而秽，口干便难，舌尖红无苔，有剥裂，脉细数	育阴潜阳，交通心肾	**二阴煎**（滋阴降火，安神宁心——阴虚火旺证）合**琥珀养心丹**（滋养肾阴，镇惊安神——心肾不足证） **加朱砂安神丸**（心火亢盛者）（15） **加孔圣枕中丹**（睡不安稳者）

十三、痫病

【痫病】★痫病是一种反复发作性神志异常的病证，亦称“癫痫”，俗称“羊痫风”。临床以突然意识丧失，甚则仆倒，不省人事，强直抽搐，口吐涎沫，两目上视或口中怪叫（如作猪羊叫声），移时苏醒，一如常人为特征（98）。

【病因】①先天；②外伤；③饮食；④情志；⑤劳累过度（13X）。

【病机】脏腑失调，痰浊阻滞，气机逆乱，风阳内动所致（10）。

【病理】病理因素总以痰为主，与脑、心、肝、脾、肾有关，虚实夹杂；主要病理基础为肝脾肾损伤（03/04）。

【辨证论治】①病性：风、痰、热、瘀；②病情轻重。痫病分型论治见表14、表15。

【注意】痫证的分期：发作期、休止期。

鉴别诊断

癫、狂、痫证

①癫狂与痫病均为神志异常疾病。

②癫者静，狂者动；癫者多喜，狂者多怒。痫证平素如常人，发则眩仆倒地，昏不知人，常伴见口吐涎沫，两目直视，四肢抽搐，或口中发出猪羊叫声等候，临床上不难区别。

③癫的基本病机：痰气郁结，蒙蔽神机。病变脏腑以心、脾为主。病理属性阴。沉静独处，言语支离，畏见生人或哭或笑，声低气怯，抑郁性精神失常。

④狂证的基本病机：痰火上扰，神明先主。以心、肝为主。病理属性阳。躁动狂乱，气力倍常，呼号詈骂，声音多亢，兴奋性精神失常。

⑤痫证的基本病机：风、火、气、痰、瘀蒙蔽心窍，壅塞经络，气机逆乱，元神失控。病位在脑，与心肝、脾关系密切。大发作时，突然昏倒，不省人事，两目上视，四肢抽搐，口中有吼叫声；小发作时症状较轻，历时短。

十四、痴呆

【病因】①年迈体虚；②情志；③久病（14X）。

【病机】①髓海失充，脑失所养（15）；②气、火、痰、瘀诸邪内阻，上扰清窍（14X）。

【病位】主要在脑，涉及心、肝、脾、肾。

【辨证要点】分清虚实。痴呆分型论治见表16、表17。

表 14　痫病分型论治

病证	辨证分型（16）	临床表现	治法	代表方
痫病（16）	**风痰闭阻**	发病前常有眩晕，头昏，胸闷，乏力，痰多，心情不悦。发作呈多样性，或见突然跌倒，神志不清，抽搐吐涎，或伴尖叫与二便失禁，或短暂神志不清，双目发呆，茫然所失，谈话中断，持物落地，或精神恍惚而无抽搐，舌质红，苔白腻，脉多弦滑有力（91）	涤痰息风，开窍定痫（92/97）	定痫丸（11）
	痰火扰神	发作时昏仆抽搐，吐涎，或有吼叫，平时急躁易怒，心烦失眠，咳痰不爽，口苦咽干，便秘溲黄，病发后，症情加重，彻夜难眠，目赤，舌红，苔黄腻，脉弦滑而数	清热泻火，化痰开窍（97/07）	**龙胆泻肝汤合涤痰汤**（18） 竹沥达痰丸（痰火壅实，大便秘结）（07/16）
	瘀阻脑络（91/20）	平素头晕头痛，痛有定处，常伴单侧肢体抽搐，或一侧面部抽动，颜面口唇青紫，舌质暗红或有瘀斑，舌苔薄白，脉涩或弦。多继发于颅脑外伤、产伤、颅内感染性疾患后，或先天脑发育不全	活血化瘀，息风通络	**通窍活血汤**
	心脾两虚	反复发痫，神疲乏力，心悸气短，失眠多梦，面色苍白，体瘦纳呆，大便溏薄，舌质淡，苔白腻，脉沉细而弱	补益气血，健脾宁心	**六君子汤合归脾汤**
	心肾亏虚	痫病频发，神思恍惚，心悸，健忘失眠，头晕目眩，两目干涩，面色晦暗，耳轮焦枯不泽，腰膝酸软，大便干燥，舌质淡红，脉沉细而数（05/20）	补益心肾，潜阳安神	左归丸合天王补心丹（08） **河车大造丸**（偏于肾虚者） **甘麦大枣汤**（痫证日久，神志恍惚，恐惧，抑郁，焦虑）

表 15 痫病分型论治（"十三五"）

病证	辨证分型	临床表现	治法	代表方
发作期	阳痫	突然昏仆，不省人事，面色潮红、紫红，继之转为青紫或苍白，口唇青紫，牙关紧闭，两目上视，项背强直，四肢抽搐，口吐涎沫，或喉中痰鸣，或发怪叫，甚则二便自遗，移时苏醒；病发前多有眩晕，头痛而胀，胸闷乏力。喜欠伸等先兆症状；平素多有情绪急躁，心烦失眠，口苦咽干，便秘尿黄等症；舌质红，苔白腻或黄腻，脉弦数或弦滑	急以开窍醒神，继以泻热涤痰息风	黄连解毒汤合定痫丸 热甚者可选用安宫牛黄丸或紫雪丹
	阴痫	突然昏仆，不省人事，面色晦暗青灰而黄，手足清冷，双眼半开半合，肢体拘急；或抽搐时作，口吐涎沫，一般口不啼叫，或声音微小，醒后周身疲乏，或如常人，或仅表现为一过性呆木无知，不闻不见，不动不语，数秒至数分钟即可恢复，恢复后对上述症状全然不知，多则一日数次或十数次发作，平素多见神疲乏力，恶心泛呕，胸闷咳痰，纳差便溏等症；舌质淡，苔白腻，脉多沉细或沉迟	急以开窍醒神，继以温化痰涎，顺气定痫	五生饮合二陈汤
休止期	肝火痰热	平时急躁易怒，面红耳赤，心烦失眠，咳痰不爽，口苦咽干，便秘溲黄；发作时昏仆抽搐，吐涎，或有吼叫；舌红，苔黄腻，脉弦滑而数	清肝泻火，化痰宁心（20X）	龙胆泻肝汤合涤痰汤
	脾虚痰盛	平素神疲乏力，少气懒言，胸脘痞闷，纳差便溏；发作时面色晦滞或㿠白，四肢不温，蜷卧拘急，呕吐涎沫，叫声低怯；舌质淡，苔白腻，脉濡滑或弦细滑	健脾化痰（20X）	六君子汤 心脾气血两虚者，合归脾汤加减：若精神不振，久而不复，宜服河车大造丸。
	肝肾阴虚	痫证频发，神思恍惚，面色晦暗，头晕目眩，伴两目干涩，耳轮焦枯不泽，健忘失眠，腰膝酸软，大便干燥；舌红，苔薄白或薄黄少津，脉沉细数	滋养肝肾，填精益髓（20X）	大补元煎 若神思恍惚，持续时间长——酸枣仁汤 恐惧、焦虑、忧郁者——甘麦大枣汤 若水不制火，心肾不交——交泰丸
	瘀阻脑络	平素头晕头痛，痛有定处，常伴单侧肢体抽搐，或一侧面部抽动，颜面口唇青紫；舌质暗红或有瘀斑，舌苔薄白，脉涩或弦。多继发于中风、颅脑外伤、产伤、颅内感染性疾患后	活血化瘀，息风通络	通窍活血汤

表 16　痴呆分型论治

病证	辨证分型	临床表现	治法	代表方
痴呆（10X）	**髓海不足**（15/17）	智能减退，记忆力、计算力、定向力、判断力明显减退，神情呆钝，词不达意，头晕耳鸣，懈惰思卧，齿枯发焦，腰酸骨软，步履艰难，舌瘦色淡，苔薄白，脉沉细弱	补肾益髓，填精养神（16/17）	七福饮（17）
	脾肾两虚	表情呆滞，沉默寡言，记忆减退，失认失算，口齿含糊，词不达意，伴腰膝酸软，肌肉萎缩，食少纳呆，气短懒言，口涎外溢，或四肢不温，腹痛喜按，鸡鸣泄泻，舌质淡白，舌体胖大，苔白，或舌红，苔少或无苔，脉沉细弱，双尺尤甚	补肾健脾，益气生精	**还少丹**
	痰浊蒙窍	表情呆钝，智力衰退，或哭笑无常，喃喃自语，或终日无语，呆若木鸡，伴不思饮食，脘腹胀痛，痞满不适，口多涎沫，头重如裹，舌质淡，苔白腻，脉滑	豁痰开窍，健脾化浊（16）	**涤痰汤** **转呆汤**（肝郁化火——心烦躁动，言语颠倒，歌笑不休，甚至反喜污秽或喜食炭灰） **半夏白术天麻汤**（风痰瘀阻——眩晕或头痛，失眠或嗜睡，或肢体麻木发作，肢体无力或肢体僵直，脉弦滑）
	瘀血内阻	表情迟钝，言语不利，善忘，易惊恐，或思维异常，行为古怪，伴肌肤甲错，口干不欲饮，双目晦暗，舌质暗或有瘀点瘀斑，脉细涩	活血化瘀，开窍醒脑（16）	**通窍活血汤** **补阳还五汤**（以气虚血瘀为主） **血府逐瘀汤**（以气滞血瘀为主）
	心肝火旺	急躁易怒，善忘，言行颠倒，伴眩晕头痛，面红目赤，心烦失眠，口干咽燥，口臭生疮，尿黄，便秘，舌红，苔黄，脉弦数	清热泻火，安神定志	**黄连解毒汤**

表 17　痴呆分型论治（"十三五"）

病证	辨证分型	临床表现	治法	代表方
平台期	**髓海不足**（15/17）	智能减退，记忆力、计算力、定向力、判断力明显减退，神情呆钝，词不达意，头晕耳鸣，懈惰思卧，齿枯发焦，腰酸骨软，步履艰难，舌瘦色淡，苔薄白，脉沉细弱	补肾益髓，填精养神（16/17）	七福饮（17）
	脾肾两虚	表情呆滞，沉默寡言，记忆减退，失认失算，口齿含糊，词不达意，伴腰膝酸软，肌肉萎缩，食少纳呆，气短懒言，口涎外溢，或四肢不温，腹痛喜按，鸡鸣泄泻，舌质淡白，舌体胖大，苔白，或舌红，苔少或无苔，脉沉细弱，双尺尤甚	补肾健脾，益气生精	**还少丹**
	气血不足	善忘茫然，找词困难，不识人物，言语颠倒；多梦易惊，少言寡语；倦息少动，面唇无华，爪甲苍白；纳呆食少，大便溏薄；舌淡苔白，脉细弱	益气健脾，养血安神	**归脾汤**
波动期	**痰浊蒙窍**	表情呆钝，智力衰退，或哭笑无常，喃喃自语，或终日无语，呆若木鸡，伴不思饮食，脘腹胀痛，痞满不适，口多涎沫，头重如裹，舌质淡，苔白腻，脉滑	豁痰开窍，健脾化浊（16）	**涤痰汤** **转呆汤**（肝郁化火——心烦躁动，言语颠倒，歌笑不休，甚至反喜污秽或喜食炭灰） **半夏白术天麻汤**（风痰瘀阻——眩晕或头痛，失眠或嗜睡，或肢体麻木发作，肢体无力或肢体僵直，脉弦滑）
	瘀阻脑络	喜忘，神呆不慧或不语，反应迟钝，动作笨拙，或妄思离奇；头痛难愈，面色晦暗；常伴半身不遂，口眼歪斜，偏身麻木，言语不利；舌紫瘀斑，脉细弦或沉	活血化瘀，通窍醒神	通窍活血汤
	心肝火旺	急躁易怒，善忘，言行颠倒，伴眩晕头痛，面红目赤，心烦失眠，口干咽燥，口臭生疮，尿黄，便秘，舌红，苔黄，脉弦数	清心平肝，安神定志	天麻钩藤饮 黄连解毒汤或安宫牛黄丸
下滑期	**热毒内盛**	无欲无语，迷蒙昏睡，不识人物；神呆遗尿，或二便失禁，身体蜷缩不动，躁扰不宁，甚则狂越，或谵语妄言；肢体僵硬，或颤动，或痫痉，舌红绛少苔，苔黏腻浊，或腐秽厚积，脉数	清热解毒，通络达邪	黄连解毒汤 若痰迷热闭，神惫如寐，合用至宝丹 若脾肾虚极，知动失司，合用还少丹 若火毒内盛，形神失控，合用安宫牛黄丸 若阴虚内热，虚极生风，合紫雪丹

十五、厥证

【厥证】以突然昏倒，不省人事，四肢厥冷为主要表现（15X）。

【病因】①情志；②饮食；③体虚；④亡血失津。（18X）

【病机】气机突然逆乱，升降乖戾，气血运行失常（97）。厥证分型论治见表18-1，厥证鉴别诊断见表18-2。

【病位】心、肝、脾、肾。

【病理】阴阳失调，气机逆乱（91）。

十六、胃痛

【历史沿革】《医学正传》论九种心痛，古论心痛实为胃痛；《四明心法》论吐酸病理：吐酸一证，虽分寒热两端，总之治肝为根本。

【病因】①寒邪；②饮食；③肝气犯胃；④脾胃虚弱（91X/96X）。

【病机】①胃气阻滞，不通则痛；②胃失濡养，不荣则痛（01X）。

【辨证要点】应辨虚实寒热，在气在血，还应辨兼夹证。胃痛分型论治见表19。

【病位】胃、肝、脾。

【病理因素】气滞、寒凝、热郁、湿阻、血瘀。

鉴别诊断

1. 胸痹与胃痛

①胸痹是指以胸部闷痛，甚则胸痛彻背，喘息不得卧为主症的一种疾病，轻者仅感胸闷如窒，呼吸欠畅，重者则有胸痛，严重者心痛彻背，背痛彻心。

②胃痛，又称胃脘痛，是以上腹胃脘部近心窝处疼痛为主症的病证。

③胸痹不典型者，其疼痛可在胃脘部，极易混淆。但胸痹以闷痛为主，为时极短，虽与饮食有关，但休息、服药常可缓解。胃脘痛与饮食相关，以胀痛为主，局部有压痛，持续时间较长，常伴有泛酸，嘈杂，嗳气，呃逆等胃部症状。

2. 胃痛和真心痛

①胃痛又称胃脘痛，指上腹部近心窝处疼痛为主，病变部位在胃。

②真心痛多见于老年人，以胸膺疼痛，动辄加重，常伴心悸气短，汗出肢冷，病情危急。如《灵枢·厥病》："真心痛，手足青至节，心痛甚，旦发夕死，夕发旦死。"其病机为心脉痹阻，病变部位，疼痛程度与特征，伴随症状及其预后，与胃痛有明显的区别。

表 18–1 厥证分型论治

病证	辨证分型	临床表现	治法	代表方
气厥	实证	由情志异常、精神刺激而发作，突然昏倒，不知人事，或四肢厥冷，呼吸气粗，口噤握拳，舌苔薄白，脉伏或沉弦（14）	开窍，顺气，解郁（95）	通关散合五磨饮子（98/10） 逍遥散（平时服，理气达郁，调和肝脾，防止复发） 或柴胡疏肝散或越鞠丸 苏合香丸（出现明显寒闭证时——急则治其标）（91/01）
	虚证	发病前有明显的情绪紧张、恐惧、疼痛或站立过久等诱发因素，发作时眩晕昏仆，面色苍白，呼吸微弱，汗出肢冷，舌淡，脉沉细微。本证临床较为多见，尤以体弱的年轻女性易于发生（12/14）	补气，回阳，醒神	生脉注射液、参附注射液、四味回阳饮（98/07） 香砂六君子丸、归脾丸（易反复发作） 甘麦大枣汤（平时服用，心脾同调）
血厥	实证（怒而气上，血随气升）	多因急躁恼怒而发，突然昏倒，不知人事，牙关紧闭，面赤唇紫，舌黯红，脉弦有力（12/14）	平肝潜阳，理气通瘀	羚角钩藤汤或通瘀煎（08）
	虚证（血出过多，气随血脱）	常因失血过多，突然昏厥，面色苍白，口唇无华，四肢震颤，自汗肢冷，目陷口张，呼吸微弱，舌质淡，脉芤或细数无力（14）	补养气血	急用独参汤灌服， 继服人参养营汤
痰厥		素有咳喘宿痰，多湿多痰，恼怒或剧烈咳嗽后突然昏厥，喉有痰声或呕吐涎沫，呼吸气粗，苔白腻，脉沉滑	行气豁痰（17）	导痰汤（04/12/16） 礞石滚痰丸（痰湿化热）
食厥		暴饮暴食，突然昏厥，脘腹胀满，恶呕酸腐，头晕，苔厚腻，脉滑	和中消导	昏厥者在食后不久，用盐汤探吐以祛实邪，再用神术散合保和丸治之

表 18–2 厥证鉴别诊断

暑厥、气厥、蛔厥的鉴别诊断		
相同点		暑厥、气厥都有突然昏迷这一症状，气厥、蛔厥都有手足厥冷之特点
不同点	暑厥	暑厥发生在夏令炎暑季节，多见于久曝烈日之下，或久劳于高温之室的人，感受暑邪，热郁气逆，阻遏气机，闭塞清窍而卒然发厥，兼见头晕、头痛，胸闷身热，面色潮红，或有谵妄等症
	蛔厥	蛔厥是由于蛔虫扭结成团，阻塞肠道，逆行入胃，胃气上逆，钻孔乱窜，进入胆道，以致出现脘腹剧痛，按之有瘕块，甚则呕吐蛔虫，汗出肢冷等症。因其呕吐蛔虫加上四肢厥冷故称蛔厥。在临证之时，应根据不同症状和本证加以区别
	气厥	气厥是由于肝气不舒，气机逆乱，上壅心胸，阻塞清窍，故见突然昏倒，不省人事，口噤握拳。而肝气上逆，气机闭塞，肺气不宣，则呼吸气粗。阳气被郁，不能外达，则四肢厥冷。气闭于内，则见脉伏，肝气郁滞未畅，则脉见沉弦

表 19　胃痛分型论治

病证	辨证分型	临床表现	治法	代表方
实证	寒邪客胃	胃痛暴作，恶寒喜暖，得温痛减，遇寒加重，口淡不渴，或喜热饮，舌淡苔薄白，脉弦紧	温胃散寒，行气止痛（15）	香苏散合良附丸（02/12） 半夏泻心汤（郁久化热，寒热错杂）（00/06）
	饮食伤胃（宿食积滞）	胃脘疼痛，胀满拒按，嗳腐吞酸，或呕吐不消化食物，气味腐臭，吐后痛减，不思饮食，大便不爽，得矢气及便后稍舒，舌苔厚腻，脉滑（99）	消食导滞，和胃止痛	**保和丸**（15X） 加小承气汤 / 枳实导滞丸（胃脘胀痛便闭者）（09X） **加大承气汤**（食积化燥便秘者）（10）
	肝气犯胃	胃脘胀痛，痛连两胁，遇烦恼则痛作或痛甚，嗳气、矢气则痛舒，胸闷嗳气，喜长叹息，大便不畅，舌苔多薄白，脉弦（99/06）	疏肝解郁，理气止痛	**柴胡疏肝散或沉香降气散** 化肝煎（肝胃郁热——痛势急迫，嘈杂吞酸，口干口苦，舌红苔黄，脉弦或数） 或丹栀逍遥散合左金丸（12）
	湿热中阻	胃脘疼痛，痛势急迫，脘闷灼热，口干口苦，口渴而不欲饮，纳呆恶心，小便色黄，大便不畅，舌红，苔黄腻，脉滑数	清热化湿，理气和胃	清中汤（09） 大黄黄连泻心汤（胃热肠燥）（07）
	瘀血停胃	胃脘疼痛，如针刺，似刀割，痛有定处，按之痛甚，痛时持久，食后加剧，入夜尤甚，或见吐血黑便，舌质紫暗或有瘀斑，脉涩	化瘀通络，理气和胃	实：失笑散合丹参饮（17） **黄土汤**（脾胃虚寒，脾不统血——呕血黑便，面色萎黄，四肢不温，舌淡脉弱无力者） **归脾汤**（失血日久——心悸少气，多梦少寐，体倦纳差，唇白舌淡，脉虚弱） 虚：调营敛肝汤（瘀血停滞兼阴血不足）（03）
	肝胃郁热	胃脘灼痛，烦躁易怒，烦热不安，胁胀不舒，泛酸嘈杂，口干口苦；舌红苔黄，脉弦或数	平逆散火，泄热和胃	化肝煎
虚证	胃阴亏耗	胃脘隐隐灼痛，似饥而不欲食，口燥咽干，五心烦热，消瘦乏力，口渴思饮，大便干结，舌红少津，脉细数（93/18X）	养阴益胃，和中止痛	**一贯煎合芍药甘草汤** **加左金丸**（胃脘灼痛，嘈杂泛酸者）——制酸 一贯煎加益胃汤（13X）
	脾胃虚寒	胃痛隐隐，绵绵不休，喜温喜按，空腹痛甚，得食则缓，劳累或受凉后发作或加重，泛吐清水，神疲纳呆，四肢倦怠，手足不温，大便溏薄，舌淡苔白，脉虚弱或迟缓	温中健脾，和胃止痛	黄芪建中汤（99） **大建中汤或理中丸**（寒盛而痛甚，呕吐肢冷） **附子理中汤**（形寒肢冷，腰膝酸软） **香砂六君子汤**（无泛吐清水，无手足不温） **甘草泻心汤**（上热下寒，寒热错杂） 黄土汤（01）

十七、痞满（胃痞）

【痞满】指自觉心下痞塞，胸膈胀满，触之无形，按之柔软，压之无痛为主要症状。

【历史沿革】病名首见于《内经》;《伤寒论》：提出痞满的特点，创诸泻心汤。

【辨证要点】①虚实；②寒热。痞满分型论治见表20。

【病机】中焦气机不利，脾胃升降失职。

【病位】胃、肝、脾（同胃痛）。

【治疗原则】调理脾胃升降，行气除痞消满。

十八、呕吐

【呕吐】由于胃失和降，气逆于上所引起的病证。有物无声为吐，有物有声为呕，无物有声为干呕（反胃：朝食暮吐，暮食朝吐）。

【历史沿革】“夫呕家有痈脓，不可治呕，脓尽自愈。”

【病机】胃失和降，气逆于上（98X/05/09/16）。

【病位】胃、肝、脾、胆。

【治疗原则】和胃降逆止呕。实：祛邪化浊，和胃降逆；虚：扶正（温中健脾/滋养胃阴等）（91）。

【辨证论治】辨虚实。呕吐分型论治见表21。

鉴别诊断

1. 呕吐与反胃

反胃：指饮食入胃，脾胃虚寒，胃中无火，宿谷不化，经过良久，由胃反出之病。呕吐：外感、饮食、情志等因素导致胃气上逆所致。呕吐与反胃，同属胃部的病变，其病机都是胃失和降，气逆于上，而且都有呕吐的临床表现。但反胃系脾胃虚寒，胃中无火，难以腐熟食入之谷物，以朝食暮吐，暮食朝吐，终至完谷尽出而始感舒畅。呕吐是以有声有物为特征，因胃气上逆所致，有感受外邪、饮食不节、情志失调和胃虚失和的不同，临诊之时，是不难分辨的。

2. 呕吐与噎膈

呕吐与噎膈，皆有呕吐的症状。然呕吐之病，进食顺畅，吐无定时。噎膈之病，进食哽噎不顺或食不得入，或食入即吐，甚则因噎废食。呕吐大多病情较轻，病程较短，预后尚好，而噎膈多因内伤所致，病情深重，病程较长，预后欠佳。噎膈：是指痰、气、瘀互结于食管，阻塞食管、胃脘导致吞咽食物哽噎不顺，饮食难下，由胃复出的病证。呕吐：外感、饮食、情志等因素导致胃气上逆所致。

表 20　痞满分型论治

病证	辨证分型	临床表现	治法	代表方
实痞	**饮食内停**	脘腹痞闷而胀，进食尤甚，拒按，嗳腐吞酸，恶食呕吐，或大便不调，矢气频作，味臭如败卵，舌苔厚腻，脉滑	消食和胃，行气消痞	**保和丸** **枳实导滞丸**（食积化热，大便秘结） **枳实消痞丸**（兼脾虚便溏）
	痰湿中阻	脘腹痞塞不舒，胸膈满闷，头晕目眩，身重困倦，呕恶，纳呆，口淡不渴，小便不利，舌苔白厚腻，脉沉滑	除湿化痰，理气和中	二陈平胃散或**黄连温胆汤**（痰湿郁久化热）（18） **合半夏厚朴汤**（痰湿盛而胀满甚者）
	湿热阻胃	脘腹痞闷，或嘈杂不舒，恶心呕吐，口干不欲饮，口苦，纳少，舌红苔黄腻，脉滑数	清热化湿，和胃消痞（16）	泻心汤合连朴饮（17） **可合左金丸**（嘈杂不舒者）
	外寒内滞	脘腹痞闷，不思饮食，嗳气呕恶，恶寒发热，头痛无汗，身体疼痛，大便清薄；舌苔薄白或白腻，脉浮紧或濡	理气和中，疏风散寒	香苏散
	寒热错杂	心下痞满，纳呆呕恶，嗳气不舒，肠鸣下利；舌淡苔腻，脉濡或滑	辛开苦降，寒热平调	半夏泻心汤（17）
	肝胃不和（肝郁气滞）	脘腹痞闷，胸胁胀满，心烦易怒，善太息，呕恶嗳气，或吐苦水，大便不爽，舌质淡红，苔薄白，脉弦	疏肝解郁，和胃消痞	**越鞠丸合枳术丸** **五磨饮子**（气郁明显，胀满较甚者）
虚痞	**脾胃虚弱**	脘腹满闷，时轻时重，喜温喜按，纳呆便溏，神疲乏力，少气懒言，语声低微，舌质淡，苔薄白，脉细弱	补气健脾，升清降浊	**补中益气汤** **理中丸**（四肢不温，阳虚明显者） **香砂六君子汤**（舌苔厚腻，湿浊内蕴——健脾祛湿，理气除胀）
	胃阴不足（20）	脘腹痞闷，嘈杂，饥不欲食，恶心嗳气，口燥咽干，大便秘结，舌红少苔，脉细数	养阴益胃，调中消痞（20）	**益胃汤**（20）

表 21　呕吐分型论治

病证	辨证分型	临床表现	治法	代表方
实证	**外邪犯胃**	突然呕吐，胸脘满闷，发热恶寒，头身疼痛，舌苔白腻，脉濡缓	疏邪解表，化浊和中	**藿香正气散**（99/07/12） **可先服玉枢丹**（感受秽浊之气，忽然呕吐——辟秽止呕）
	食滞内停（饮食停滞）	呕吐酸腐，脘腹胀满，嗳气厌食，大便或溏或结，舌苔厚腻，脉滑实	消食化滞，和胃降逆（18）	**保和丸**（15X） **小承气汤**（腹胀便秘） **竹茹汤**（胃中积热上冲、食已即吐，口臭而渴）（91X）
	痰饮内阻	呕吐清水痰涎，脘闷不食，头眩心悸，舌苔白腻，脉滑（13）	温中化饮，和胃降逆（16/18）	**小半夏汤合苓桂术甘汤**（97/14X） **温胆汤**（痰郁化热，壅阻于胃——眩晕，心烦，少寐，恶心呕吐）
	肝气犯胃	呕吐吞酸，嗳气频繁，胸胁胀痛，舌质红，苔薄腻，脉弦（06/14）	疏肝理气，和胃降逆	**半夏厚朴汤合左金丸**（03X） **柴胡疏肝散合小半夏汤**（10X） **四七汤**（或加左金丸——呕吐酸水，心烦口渴）（08）
虚证	**脾胃气虚**	食欲不振，食入难化，恶心呕吐，脘部痞闷，大便不畅，舌苔白滑，脉象虚弦	健脾益气，和胃降逆	**香砂六君子汤**
	脾胃阳虚（脾肾虚寒）	饮食稍多即吐，时作时止，面色㿠白，倦怠乏力，喜暖恶寒，四肢不温，口干而不欲饮，大便溏薄，舌质淡，脉濡弱	温中健脾，和胃降逆	**理中丸** **来复丹**（呕吐日久，肝肾俱虚，冲气上逆者——镇逆止呕）
	胃阴不足	呕吐反复发作，或时作干呕，似饥而不欲食，口燥咽干，舌红少津，脉象细数（05）	滋养胃阴，降逆止呕	**麦门冬汤**（15）

十九、噎膈

【噎膈】 噎，噎塞；膈，格拒之意；指吞咽时哽噎不顺，饮食不下，或食入即吐。多由食道干涩或食管狭窄导致。

【历史沿革】 首见于《内经》；叶天士《临证指南医案》指出噎膈病机“脘管窄隘”（91）。

【病因】 ①情志；②饮食；③久病。

【病机】 气、痰、瘀交结，阻隔于食道、胃脘（93）。

【辨证论治】 噎膈分型论治见表22。

（一）鉴别诊断

1. 噎膈与梅核气

①二者均见咽中梗塞不舒的症状。

②噎膈系有形之物瘀阻于食道，吞咽困难，梅核气则系气逆痰阻于咽喉，为无形之气，无吞咽困难及饮食不下的症状。如《证治汇补·噎膈·附梅核气》所说：“梅核气者，痰气窒塞于咽喉之间，咯之不出，咽之不下，状如梅核。”即咽中有梗塞不舒的感觉，无食物哽噎不顺，或吞咽困难，食入即吐的症状。

③噎膈：是指痰、气、瘀互结于食管，阻塞食管、胃脘导致吞咽食物哽噎不顺，饮食难下，由胃复出的病证。梅核气：为无形之痰气阻于咽喉，自觉咽中如有物梗阻，吐之不出，咽之不下，但饮食咽下顺利。

2. 噎膈与反胃

两者皆有食入即吐的症状，噎膈多系阴虚有热，主要表现为吞咽困难，阻塞不下，旋食旋吐，或徐徐吐出；反胃多属阳虚有寒，主要表现为食尚能入，但经久复出，朝食暮吐，暮食朝吐。如《医学读书记·噎膈反胃之辨》说：“噎膈之所以反胃者，以食噎不下，故反而上出，若不噎则并不反矣。其反胃之病，则全不噎食，或迟或速，自然吐出，与膈病何相干哉？”噎膈：是指痰、气、瘀互结于食管，阻塞食管、胃脘导致吞咽食物哽噎不顺，饮食难下，由胃复出的病证。反胃：指饮食入胃，脾胃虚寒，胃中无火，宿谷不化，经过良久，由胃反出之病。

（二）辨证论治规律

噎膈的辨证论治规律

①辨证要点：噎膈早期轻症仅有吞咽之时哽噎不顺，全身症状不明显，病情严重则吞咽困难呈进行性加重，食常复出，甚则胸膈疼痛，滴水难入。临床应辨标本主次。标实当辨气结、痰阻、血瘀三者之不同。本虚多责之于阴津枯槁为主，发展至后期可见气虚阳微之证。

②治疗原则：初期重在治标，理气、化痰、消瘀、降火。后期重在治本，滋阴润燥，补气温阳。

二十、呃逆

【呃逆】气逆上冲，喉间呃呃连声，声短而频，令人不能自制。《内经》记载的"哕"即指此病。

【病机】胃失和降或肺气失于宣通，膈间气机不利，胃气上逆动膈（93/16）。

【病位】膈、胃、肺、肝、脾、肾（95）。

【治疗原则】理气和胃，降逆止呃。

【辨证要点】①虚实；②寒热。呃逆分型论治见表23。

【病理因素】实：寒凝、火郁、气滞、痰阻胃失和降所致；虚：脾肾阳虚或胃阴亏耗等正虚气逆所致。

（一）鉴别诊断

呃逆与干呕、嗳气

①干呕：同属胃气上逆的表现。干呕属于有声无物的呕吐，乃胃气上逆，冲咽而出，发出呕吐之声。呃逆则气从膈间上逆，气冲喉间，呃呃连声，声短而频，不能自制。

②嗳气：呃逆与嗳气均为胃气上逆的表现。嗳气乃胃气阻郁，气逆于上，冲咽而出，发出沉缓的嗳气声，多伴有酸腐气味，食后多发，与喉间气逆而发出的呃呃之声不难区分。

（二）辨证论治规律

呃逆的辨证论治规律

（1）辨证要点：在辨证上首先必须掌握虚实，分辨寒热。

①一时性气逆而作呃逆，且无明显兼证者，属暂时生理现象，可不药而愈。

②呃逆持续或反复发作，兼证明显，或出现在其他急慢性病证过程中，可视为呃逆病证需服药才能止呃。

③呃逆声高，气涌有力，连续发作，多属实证；呃声洪亮，冲逆而出，多属热证；呃声沉缓有力，得寒则甚，得热则减，多属寒证；呃逆时断时续，气怯声低乏力，多属虚证。

（2）治疗原则：以和胃降气平呃为主。实证中，属于胃家寒冷者，治宜温中祛寒；属于胃火上逆者，治以清降泄热。虚证中，属于脾胃阳虚者，治宜补中益气，降逆和胃；属于胃阴不足者，治以生津养胃。

表 22　噎膈分型论治

病证	辨证分型	临床表现	治法	代表方
噎膈（20X）	痰气交阻	吞咽梗阻，胸膈痞满，甚则疼痛，情志舒畅时稍可减轻，情志抑郁时则加重，嗳气呃逆，呕吐痰涎，口干咽燥，大便艰涩，舌质红，苔薄腻，脉弦滑	开郁化痰，润燥降气（18）	启膈散（95/09） **增液汤加白蜜**（津伤便秘）
	瘀血内结	饮食难下，或虽下而复吐出，甚或呕出物如赤豆汁，胸膈疼痛，固着不移，肌肤枯燥，形体消瘦，舌质紫暗，脉细涩	滋阴养血，破血行瘀（15）	通幽汤（16） **玉枢丹**（服药即吐，难以咽下）
	津亏热结	食入格拒不下，入而复出，甚则水饮难进，心烦口干，胃脘灼热，大便干结如羊屎，形体消瘦，皮肤干枯，小便短赤，舌质光红，干裂少津，脉细数	滋阴养血，润燥生津	沙参麦冬汤（12） 竹叶石膏汤（10X/12）（烦渴咽燥，噎食不下，或食入即吐，呕物酸热者——阴虚津亏） **大黄甘草汤**（肠中燥结，大便不通）
	气虚阳微	水饮不下，泛吐多量黏液白沫，面浮足肿，面色㿠白，形寒气短，精神疲惫，腹胀，舌质淡，苔白，脉细弱	温补脾肾	温脾：补气运脾汤（98） **温肾：右归丸**

表 23　呃逆分型论治

病证	辨证分型	临床表现	治法	代表方
实证	胃中寒冷（17）	呃声沉缓有力，胸膈及胃脘不舒，得热则减，遇寒更甚，进食减少，喜食热饮，口淡不渴，舌苔白润，脉迟缓（96）	温中散寒，降逆止呃	丁香散 或丁香柿蒂散（18X）
	胃火上逆	呃声洪亮有力，冲逆而出，口臭烦渴，多喜冷饮，脘腹满闷，大便秘结，小便短赤，苔黄燥，脉滑数（96）	清胃泄热，降逆止呃	竹叶石膏汤（97） **小承气汤**（大便秘结，脘腹痞满） 凉膈散（胸膈烦热，大便秘结）（12）
	气机郁滞	呃逆连声，常因情志不畅而诱发或加重，胸胁满闷，脘腹胀满，嗳气纳减，肠鸣矢气，苔薄白，脉弦	顺气解郁，和胃降逆（13）	五磨饮子（03） 旋覆代赭汤合二陈汤（气逆痰阻，昏眩恶心）（13） **血府逐瘀汤**（气滞日久成瘀，瘀血内结，胸胁刺痛，久呃不止）
虚证	脾胃阳虚	呃声低长无力，气不得续，泛吐清水，脘腹不舒，喜温喜按，面色㿠白，手足不温，食少乏力，大便溏薄，舌质淡，苔薄白，脉细弱（05）	温补脾胃，和中止呃	**理中丸**
	胃阴不足	呃声短促而不得续，口干咽燥，烦躁不安，不思饮食，或食后饱胀，大便干结，舌质红，苔少而干，脉细数（99）	养胃生津，降逆止呃	**益胃汤**（重养胃生津） **合橘皮竹茹汤**（重益气清热，降逆止呃） **麦门冬汤**——咽喉不利，阴虚火旺，胃火上炎者

二十一、腹痛

【病机】不通则痛，不荣则痛；病理性质：寒热虚实（91）。

【辨证依据】①病因；②疼痛部位；③疼痛性质。

【辨证要点】★①寒热虚实；②在气在血；③在腑在脏（93）。腹痛分型论治见表24。

【病理因素】寒凝，火郁，食积，气滞，血瘀。

【治疗】以“通”立法：①调和气血，通也；②下逆者使之上行，通也；③中结者使之旁达，通也；④虚者助之使之通；⑤寒者温之使之通。

鉴别诊断

腹痛与疝气、肠痈

①腹痛：胃脘以下，耻骨毛际以上的部位发生疼痛为主要表现的一种特征。

②疝气是腹壁肌肉组织的撕裂或者破洞。

③肠痈以持续伴有阵发性加剧的右下腹痛、肌紧张、反跳痛为特征。腹痛为外感时邪、饮食不节、情志失调及素体阳虚等导致的气机郁滞、脉络痹阻及经脉失养所致；肠痈之腹痛集中于右少腹部，拒按明显，转侧不便，右足喜屈而畏伸；疝气之腹痛是少腹引痛睾丸。

二十二、泄泻

【泄泻】泄泻是以排便次数增多、粪质稀溏或完谷不化、甚则泻出如水样为主症的病证（01X）。

【历史沿革】《医宗必读》治泻九法：“淡渗、升提、清凉、疏利、甘缓、酸收、燥脾、温肾、固涩。”（14）“治湿不利小便非其治也”，适用于水肿、黄疸、泄泻、痰饮（95X/97X）。

【病机】脾虚、湿盛。（13）

【病位】肠、脾、肝、肾。

【辨证要点】①辨暴泻与久泻；②辨寒热；③辨虚实；④辨证候特征。泄泻分型论治见表25。

【治疗大法】运脾化湿。暴泻，湿盛为主，重在化湿，佐以分利；久泻，脾虚为主，兼温肾或抑肝扶脾，结合升提、固涩（08）。

【注意】①健脾——脾虚致泻者，运脾——湿邪困脾致泻者；②久泻不可利小便，不可分利太过，以防劫其阴液；③暴泻不可骤用补涩，以免关门留寇；④寒热夹杂，虚实兼见明辨。

相关论述

《医宗必读》论治泻九法：即淡渗、升提、清凉、疏利、甘缓、酸收、燥脾、温肾、固涩。全面系统地论述了泄泻的治法，是泄泻治疗学上的里程碑。

表 24 腹痛分型论治

病证	辨证分型	临床表现	治法	代表方
腹痛	寒邪内阻	腹痛拘急，遇寒痛甚，得温痛减，口淡不渴，形寒肢冷，小便清长，大便清稀或秘结，舌质淡，苔白腻，脉沉紧	散寒温里，理气止痛（10）	良附丸合正气天香散 通脉四逆汤（脐中痛不可忍——肾阳不足，寒邪内袭）（91/95/06） 暖肝煎（少腹拘急冷痛）（94/01/05） 乌头桂枝汤（腹冷痛，手足逆冷而又身体疼痛，内外皆寒）（91/07） 附子粳米汤（腹中切痛雷鸣，胸胁逆满——寒邪上逆）（04） 附子理中丸 乌梅丸 大黄附子汤——寒实积聚，腹痛拘急，大便不通者
	湿热壅滞	腹痛拒按，烦渴引饮，大便秘结，或溏滞不爽，潮热汗出，小便短黄，舌质红，苔黄燥或黄腻，脉滑数	泄热通腑，行气导滞	大承气汤（08/15）合（或）枳实导滞丸 大柴胡汤（腹痛剧烈，寒热往来，恶心呕吐，大便秘结）（13）
	饮食积滞	脘腹胀满，疼痛拒按，嗳腐吞酸，厌食呕恶，痛而欲泻，泻后痛减，或大便秘结，舌苔厚腻，脉滑	消食导滞，理气止痛	枳实导滞丸 保和丸（食滞不重，腹痛较轻）（15X）
	肝郁气滞	腹痛胀闷，痛无定处，痛引少腹，或兼痛窜两胁，时作时止，得嗳气或矢气则舒，遇忧思恼怒则剧，舌质红，苔薄白，脉弦	疏肝解郁，理气止痛	柴胡疏肝散（十二五）/ 木香顺气散（十三五） 痛泻要方（腹痛肠鸣，气滞，腹泻） 天台乌药散（少腹绞痛，阴囊寒疝）（10）
	瘀血内停	腹痛较剧，痛如针刺，痛处固定，经久不愈，舌质紫暗，脉细涩（14）	活血化瘀，和络止痛	少腹逐瘀汤 / 膈下逐瘀汤（99/16） 桃核承气汤（下焦蓄血，大便色黑）（12X）
	中虚脏寒	腹痛绵绵，时作时止，喜温喜按，形寒肢冷，神疲乏力，气短懒言，胃纳不佳，面色无华，大便溏薄，舌质淡，苔薄白，脉沉细	温中补虚，缓急止痛（10X）	小建中汤 / 大建中汤（虚寒腹痛较重，呕吐肢冷脉微者）（10X） 附子理中丸（脾肾阳虚——腹痛下利，脉微肢冷） 温脾汤（大肠虚寒、冷积便秘） 补中益气汤（中气大虚，少气懒言） 当归四逆汤 黄芪建中汤

表 25　泄泻分型论治

病证	辨证分型	临床表现	治法	代表方
暴泻（17X）	**寒湿内盛**	泄泻清稀，甚则如水样，脘闷食少，腹痛肠鸣，或兼外感风寒，则恶寒，发热，头痛，肢体酸痛，舌苔白或白腻，脉濡缓	芳香化湿，解表散寒（03）	藿香正气散（外感寒邪，内伤湿滞）（91） 胃苓汤（湿邪偏重，腹满肠鸣，小便不利）（91） **纯阳正气丸**（外感寒湿，饮食生冷，泻下清晰，腹痛）
	湿热伤中	泄泻腹痛，泻下急迫，或泻而不爽，粪色黄褐，气味臭秽，肛门灼热，烦热口渴，小便短黄，舌质红，苔黄腻，脉滑数或濡数	清热燥湿，分利止泻（02）	葛根芩连汤（97） **平胃散**（湿邪偏重） **新加香薷饮合六一散** （若在夏暑之间，症见发热头痛、烦渴自汗，小便短赤，脉濡数）
	食滞肠胃	腹痛肠鸣，泻下粪便臭如败卵，泻后痛减，脘腹胀满，嗳腐酸臭，不思饮食，舌苔垢浊或厚腻，脉滑	消食导滞，和中止泻（09）	**保和丸**（15X） **枳实导滞丸**（食积较重之湿热食积证）
久泻（16X）	**脾胃虚弱**	大便时溏时泻，迁延反复，食少，食后脘闷不舒，稍进油腻食物，则大便次数增加，面色萎黄，神疲倦怠，舌质淡，苔白，脉细弱	健脾益气，化湿止泻	参苓白术散（14X） 理中丸（脾阳虚衰，阴寒内盛）（14X） 补中益气汤（久泻不止，中气下陷或有脱肛者）（14X）
	肾阳虚衰	黎明前脐腹作痛，肠鸣即泻，完谷不化，腹部喜暖，泻后则安，形寒肢冷，腰膝酸软，舌淡苔白，脉沉细	温肾健脾，固涩止泻（09）	四神丸（11/14X） 桃花汤（年老体衰，久泻不止，中气下陷）（14X） 真人养脏汤（滑脱不禁、或虚坐努责）（14X） 附子理中丸（99X/14X） 乌梅丸（脾虚肾寒不著，反见心烦嘈杂，大便夹有黏冻，表现为寒热错杂证候）（14X）
	肝气乘脾	泄泻肠鸣，腹痛攻窜，矢气频作，伴有胸胁胀闷，嗳气食少，每因抑郁恼怒，或情绪紧张而发，舌淡红，脉弦	抑肝扶脾	痛泻要方（06/14X/20）

二十三、痢疾

【痢疾】大便次数增多，腹痛，里急后重，下痢赤白脓血为主症。

【历史沿革】刘河间："调气则后重自除，行血则便脓自愈。"《千金要方》称痢疾为"滞下"（91）。清·喻昌创"逆流挽舟"之法，《医门法律》："引其邪而处之于外。"《内经》："肠澼。"

【病因】①外受湿热、疫毒；②内伤饮食生冷。

【辨证要点】①首辨虚实；②再辨寒热；③再辨病程 / 伤气伤血（93X）。痢疾分型论治见表26。

【治疗原则】①热痢清之，寒痢温之；②初痢实则通之，久痢虚则补之；③寒热交错，清温并用；④虚实夹杂者，通涩兼施（00X/17X）。

【治疗禁忌】忌过早补涩，忌峻下攻伐，忌分利小便（14X）。

【注意】赤多重用血药，白多重用气药，调气和血，消积导滞；顾护胃气在治疗过程中贯穿始终。

（一）鉴别诊断

泄泻与痢疾

两者多发于夏秋季节，病变部位在胃肠，病因亦有相同之处，症状都有腹痛、大便次数增多。但痢疾大便次数虽多而量少，排赤白脓血便，腹痛伴里急后重感明显。而泄泻大便溏薄，粪便清稀，或如水，或完谷不化，而无赤白脓血便，腹痛多伴肠鸣，少有里急后重感。正如《素问·太阴阳明论》说："食饮不节，起居不时者阴受之，阴受之则入五脏，入五脏则满闭塞，下为飧泄，久为肠澼。"又如《景岳全书》所言："凡内经有言飧泄者、有言濡泄者、皆泄泻也，有言肠澼者即下痢也。然痢之作必由于泻，此泻之与痢本为同类，但泻浅而痢深，泻轻而痢重，泻由水谷不分出于中焦，痢以脂血伤败病在下焦。在中焦者，湿由脾胃而分于小肠，故可澄其源，所以治宜分利；在下焦者，病在肝肾大肠，分利已无所及，故宜调理真阴，并助小肠之主，以益气化之源。"当然，泻、痢在一定条件下，又可以相互转化，或先泻后痢，或先痢后转泻。一般认为先泻后痢病情加重，先痢后泻为病情减轻。两者病机以及临床症状各有不同，病变之部位皆在肠间。

（二）转化联系

活人败毒散证与葛根芩连汤证

①若痢疾初起，发热恶寒，头痛身重，见表证者，可用解表法，活人败毒散主之。方中以人参坐镇中州，为督帅之师，以二活二胡合川芎从半表半里之际领邪外出。此即喻嘉言所谓逆流挽舟之法。更以枳壳宣中焦之气，茯苓渗下焦之湿，桔梗开上焦之痹，甘草和合诸药，乃陷者举之之法，不治痢而治致痢之源。

②倘身热汗出，脉象急促，表邪未解而里热已盛者，则用葛根芩连汤以解表清里。若痢疾初起，见表证的活人败毒散证失治误治，表邪入里化热，表邪未解而里热已盛者，转为葛根芩连汤证。因病人正气的强弱、感受邪毒的深浅及发病的轻重而不同。一般体质好，正气盛者，虽感湿热，寒湿之邪而患急性痢疾者，治疗及时正确，预后一般良好。而疫毒痢很快传入心营、热盛动风或内闭外脱的危证，甚至死亡应积极救治。慢性痢疾多由急性痢疾迁延不愈而致，治疗正确，多能缓解或痊愈。

（三）相关论述

刘河间论痢疾治法

刘河间提出的“调气则后重自除，行血则便脓自愈”调气和血之法，可用于痢疾的多个证型，赤多重用血药，白多重用气药。而在掌握扶正祛邪的辨证治疗过程中，始终宜顾护胃气。

二十四、便秘

【病因】①外邪；②饮食；③情志；④体虚（93/11X）。

【辨证要点】虚实。便秘分型论治见表27。

【治疗原则】实：通泄；虚：滋补。

【病机】大肠传导失常，与肺、脾、胃、肝、肾等脏腑的功能失调有关（93）。

表 26 痢疾分型论治

病证	辨证分型	临床表现	治法	代表方
痢疾	湿热痢	腹部疼痛，里急后重，痢下赤白脓血，黏稠如胶冻，腥臭，肛门灼热，小便短赤，舌苔黄腻，脉滑数	清热燥湿，调气行血（04X）	**芍药汤** **荆防败毒散**（痢疾初起，兼表证者） **葛根芩连汤**（表邪未解，里热已盛） **急用独参汤／参附汤加参麦注射液**（暴痢致脱——面色苍白，汗出肢冷，唇舌紫暗，尿少，脉微细欲绝） **香连丸**（表证已减，痢犹未止） **枳实导滞丸**
	疫毒痢	起病急骤，痢下鲜紫脓血，腹痛剧烈，后重感特著，壮热口渴，头痛烦躁，恶心呕吐，甚者神昏惊厥，舌质红绛，舌苔黄燥，脉滑数或微欲绝（99X/12X）	清热解毒，凉血除积（07）	**白头翁汤合芍药汤**（00X） **犀角地黄汤、紫雪丹**（热毒深入心营，神昏高热，病势危急）
	寒湿痢	腹痛拘急，痢下赤白黏冻，白多赤少，或为纯白冻，里急后重，口淡乏味，脘腹胀满，头身困重，舌质或淡，舌苔白腻，脉濡缓	温中燥湿，调气和血（10）	**不换金正气散**
	阴虚痢	痢下赤白，日久不愈，脓血黏稠，或下鲜血，脐下灼痛，虚坐努责，食少，心烦口干，至夜转剧，舌红绛少津，苔少或花剥，脉细数	养阴和营，清肠化湿（06）	**黄连阿胶汤合驻车丸**（95/03/15/20）
	虚寒痢	痢下赤白清稀，无腥臭，或为白冻，甚则滑脱不禁，肛门坠胀，便后更甚，腹部隐痛，缠绵不已，喜按喜温，形寒畏冷，四肢不温，食少神疲，腰膝酸软，舌淡苔薄白，脉沉细而弱	温补脾肾，收涩固脱	**桃花汤合真人养脏汤**（18） **加补中益气汤**（痢久脾虚气陷，导致少气脱肛）
	休息痢	下痢时发时止，迁延不愈，常因饮食不当、受凉、劳累而发，发时大便次数增多，夹有赤白黏冻，腹胀食少，倦怠嗜卧，舌质淡苔腻，脉濡软或虚数	温中清肠，调气化滞（06）	**连理汤**（05/11X） **乌梅丸**（久痢顽固不愈，寒热错杂者——下痢时作，大便稀溏，心中烦热，饥不欲食，四肢不温）（02/20） **温脾汤**（脾阳虚极，肠中寒积不化，遇寒即发）（11X） **加四神丸**（久痢兼见肾阳虚衰，关门不固） **补中益气汤**（久痢脱肛，神疲乏力，中气下陷）
	噤口痢	下痢不能进食，或呕不能食者。其证有虚有实。实证多由湿热、疫毒蕴结肠中，上攻于胃，胃失和降所致，症见下痢、胸闷、呕逆不食，口气臭秽，舌苔黄腻，脉滑数	泄热和胃，苦辛通降	**开噤散**（实） **六君子汤**（虚） **玉枢丹**

表 27　便秘分型论治

病证	辨证分型	临床表现	治法	代表方
实秘	热秘（14）	大便干结，腹胀腹痛，口干口臭，面红心烦，或有身热，小便短赤，舌红，苔黄燥，脉滑数	泻热导滞，润肠通便（94）	**麻子仁丸** 加更衣丸（兼郁怒伤肝，症见易怒目赤等——清肝通便）（91X/07X） **青麟丸**（燥热不甚，或药后大便不爽者——通腑泻下） **大承气汤**（热势较盛，痞满燥实——急下存阴）
	气秘	大便干结，或不甚干结，欲便不得出，或便而不爽，肠鸣矢气，腹中胀痛，嗳气频作，纳食减少，胸胁苦满，舌苔薄腻，脉弦（02）	顺气导滞（92X/06/14）	六磨汤（10）
	冷秘	大便艰涩，腹痛拘急，胀满拒按，胁下偏痛，手足不温，呃逆呕吐，舌苔白腻，脉弦紧	温里散寒，通便止痛	温脾汤（冷积便秘）合半硫丸（老年虚冷便秘）（08） 大黄附子汤（08）
虚秘	气虚秘	大便并不干硬，虽有便意，但排便困难，用力努挣则汗出短气，便后乏力，面白神疲，肢倦懒言，舌淡苔白，脉弱（16）	益气润肠（17） 补脾益肺，润肠通便（十三五）	黄芪汤（98/18） 加补中益气汤（排便困难，腹部坠胀）（98） **加生脉散**（气息低微，懒言少动者） **大补元煎**（肢倦腰酸者）
	血虚秘	大便干结，面色无华，头晕目眩，心悸气短，健忘，口唇色淡，舌淡苔白，脉细	养血滋阴，润燥通便	润肠丸（09/15/18） **五仁丸**（阴血已复，便仍干燥）
	阴虚秘	大便干结，如羊屎状，形体消瘦，头晕耳鸣，两颧红赤，心烦少眠，潮热盗汗，腰膝酸软，舌红少苔，脉细数	滋阴增液，润肠通便	**增液汤** **益胃汤**（胃阴不足，口干口渴） **六味地黄丸**（肾阴不足，腰膝酸软） **增液承气汤**（阴亏燥结，热盛伤津）
	阳虚秘	大便干或不干，排出困难，小便清长，面色㿠白，四肢不温，腹中冷痛，或腰膝酸冷，舌淡苔白，脉沉迟	补肾温阳，润肠通便	济川煎（07）

二十五、胁痛

【历史沿革】胁痛最早见于《内经》;《景岳全书》分其为外感与内伤。

【辨证要点】★①辨在气在血;②辨属虚属实(98)。胁痛分型论治见表28。

【病因】①外感湿热;②饮食;③情志;④跌仆损伤;⑤久病。

【病机】肝络失和(04)。

【病位】主要在肝、胆、脾、胃、肾。

【病理因素】湿热、气滞、血瘀、阴虚。

【治疗原则】疏肝和络止痛。虚:滋阴、养血、柔肝;实:理气、活血、清利湿热。

鉴别诊断

胁痛与悬饮

①以一侧或两侧胁肋部疼痛为主要表现者,可诊断为胁痛,可以表现为刺痛、胀痛、灼痛、隐痛、钝痛等不同特点。部分病人可伴见胸闷,腹胀,嗳气呃逆、急躁易怒、口苦纳呆、厌食恶心等症。常有饮食不节、情志内伤、感受外湿、跌仆闪挫或劳欲久病等病史。

②悬饮亦可见胁肋疼痛,但其表现为饮留胁下,胸胁胀痛,持续不已,伴有咳嗽、咳痰,咳嗽、呼吸时疼痛加重,常喜向病侧睡卧,患侧胁间饱满,叩诊呈浊音,或兼见发热,一般不难鉴别。

表 28　胁痛分型论治

病证	辨证分型(17)	临床表现（11X）	治法（13X）	代表方
实证（05X）	**肝郁气滞**	胁肋胀痛，走窜不定，甚则引及胸背肩臂，疼痛每因情志变化而增减，胸闷腹胀，嗳气频作，得嗳气而胀痛稍舒，纳少口苦，舌苔薄白，脉弦（11X）	疏肝理气	**柴胡疏肝散**
	肝胆湿热*	胁肋胀痛或灼热疼痛，口苦口黏，胸闷纳呆，恶心呕吐，小便黄赤，大便不爽，或兼有身热恶寒，身目发黄，舌红苔黄腻，脉弦滑数	清热利湿	龙胆泻肝汤（06/14/16X） **加硝石矾石散**（湿热煎熬，结成砂石，阻滞胆道，症见胁肋剧痛连及肩背） **先加乌梅丸**（胁肋剧痛，呕吐蛔虫者）
	瘀血阻络	胁肋刺痛，痛有定处，痛处拒按，入夜痛甚，胁肋下或见有癥块，舌质紫暗，脉象沉涩	祛瘀通络	旋覆花汤、鳖甲煎丸（胁下有癥块，正气未衰者）（96/07） 血府逐瘀汤（十二五）/膈下逐瘀汤（十三五） 或复元活血汤（跌打损伤）（91/96/07/12）
	邪郁少阳	胸胁苦满疼痛，兼寒热往来，口苦咽干，头痛目眩，心烦喜呕；舌苔薄白或微黄，脉弦	平逆散火，泄热和胃	小柴胡汤
虚证	**肝络失养***	胁肋隐痛，悠悠不休，遇劳加重，口干咽燥，心中烦热，头晕目眩，舌红少苔，脉细弦而数	养阴柔肝	一贯煎：养阴柔肝（93/07/15）

二十六、黄疸

【黄疸】 以目黄、身黄、小便黄为主症，以目睛黄染尤为重要特征（93）。

【历史沿革】《金匮要略》:“黄家所得，从湿得之。”（91）《伤寒论》：将黄疸分为五种。

【病因】 ①外感湿热、疫毒；②内伤饮食、劳倦；③病后续发：胁痛、癥积等病后。

【病位】 脾、胃、肝、胆（04X）。

【病机】 阳黄，湿热疫毒为主；阴黄，脾虚寒湿（03）。

【黄疸形成关键】 湿邪（15）。

【辨证要点】 以阴阳为纲。黄疸分型论治见表29。

【治疗大法】 *化湿邪，利小便。

【阳黄转阴黄因素】 ①久嗜生冷；②过服苦寒药（10X）。

【阳黄与阴黄的鉴别】 *①色泽；②舌象。

【黄疸与萎黄的鉴别要点】 *有无目黄（91/95X）。

“治湿不利小便，非其治也”运用于：①淋证；②黄疸；③泄泻；④痰饮；⑤水肿（02）。

鉴别比较

急黄、胆黄、瘟黄的比较

①急黄：《诸病源候论》在黄疸阴阳属性的分类上，首先引入“阴黄”这一概念，并创立了“急黄”湿热疫毒深重，疸色如金，病情急重的黄疸。

②胆黄：《景岳全书》创立了“胆黄”之说，如《景岳全书·杂证谟·黄疸》说：“盖胆伤则胆气败，而胆液泄，故为此证。”因胆气受损而胆汁外泄引起的黄疸。

③瘟黄：《瘟疫论》及《沈氏尊生书》提出了“瘟黄”的概念，如《沈氏尊生书·黄疸》篇中说：“又有天性疫疠，以致发黄者，俗称为瘟黄，杀人最急。”天性疫疠以致发黄者，亦指有传染性的、病情急重的黄疸。

表 29 黄疸分型论治

病证	辨证分型	临床表现	治法	代表方
阳黄	热重于湿	身目俱黄，黄色鲜明，发热口渴，或见心中懊侬，腹部胀闷，口干而苦，恶心呕吐，小便短少黄赤，大便秘结，舌苔黄腻，脉象弦数（10）	清热通腑，利湿退黄	茵陈蒿汤（92） 加大柴胡汤＋茵陈、金钱草、郁金（砂石阻滞胆道） 乌梅丸＋茵陈、栀子（蛔虫阻滞胆道）
	湿重于热	身目俱黄，黄色不及前者鲜明，头重身困，脘闷痞满，食欲减退，恶心呕吐，腹胀或大便溏垢，舌苔厚腻微黄，脉象濡数或濡缓	利湿化浊运脾，佐以清热	茵陈五苓散合甘露消毒丹 先用麻黄连翘赤小豆汤（邪郁肌表，寒热头痛）（98）
	胆腑郁热	身目发黄，黄色鲜明，上腹、右胁胀闷疼痛，牵引肩背，身热不退，或寒热往来，口苦咽干，呕吐呃逆，尿黄赤，大便秘，苔黄舌红，脉弦滑数（17）	疏肝泻热，利胆退黄	大柴胡汤（肝胆失和，胃腑实证）（95）
	疫毒炽盛（急黄）（20）	发病急骤，黄疸迅速加深，其色如金，皮肤瘙痒，高热口渴，胁痛腹满，神昏谵语，烦躁抽搐，或见衄血、便血，或肌肤瘀斑，舌质红绛，苔黄而燥，脉弦滑或数	清热解毒，凉血开窍（02/07X）	《千金》犀角散（12） 加安宫牛黄丸（神昏谵语） 加紫雪丹或羚羊角粉（动风抽搐）
阴黄	寒湿阻遏	身目俱黄，黄色晦暗，或如烟熏，脘腹痞胀，纳谷减少，大便不实，神疲畏寒，口淡不渴，舌淡苔腻，脉濡缓或沉迟	温中化湿，健脾和胃	茵陈术附汤（程钟龄《医学心悟》）（16） 硝石矾石散（胁下有癥块，腹部胀满）
	脾虚湿滞（十一五）	面目及肌肤淡黄，甚则晦暗不泽，肢软乏力，心悸气短，大便溏薄，舌质淡苔薄，脉濡细	健脾养血，利湿退黄（13）	黄芪建中汤（08）
	瘀血阻滞	黄疸日久，肤色暗黄、苍黄，甚则黧黑，胁下癥结刺痛、拒按，面颈部见有赤丝红纹；舌有紫斑或紫点，脉涩	活血化瘀消癥	鳖甲煎丸
黄疸消退后	湿热留恋	脘痞腹胀，胁肋隐痛，饮食减少，口中干苦，小便黄赤，苔腻，脉濡数（17）	清热利湿	茵陈四苓散
	肝脾不调	脘腹痞闷，肢倦乏力，胁肋隐痛不适，饮食欠香，大便不调，舌苔薄白，脉来细弦（17/18）	调和肝脾，理气助运	柴胡疏肝散 或归芍六君子汤（肝血不足，脾气亏虚者）
	气滞血瘀（十一五）	胁下结块，隐痛、刺痛不适，胸胁胀闷，面颈部见有赤丝红纹，舌有紫斑或紫点，脉涩	疏肝理气，活血化瘀	逍遥散合鳖甲煎丸（96）

二十七、积聚

【积聚】腹内结块，或痛或胀的病证。

【积证】★有形，结块固定不移，痛有定处，在血分，为脏病（09X/11X）。

【聚证】★无形，聚散无常，痛无定处，在气分，为腑病（11）。

【历史沿革】①《难经》："积者五脏所生，聚者六腑所成。"《内经》首见（93）；②《医宗必读》：分初、中、末三个阶段，"初者……则任受攻，中者……任受且攻且补，末者……任受补"。（92/00）

【病机】肝脾受损，气机阻滞，瘀血内结。

【病位】肝、脾。

【治疗原则】聚，重在调气——疏肝理气，行气消聚——多实；积，重在活血——活血化瘀，软坚散结——初，邪实；中，邪实正虚；后，正虚。积聚分型论治见表30。

【病理因素】★①寒邪；②湿热；③痰浊；④食滞；⑤虫积。

【积证的严重变证】★①血证（出血/吐血）；②黄疸；③腹满肢肿（鼓胀）(92/16X/20X)。

（一）鉴别诊断

积证与聚证

①聚证多实，治疗以行气散结为主，明代医家李中梓提出积证治疗应该分为初中末三个阶段来进行；聚是结块聚散无常，痛无定处者，病在气分，属腑病，病机以气机逆乱为主，腹内结块望之有形，但按之无块，聚散无常，痛无定处，病程较短，病情一般较轻，治疗较易；聚证重在调脾气，以疏肝理气、行气消聚为主，治疗主以理气散结。

②积证初期属于邪实，应予消散，中期邪实正虚，予消补兼施，后期应予养正除积，积证病在血分，属脏病，病机以痰凝血瘀为主，腹内结块望之无形，但触之有结块，固定不移，痛有定处，病程较长，病情一般较重，治疗较难；另外聚证多实，积证初起以邪实为主，应予消散；中期邪实正虚，予消补兼施；后期则以正虚为主，应予养正除积；积证病在血分，重在活血，以活血化瘀、软坚散结为基本治则。

（二）相关论述

《医宗必读·积聚》所说："初者，病邪初起，正气尚强，邪气尚浅，则任受攻；中者，受病渐久邪气较深，正气较弱，任受且攻且补；末者，病魔经久，邪气侵凌，正气消残，则任受补。"书中并且提出"屡攻屡补，以平为期"。

表 30　积聚分型论治

病证	辨证分型	临床表现	治法	代表方
聚证	肝气郁结	腹中结块柔软，时聚时散，攻窜胀痛，脘胁胀闷不适，苔薄，脉弦等（11）	疏肝解郁，行气散结	**逍遥散** 木香顺气散（00/06）
	食滞痰阻	腹胀或痛，腹部时有条索状物聚起*，按之胀痛更甚，便秘，纳呆，舌苔腻，脉弦滑等（97）	理气化痰，导滞散结	六磨汤（02） **平胃散**＋山楂、神曲（痰湿较重，兼有食滞，腑气虽通，苔腻不化者）
积证	气滞血阻（初）	腹部积块质软不坚，固定不移，胀痛不适，舌苔薄，脉弦（16）	理气消积，活血散瘀（18）	**金铃子散合失笑散** **柴胡疏肝散合失笑散** 大七气汤（气滞血阻较甚，兼有寒象者）（91X）
	瘀血内结（中）	腹部积块明显，质地较硬，固定不移，隐痛或刺痛，形体消瘦，纳谷减少，面色晦暗黧黑，面颈胸臂或有血痣赤缕，女子可见月事不下，舌质紫或有瘀斑瘀点，脉细涩等（14）	祛瘀软坚，佐以扶正健脾	膈下逐瘀汤合六君子汤 加鳖甲煎丸（积块肿大坚硬而正气受损者）（91X）
	正虚瘀结（末）	久病体弱，积块坚硬，隐痛或剧痛，饮食大减，肌肉瘦削，神倦乏力，面色萎黄或黧黑，甚则面肢浮肿，舌质淡紫，或光剥无苔，脉细数或弦细（17）	补益气血，活血化瘀（12/17）	八珍汤合化积丸（91X/13）

二十八、鼓胀

【鼓胀】 腹部胀大如鼓，以腹大胀满、绷急如鼓、皮色苍黄、脉络显露为特征（肝病日久，肝脾肾功能失调，气滞、血瘀、水停于腹中）。

【历史沿革】 最早见于《内经》；喻嘉言《医门法律》："胀病亦不外水裹、气结、血瘀。""凡有癥瘕、积块、痞块，即是胀病之根。"（95）

【病因】 ①酒食不节；②情志；③虫毒；④病后续发（09X）。

【病机】 *肝、脾、肾受损，气滞、血瘀、水停腹中（93）。

【病位】 肝、脾、肾（91）。

【病理因素】 *气滞、血瘀、水湿。

【辨证要点】 本虚标实。鼓胀分型论治见表31。

【治疗原则】 标实为主者，行气活血、祛湿利水或暂用攻逐法，配以疏肝理脾；本虚为主者，温补脾肾或滋养肝肾加行气活血利水。

【鼓胀变证】 ①大出血；②昏迷 / 神昏抽搐；③虚脱（仅表现为腹大如鼓，脉络显露不属鼓胀变证）（94X/11X/20X）。

【鼓胀合并症】 ①水肿；②黄疸；③内伤发热（消渴病可见水肿、内伤发热）（92）。

【逐水法主要适用于】 ①正气尚未过耗而腹胀殊甚；②水热蕴结与水湿困脾证为主（注意中病即止，严密观察，明确禁忌症）。（13X）

【逐水法禁忌症】 ①鼓胀日久、正虚体弱；②发热、黄疸日渐加深；③消化道溃疡并发出血；④有出血倾向者；⑤利尿剂有效者应禁用（10X）。

（一）鉴别诊断

鼓胀与水肿

①鼓胀是指腹部胀大如鼓的一类病证，临床以腹大如满，绷急如鼓，皮色苍黄，脉络显露为特征，故名鼓胀。病名最早见于《内经》。病因有酒食不节、情志刺激、虫毒感染、病后续发；病变脏器主要在肝脾，久则及肾；鼓胀主要为肝脾肾受损，气血水结于腹中，以腹部胀大为主，四肢肿不甚明显。晚期可见肢体浮肿，面色青晦，面颈部有血痣赤缕，胁下癥积坚硬，腹皮青筋显露等。

②水肿是体内水液潴留，泛滥肌肤，表现以头面、眼睑、四肢、腹背，甚至全身浮肿为特征的一类疾病。病因有风邪袭表、疮毒内犯、外感水湿、饮食不节、禀赋不足，久病劳倦；病机是肺失通调，脾失转输，肾失开阖，三焦气化不利；病位在肺、脾、肾，关键在肾。治疗原则：发汗、利尿、泻下逐水是三条基本原则。水肿主要为肺脾肾功能失调，水湿泛滥肌肤。其浮肿多从眼睑颜面开始，继则延续头面及肢体，或下肢水肿，后及全身，见面色㿠白，腰酸倦怠，甚者可见腹水。

（二）鼓胀常见变证

鼓胀常见变证的诊治

①大出血：骤然大量呕血，血色鲜红，大便下血，暗红或油黑。多属瘀热互结，热迫血溢，治宜清热凉血，活血止血，方用犀角地黄汤加参三七、仙鹤草、地榆炭、血余炭、大黄炭等。若大出血之后，气随血脱，阳气衰微，汗出如油，四肢厥冷，呼吸低弱，脉细微欲绝，治宜扶正固脱，益气摄血，方用大剂独参汤加山萸肉，并可与"血证"治疗互参。

②昏迷：痰热内扰，蒙蔽心窍，症见神识昏迷，烦躁不安，甚则怒目狂叫，四肢抽搐颤动，口臭便秘，溲赤尿少，舌红苔黄，脉弦滑数，治当清热豁痰，开窍息风，方用安宫牛黄丸合龙胆泻肝汤加减，亦可用醒脑静注射液静脉滴注。

（三）归纳

引起昏迷的常见病证——痫证、中风、厥证、痉证、消渴、喘证、肺胀、关格、鼓胀、黄疸。

二十九、头痛

【病机】外感多为外邪上扰清空，壅滞经络，络脉不通；内伤多与肝、脾、肾三脏功能失调（03）。

【历史沿革】《东垣十书》分内伤、外感。《丹溪心法·头痛》强调痰与火在头痛发病中的地位，并提出头痛"如不愈各加引经药，太阳川芎，阳明白芷，少阳柴胡，太阳苍术，少阴细辛，厥阴吴茱萸。"（92/10）

【病因】①感受外邪；②情志失调；③先天不足或房事不节；④饮食劳倦或体虚久病；⑤外伤或久病入络（14X）。

【辨证关键】*①痛之久暂（分虚实）；②疼痛特点（分寒热）；③部位；④影响因素（10）。

【治疗原则】外感头痛：主以疏风，兼以散寒、清热、祛湿。内伤头痛：虚者，滋阴养血，益肾填精；实者，平肝、化痰、行瘀；虚实夹杂：酌情兼顾并治。

【辨证要点】

1. 辨外感（痛无休止）与内伤（时作时止）：①起病；②疼痛程度；③疼痛有无休止；④疼痛性质；⑤病性。头痛分型论治见表32。

2. 辨头痛与相关经络：①太阳——头后部、项，羌活、川芎、蔓荆子；②阳明——前额部、眉棱骨，葛根、白芷、知母；③少阳——两侧、连及于耳，柴胡、黄芩、川芎（18）；④厥阴——颠顶，吴茱萸、藁本（多偏头痛）（98/10）；⑤少阴——细辛（92）。

表 31　鼓胀分型论治

病证	辨证分型	临床表现	治法	代表方
标实	**气滞湿阻**	腹胀按之不坚，胁下胀满或疼痛，饮食减少，食后胀甚，得嗳气、矢气稍减，小便短少，舌苔薄白腻，脉弦（18）	疏肝理气，运脾利湿（18）	柴胡疏肝散合胃苓汤（18）
	水湿困脾（可用逐水法治疗）	腹大胀满，按之如囊裹水，甚则颜面微浮，下肢浮肿，脘腹痞胀，得热则舒，精神困倦，怯寒懒动，小便少，大便溏，舌苔白腻，脉缓（14）	温中健脾，行气利水	实脾饮（97/11）
	湿热蕴结（可用逐水法治疗）	腹大坚满，脘腹胀急，烦热口苦，渴不欲饮，或有面、目、皮肤发黄，小便赤涩，大便秘结或溏垢，舌边尖红，苔黄腻或兼灰黑，脉象弦数	清热利湿，攻下逐水（07）	中满分消丸合茵陈蒿汤（98/06/17） **舟车丸**（腹部胀满殊甚，大便干结）
	瘀结水留（肝脾血瘀）	脘腹坚满，青筋显露，胁下癥结痛如针刺，面色晦暗黧黑，或见赤丝血缕，面、颈、胸、臂出现血痣或蟹爪纹，口干不欲饮水，或见大便色黑，舌质紫黯或有紫斑，脉细涩	活血化瘀，行气利水	调营饮（08） **加鳖甲煎丸**（胁下癥积肿大明显）
本虚	**阳虚水盛**（脾肾阳虚）	腹大胀满，形似蛙腹，朝宽暮急，面色苍黄，或呈㿠白，脘闷纳呆，神倦怯寒，肢冷浮肿，小便短少不利，舌体胖，质紫，苔淡白，脉沉细无力	温补脾肾，化气利水	附子理苓汤（＝附子理中丸＋五苓散）或济生肾气丸（金匮肾气丸＋牛膝、车前子）（12/15X/17）
	阴虚水停（肝肾阴虚）	腹大胀满，或见青筋暴露，面色晦滞，唇紫，口干而燥，心烦失眠，时或鼻衄，牙龈出血，小便短少，舌质红绛少津，苔少或光剥，脉弦细数	滋肾柔肝，养阴利水	**六味地黄丸**（滋肾阴）**合一贯煎**（养血柔肝）

表 32　头痛分型论治

病证	辨证分型	临床表现	治法	代表方
外感头痛	风寒头痛	头痛连及项背，常有拘急收紧感，或伴恶风畏寒，遇风尤剧，口不渴，苔薄白，脉浮紧	疏散风寒止痛	**川芎茶调散** **吴茱萸汤**（寒邪侵袭厥阴经——巅顶头痛，干呕，四肢厥冷，脉弦等） **麻黄附子细辛汤**（寒客少阴）
	风热头痛	头痛而胀，甚则头胀如裂，发热或恶风，面红目赤，口渴喜饮，大便不畅，或便秘，溲赤，舌尖红，苔薄黄，脉浮数	疏风清热和络	芎芷石膏汤（91/99/07/18） **黄连上清丸**（大便秘结，腑气不通，口舌生疮者）
	风湿头痛	头痛如裹，肢体困重，胸闷纳呆，大便或溏，苔白腻，脉濡	祛风胜湿通窍	羌活胜湿汤（00）
内伤头痛	肝阳头痛	头昏胀痛，两侧为重，心烦易怒，夜寐不宁，口苦面红，或兼胁痛，舌红苔黄，脉弦数（18）	平肝潜阳息风	天麻钩藤饮（93/09）
	血虚头痛	头痛隐隐，时时昏晕，心悸失眠，面色少华，神疲乏力，遇劳加重，舌质淡，苔薄白，脉细弱（91/15）	养血滋阴，和络止痛	加味四物汤（93）
	痰浊头痛	头痛昏蒙，胸脘满闷，纳呆呕恶，舌苔白腻，脉滑或弦滑（91）	健脾燥湿，化痰降逆	半夏白术天麻汤（92/00/02/07/20）
	肾虚头痛	头痛且空，眩晕耳鸣，腰膝酸软，神疲乏力，滑精带下，舌红少苔，脉细无力（99/15）	养阴补肾，填精生髓	大补元煎（08） **知柏地黄丸**（虚火上炎——头痛而晕，头面烘热，时伴汗出） 右归丸（17X） 金匮肾气丸（17X）
	瘀血头痛	头痛经久不愈，痛处固定不移，痛如锥刺，或有头部外伤史，舌紫暗，或有瘀斑、瘀点，苔薄白，脉细或细涩	活血化瘀，通窍止痛	**通窍活血汤**（16）
	气虚头痛	头痛隐隐，时发时止，遇劳则加重，纳食减少，倦怠乏力，气短自汗，舌质红，苔薄白，脉细弱	益气升清	**益气聪明汤**

三十、眩晕

【历史沿革】最早见于《内经》;《素问》“诸风掉眩，皆属于肝”;《丹溪心法》“无痰不作眩”;《景岳全书》“无虚不作眩”(16);《素问玄机》: 从风火立论“风火相博”(97/05X)。

【病机】①髓海不足，气血亏虚；②风、火、痰、瘀扰乱清窍(91/93/03)。

【病位】肝、脾、肾(眩晕从肝论治)(95)。

【辨证要点】①辨相关脏腑；②辨标本虚实。眩晕分型论治见表33。

【治疗原则】补虚泻实、调整阴阳(虚：滋养肝肾，补益气血，填精生髓；实：平肝潜阳，清肝泻火，化痰行瘀)。

【注意】神昏可见于中风、痫证、痉证、厥证(14X)。

(一)转化联系

头痛与眩晕

头痛与眩晕可单独出现，也可同时出现，头痛病因有外感和内伤两方面，眩晕以内伤为主。头痛以疼痛为主，实证较多；而眩晕以昏眩为主，虚证较多。

(二)相关论述

眩晕最早见于《内经》，称之为“眩冒”。《素问·至真要大论》云：“诸风掉眩，皆属于肝。”指出眩晕与肝关系的密切。《灵枢·卫气》提出：“上虚则眩。”《灵枢·口问》提出：“上气不足，脑为之不满，耳为之苦鸣，头为之苦倾，目为之眩。”《灵枢·海论》：“髓海不足，则脑转耳鸣。”均认为眩晕以虚为主。元代朱丹溪强调“无痰不作眩”,《丹溪心法·头眩》记载：“头眩，痰挟气虚并火，治痰为主，挟补气药及降火药，无痰不作眩，痰因火动，又有湿痰者，又有火痰者。”《景岳全书·眩运》篇中指出：“眩运一证，虚者居其八九，而兼火兼痰者，不过十中一二耳。”强调指出“无虚不能作眩”。

表 33　眩晕分型论治

病证	辨证分型	临床表现	治法	代表方
实证	肝阳上亢	眩晕，耳鸣，头目胀痛，口苦，失眠多梦，遇烦劳郁怒而加重，甚则仆倒，颜面潮红，急躁易怒，肢麻震颤，舌红苔黄，脉弦或数（05）	平肝潜阳，清火息风（11/20）	天麻钩藤饮（04/09）（注意中风、头痛） 当归龙荟丸加大黄、芒硝（若见目赤便秘/便干）（92）
	痰湿中阻	眩晕，头重昏蒙，或伴视物旋转，胸闷恶心，呕吐痰涎，食少多寐，舌苔白腻，脉濡滑	化痰祛湿，健脾和胃（07）	半夏白术天麻汤（92/17） 黄连温胆汤（痰郁化火）（14）
	瘀血阻窍	眩晕，头痛，兼见健忘，失眠，心悸，精神不振，耳鸣耳聋，面唇紫暗，舌暗有瘀斑，脉涩或细涩	祛瘀生新，活血通窍	通窍活血汤（91/09/20）
虚证	气血亏虚	眩晕动则加剧，劳累即发，面色㿠白，神疲乏力，倦怠懒言，唇甲不华，发色不泽，心悸少寐，纳少腹胀，舌淡苔薄白，脉细弱	补益气血，调养心脾（10）	归脾汤（02/10/12）（注意内伤发热、不寐） 补中益气汤（中气不足，脾气不升）（02/10/13）
	肾精不足	眩晕日久不愈，精神萎靡，腰膝酸软，少寐多梦，健忘，两目干涩，视力减退；或遗精滑泄，耳鸣齿摇；或颧红咽干，五心烦热，舌红少苔，脉细数；或面色㿠白，形寒肢冷，舌淡嫩，苔白，脉弱尺甚	滋养肝肾，益精填髓	**左归丸**（肾精不足，髓海空虚）（08） **右归丸**（阴损及阳，肾阳虚明显者）

三十一、中风

【中风】卒然昏仆、不省人事、半身不遂、口眼㖞斜、语言不利。

【历史沿革】唐宋以前以“外风”为主；唐宋以后特别是金元时期，多以“内风”立论（97）；近代医学家张伯龙、张山雷、张寿甫认识到本病在于肝阳化风，气血并逆，直冲犯脑（91）。

【病理基础】肝肾阴虚。

【病位】心脑、肝肾（07）。

【病理因素】风（肝风、外风）、火（肝火、心火）、痰（风痰、湿痰）、气（气逆、气滞）、血（血瘀）、虚（阴虚、血虚）。

【辨证要点】*鉴别中经络和中脏腑的要点是：有无神昏。中风分型论治见表34。

【中脏腑】

1. 闭证。①阳闭：瘀热痰火之象；②阴闭：寒湿痰浊之象——口噤不开、双手握固、肢体强痉、大小便闭等。

2. 脱证。目合口开、四肢松懈瘫软、手撒肢冷、二便自遗等。

【治疗原则】①中经络：平肝息风，化痰祛瘀通络。②中脏腑闭证：息风清火，豁痰开窍，通腑泄热；脱证：宜救阴回阳固脱；内闭外脱：醒神开窍，扶正固脱；③恢复期：醒神开窍，扶正固脱兼用。（09）

【鉴别】①中风与厥证：有无四肢厥冷、后遗症；②中风与痉证：中风神昏后抽，痉证抽后神昏；③中风与痫证：有无声音。

（一）转化联系

头痛与眩晕、中风

头痛：病位主要在头部；眩晕：主要在头窍，病变脏腑与肝脾肾有关；中风：病位在心脑，与肝肾密切相关。头痛和眩晕可单独出现，也可同时出现，二者对比，头痛之病因有外感和内伤两方面，眩晕则以内伤为主，临床表现，头疼以疼痛为主，实证居多，而眩晕则以昏眩为主，虚证居多。中风以卒然昏仆，不省人事，口眼㖞斜，半身不遂，失语，或不经昏仆，仅以㖞僻不遂为特征。中风昏仆与眩晕之甚者相似，眩晕之甚者亦可昏仆，但无半身不遂及不省人事，口眼㖞斜等诸症，也有部分中风病人，以眩晕、头疼为其先兆表现，故临证当注意中风与眩晕、头痛的区别和联系。

（二）相关论述

《内经》、张仲景、朱丹溪、王履、张景岳、王清任等论中风病因病理

①《内经》中无中风的病名，但有关中风的论述较详细。在病因方面，认识到感受外邪，烦劳暴怒可以诱发本病。如《灵枢·刺节真邪》篇云：“虚邪偏客于身半，其入深，内居营卫，

营卫稍衰则真气去，邪气独留，发为偏枯。”《素问·生气通天论》云：“阳气者，大怒则形气绝，而血菀于上，使人薄厥。”《素问·调经论》云：“血之与气，并走于上，则为大厥，厥则暴死，气复返则生，不返则死。”此外，还认识到本病的发生与体质、饮食有密切的关系。如《素问·通评虚实论》曾明确指出：“……仆击，偏枯……肥贵人则膏粱之疾也。”

②东汉张仲景认为“络脉空虚”，风邪入中是本病发生的主因，并以邪中深浅、病情轻重而分为中经中络、中脏、中腑。

③《丹溪心法·论中风》指出：“东南之人，多是湿土生痰，痰生热，热生风也。”

④元代王履提出“真中”“类中”病名。《医经溯洄集·中风辨》指出：“因于风者，真中风也；因于火、因于气、因于湿者，类中风，而非中风也。”

⑤明代张景岳认为本病与外风无关，而倡导“非风”之说，并提出“内伤积损”的论点。《景岳全书·非风》：“非风一症，即时人所谓中风症也。此症多见猝倒，猝倒多有昏愦，本皆内伤积损颓败而然，原非外感风寒所致。”

⑥王清任指出中风半身不遂，偏身麻木是由于“气虚血瘀”所致，立补阳还五汤治疗偏瘫，至今仍为临床常用。

表 34 中风分型论治

病证	辨证分型	临床表现	治法	代表方
中经络	风痰入络	肌肤不仁，手足麻木，突然发生口眼㖞斜，语言不利，口角流涎，舌强语謇，甚则半身不遂，或兼见手足拘挛，关节酸痛等症，舌苔薄白，脉浮数	祛风化痰通络（93）	真方白丸子
	风阳上扰	平素头晕头痛，耳鸣目眩，突然发生口眼㖞斜，舌强语謇，或手足重滞，甚则半身不遂等症，舌质红苔黄，脉弦	平肝潜阳，活血通络	天麻钩藤饮（92）
	阴虚风动	平素头晕耳鸣，腰酸，突然发生口眼㖞斜，言语不利，手指瞤动，甚或半身不遂，舌质红，苔腻，脉弦细数（07）	滋阴潜阳，息风通络（07/18）	镇肝息风汤（92/99/05）
中脏腑	痰热腑实【闭证】	素有头痛眩晕，心烦易怒，突然发病，半身不遂，口舌歪斜，舌强语謇或不语，神识欠清或昏糊，肢体强急，痰多而黏，伴腹胀，便秘，舌质暗红，或有瘀点瘀斑，苔黄腻，脉弦滑或弦涩（16X）	通腑泄热，息风化痰	桃仁承气汤 星蒌承气汤（13）
	痰火瘀闭【阳闭证】	突然昏仆，不省人事，牙关紧闭，口噤不开，两手握固，大小便闭，肢体强痉，面赤身热，气粗口臭，躁扰不宁，苔黄腻，脉弦滑而数（12）	息风清火，豁痰开窍（08/09/11/12）	羚角钩藤汤 另服局方至宝丹、安宫牛黄丸 / 醒脑静 / 清开灵注射液（救急用时，辛凉开窍用）（93/97/14X/15X） 羚羊角汤：清肝息风
	痰浊瘀闭【阴闭证】	突然昏仆，不省人事，牙关紧闭，口噤不开，两手握固，肢体强痉，大小便闭，面白唇暗，静卧不烦，四肢不温，痰涎壅盛，苔白腻，脉沉滑缓（02）	化痰息风，宣郁开窍（93/05）	涤痰汤另服苏合香丸（豁痰息风，辛温开窍）（91/11） 参附汤加白通汤加猪胆汁（见戴阳证者）
	阴竭阳亡【脱证】	突然昏仆，不省人事，目合口张，鼻鼾息微，手撒肢冷，汗多，大小便自遗，肢体软瘫，舌痿，脉细弱或脉微欲绝（00）	回阳救阴，益气固脱（11）	参附汤合生脉散
恢复期	风痰瘀阻	口眼㖞斜，舌强语謇或失语，半身不遂，肢体麻木，苔滑腻，舌暗紫，脉弦滑	搜风化痰，行瘀通络	解语丹
	气虚络瘀	肢体偏枯不用，肢软无力，面色萎黄，舌质淡紫或有瘀斑，苔薄白，脉细涩或细弱	益气养血，化瘀通络	补阳还五汤（合圣愈汤）（91/13）
	肝肾亏虚	半身不遂，患肢僵硬，拘挛变形，舌强不语，或偏瘫，肢体肌肉萎缩，舌红脉细，或舌淡红，脉沉细	滋养肝肾	左归丸合地黄饮子

三十二、瘿病

【病因】①情志；②饮食；③体质因素；④水土失宜（09X/14X）。

【病位】肝、脾、心（16）。

【辨证要点】①辨在气在血。②辨火旺与阴伤（气分：肿块光滑柔软——气郁痰阻；血分：质地坚硬表面高低不平——痰结血瘀）。瘿病分型论治见表35。

【病机】气滞、痰凝、血瘀壅结颈前（93/14）。

【治疗原则】理气化痰，消瘿散结。

相关论述

《外科正宗》认为："夫人生瘿瘤之症，非阴阳正气结肿，乃五脏瘀血、浊气、痰滞而成。"指出瘿瘤是由气、痰、瘀壅结而成，治法是行散气血，行痰顺气，活血散坚，所载海藻玉壶汤、活血消瘿汤、十全流气饮至今仍为临床所用。

三十三、疟疾

【疟疾】感受疟邪引起的以寒战、壮热、头痛、汗出、休作有时为特征；

邪伏膜原证（憎寒壮热、发无定时、胸闷呕恶、头痛烦躁）可用达原饮（14）。

【历史沿革】首见于《内经》；晋·葛洪《肘后备急方》认为感受瘴峦之气，明确提出青蒿为治疗疟疾之要药。

【治疗原则】驱邪截疟（温疟兼清；寒疟兼温；瘴疟宜解毒除瘴；劳疟以扶正为主，佐以截疟；疟母当祛瘀化痰软坚）。

【病位】属少阳（13）。

【辨证要点/分型依据】★①病情的轻重；②寒热的偏盛；③正气的盛衰；④病程的久暂（93）。疟疾分型论治见表36。

本章归纳

相关论述

《四明心法》论吐酸病理；高斗魁："凡为吞酸尽属肝木，曲直做酸也；虽分寒热两端，总之治肝为根本。"

表 35　瘿病分型论治

病证	辨证分型（15X）	临床表现	治法	代表方
瘿病	气郁痰阻	颈前喉结两旁结块肿大，质软不痛，颈部觉胀，胸闷，喜太息，或兼胸胁窜痛，病情常随情志波动，苔薄白，脉弦	理气舒郁，化痰消瘿（18X）	四海舒郁丸（97）
	痰结血瘀	颈前喉结两旁结块肿大，按之较硬或有结节，肿块经久未消，胸闷，纳差，舌质暗或紫，苔薄白或白腻，脉弦或涩	理气活血，化痰消瘿（18X）	海藻玉壶汤 加犀黄丸（结块坚硬不可移）
	肝火旺盛	颈前喉结两旁轻度或中度肿大，一般柔软光滑，烦热，容易出汗，性情急躁易怒，眼球突出，手指颤抖，面部烘热，口苦，舌质红，苔薄黄，脉弦数	清肝泻火，消瘿散结（18X）	栀子清肝汤合消瘰丸 二冬汤合消瘰丸（火郁伤阴，阴虚火旺）
	心肝阴虚	颈前喉结两旁结块或大或小，质软，病起较缓，心悸不宁，心烦少寐，易出汗，手指颤动，眼干，目眩，倦怠乏力，舌质红，苔少或无苔，舌体颤动，脉弦细数（07）	滋阴降火，宁心柔肝（18X）	天王补心丹（15） 或一贯煎

表 36　疟疾分型论治

病证	辨证分型	临床表现	治法	代表方
疟疾	正疟	发作症状比较典型，常先有呵欠乏力，继则寒战鼓颔，寒罢则内外皆热，头痛面赤，口渴引饮，终则遍身汗出，热退身凉，每日或间一两日发作一次，寒热休作有时，舌红，舌苔白或黄腻，脉弦	祛邪截疟，和解表里（03）	柴胡截疟饮 或截疟七宝饮（17X）
	温疟	发作时热多寒少，汗出不畅，头痛，骨节酸痛，口渴引饮，便秘尿赤，舌红苔黄，脉弦数	清热解表，和解祛邪（03）	白虎加桂枝汤 或白虎加人参汤
	寒疟	发作时热少寒多，口不渴，胸闷脘痞，神疲体倦，舌苔白腻，脉弦	和解表里，温阳达邪（07/14）	柴胡桂枝干姜汤（13） 合截疟七宝饮
	疟母	久疟不愈，痰浊瘀血互结，在胁下形成痞块	软坚散结，祛瘀化痰	鳖甲煎丸 / 八珍汤 / 十全大补汤
	瘴疟	热瘴：热甚寒微，或壮热不寒，头痛，肢体烦疼，面红目赤，胸闷呕吐，烦渴饮冷，大便秘结，小便热赤，甚至神昏谵语，舌质红绛，苔黄腻或垢黑，脉洪数或弦数	解毒除瘴，清热保津	清瘴汤（05）
		冷瘴：寒甚热微，或呕吐腹泻，甚则嗜睡不语，神志昏蒙，舌苔厚腻色白，脉弦	解毒除瘴，芳化湿浊	加味不换金正气散（05） 苏合香丸（昏睡） 玉枢丹（呕吐）
	劳疟（15）	疟疾迁延日久，每遇劳累则易发作，发时寒热较轻，面色萎黄，倦怠乏力，短气懒言，纳少自汗，舌质淡，脉细弱	益气养血，扶正祛邪	何人饮

三十四、水肿

【历史沿革】①《金匮要略》：分“风水、皮水、正水、石水、黄汗”五类；且提出发汗、利尿两大原则：“诸有水者，腰以下肿，当利小便……”②《备急千金要方》：首次提出水肿忌盐；③宋·严用和分“阴水、阳水”。

【病机】★肺失通调，脾失转输，肾失开阖，三焦气化不利。

【病位】肺、脾、肾（91）。

【病理因素】★①风邪；②水湿；③疮毒；④瘀血；⑤饮食不节；⑥禀赋不足，久病劳倦。

【辨证要点】★①首辨阴水、阳水；②次辨脏腑；③辨清本虚标实主次。水肿分型论治见表37。

【治疗原则】★1. 发汗 2. 利尿 3. 泻下逐水（①阴阳分治——阳水祛邪为主，阴水扶正为主；②上下异治；③开鬼门、洁净府、去菀陈莝）（12X）。

【水肿后期可发展为】①关格；②癃闭；③眩晕；④心悸；⑤虚劳（05X）。

【与肺脾肾三脏功能失调相关的病证】痰饮、癃闭、水肿（92X）。

相关论述

《丹溪心法》《景岳全书》《医宗必读》论水肿

《丹溪心法·水肿》：“水肿因脾虚不能制水，水渍妄行，当以参、术补脾，使脾气得实，则自健运，自能升降运动其枢机，则水自行。”

《景岳全书·水肿》：“肿胀之病，原有内外之分。验之病情，则惟在气水二字足以尽之。故凡治此症者，不在气分，则在水分，能辨此二者而知其虚实，无余蕴矣。病在气分，则当以治气为主；病在水分，则当以治水为主。然水气本为同类，故治水者，当兼理气，以水行气亦行也。此中玄妙，难以尽言。”

《医宗必读·水肿》：“脾土主运行，肺金主气化，肾水主五液。凡五气所化之液悉归于肾，五脏所化之液悉属于肺，转输二脏，以制水生金者悉归于脾，故水肿不外此三经也。”

表 37　水肿分型论治

病证	辨证分型	临床表现	治法	代表方
阳水（18X）	**风水相搏**	眼睑浮肿，继则四肢及全身皆肿，来势迅速，多有恶寒，发热，肢节酸楚，小便不利等症。偏于风热者，伴咽喉红肿疼痛，舌质红，脉浮滑数。偏于风寒者，兼恶寒，咳喘，舌苔薄白，脉浮滑或浮紧	疏风清热，宣肺行水	**越婢加术汤** **防己黄芪汤**（汗出恶风，卫阳已虚）
	湿毒浸淫	眼睑浮肿，延及全身，皮肤光亮，尿少色赤，身发疮痍，甚则溃烂，恶风发热，舌质红，苔薄黄，脉浮数或滑数	宣肺解毒，利湿消肿	麻黄连翘赤小豆汤（风水在表）合五味消毒饮（疮毒内归）（95/05）
	水湿浸渍	全身水肿，下肢明显，按之没指，小便短少，身体困重，胸闷，纳呆，泛恶，苔白腻，脉沉缓，起病缓慢，病程较长（97）	运脾化湿，通阳利水（17）	五皮饮合胃苓汤（06X）
	湿热壅盛	遍体浮肿，皮肤绷急光亮，胸脘痞闷，烦热口渴，小便短赤，或大便干结，舌红，苔黄腻，脉沉数或濡数	分利湿热	疏凿饮子（92） 猪苓汤（湿热久羁，化燥伤阴）（00） **己椒苈黄丸**（腹满不减，大便不通） 黄连温胆汤加车前子（93/12）
阴水	**脾阳虚衰**	身肿日久，腰以下为甚，按之凹陷不易恢复，脘腹胀闷，纳减便溏，面色不华，神疲乏力，四肢倦怠，小便短少，舌质淡，苔白腻或白滑，脉沉缓或沉弱	健脾温阳利水	实脾饮（09） **参苓白术散**（脾虚气弱）（07）
	肾阳衰微	水肿反复消长不已，面浮身肿，腰以下甚，按之凹陷不起，尿量减少或反多，腰酸冷痛，四肢厥冷，怯寒神疲，面色㿠白，甚者心悸胸闷，喘促难卧，腹大胀满，舌质淡胖，苔白，脉沉细或沉迟无力	温肾助阳，化气行水（98/10/16X）	济生肾气丸合真武汤（病至后期，肾阳久衰，阴损及阳）（05/15） **越婢汤＋党参、菟丝子**（病程缠绵，反复不愈，正气日衰，复感外邪——发热恶寒，肿势增剧，小便短少——扶正祛邪） **左归丸**、**右归丸**
	瘀水互结	水肿延久不退，肿势轻重不一，四肢或全身浮肿，以下肢为主，皮肤瘀斑，腰部刺痛，或伴血尿，舌紫暗，苔白，脉沉细涩	活血祛瘀，化气行水（01/16X）	**桃红四物汤合五苓散** **加济生肾气丸**（见腰膝酸软，神疲乏力）

水肿变证的治疗（12）：
①水毒内阻，胃失和降——黄连温胆汤＋大黄、石菖蒲；②水凌心肺，阳气衰微——真武汤合黑锡丹
③虚风扰动，神明不守——大补元煎合羚角钩藤汤；④邪毒内闭，元神涣散——安宫牛黄丸 / 紫雪丹（大黄灌肠）

三十五、淋证

【淋证】以小便频数短涩，淋沥刺痛，小腹拘急引痛为主症。

【历史沿革】始见于《内经》；《景岳全书》："凡热者宜清，涩者宜利，下陷者宜升提，虚者宜补，阳气不固者宜温补命门。"

【病因】①外感湿热；②饮食不节；③情志失调；④禀赋不足或劳伤久病（07）。

【病机】①湿热蕴结下焦，肾与膀胱气化不利（01/07X）。

【辨证要点】①首辨六淋之别；②次辨虚实。淋证分型论治见表38。

【治疗原则】实则清利，虚则补益。

【淋证的转化】①水肿；②癃闭；③关格；④头痛；⑤眩晕；⑥虚劳（16X）。

【注意】痛者为血淋，不痛者为尿血；痛为淋，不痛为浊（92）。

表 38　淋证分型论治

病证	辨证分型	临床表现	治法	代表方
淋证	热淋	小便频数短涩，灼热刺痛，溺色黄赤，少腹拘急胀痛，或有寒热，口苦，呕恶，或有腰痛拒按，或有大便秘结，苔黄腻，脉滑数	清热利湿通淋	八正散（14）
	石淋	尿中夹砂石，排尿涩痛，或排尿时突然中断，尿道窘迫疼痛，少腹拘急，往往突发，一侧腰腹绞痛难忍，甚则牵及外阴，尿中带血，舌红，苔薄黄，脉弦或带数	清热利湿，排石通淋（12）	实：石韦散（10） 补中益气汤＋金钱草，海金沙，冬葵子（日久，见神疲乏力，少腹坠胀者） 虚：石韦散合六味地黄丸（04）
	血淋	小便热涩刺痛，尿色深红，或夹有血块，疼痛满急加剧，或见心烦，舌尖红，苔黄，脉滑数	清热通淋，凉血止血	实：小蓟饮子（93） 虚：知柏地黄丸（阴虚火旺）（05X/17） 归脾汤（久病脾虚气不摄血，神疲乏力，面色少华）（17）
	气淋（20）	郁怒之后，小便涩滞，淋沥不宣，少腹胀满疼痛，苔薄白，脉弦	理气疏导，通淋利尿（20）	实：沉香散（10/20） 虚：补中益气汤
	膏淋	小便浑浊，乳白或如米泔水，上有浮油，置之沉淀，或伴有絮状凝块物，或混有血液、血块，尿道热涩疼痛，尿时阻塞不畅，口干，苔黄腻，舌质红，脉濡数	清热利湿，分清泄浊（91/06X）	实：程氏萆薢分清饮（93/13） 虚：膏淋汤（脾肾两虚，气不固摄） 补中益气汤（脾虚中气下陷）（09） 七味都气丸（肾阴虚） 金匮肾气丸（肾阳虚）
	劳淋	小便不甚赤涩，溺痛不甚，但淋沥不已，时作时止，遇劳即发，腰膝酸软，神疲乏力，病程缠绵，舌质淡，脉细弱（14/05）	补脾益肾	无比山药丸 补中益气汤（中气下陷，少腹坠胀）（09） 知柏地黄丸（阴虚火旺）

三十六、癃闭

【癃闭】以小便量少，排尿困难，甚则小便闭塞不通为主症（97X/10）。

【历史沿革】首见于《内经》；《千金要方》：世界上最早关于导尿术记载（99）。

【病机】膀胱气化功能失调（91）。

【病位】主要在膀胱、肾；与肺、脾、肝有关（91）。

【病理因素】★实：①湿热；②热毒；③气滞；④痰瘀。虚：脾气不升，肾阳衰惫（98/03）。

【治疗原则】★以"腑以通为用"为原则。实证：清邪热、利气机、散瘀结；虚证：补脾肾、助气化（92/06/06X/08X/12/12X）。

【急症治疗措施】对于水蓄膀胱之急症，在服药的同时还可采用针灸、取嚏、探吐、外敷、导尿法等急通小便（92X/15X）。

【辨证要点】①首辨虚实；②病情缓急、病势轻重。癃闭分型论治见表39。

【与淋证的鉴别点】①有无尿道刺痛；②尿量有无变化（96X）。

（一）鉴别诊断

淋证与癃闭

癃闭与淋证均属膀胱气化不利，故皆有排尿困难，点滴不畅的证候。但癃闭无尿道刺痛，每日尿量少于正常，甚或无尿排出；而淋证则小便频数短涩，滴沥刺痛，欲出未尽，而每日排尿量正常。《医学心悟·小便不通》所言："癃闭与淋证不同，淋则便数而茎痛，癃闭则小便短涩而难通。"但淋证日久不愈，可发展成癃闭，而癃闭感受外邪，常可并发淋证。

（二）转化联系

淋证、癃闭与水肿

①淋证病久不愈，或反复发作，严重者可转变为水肿，癃闭；石淋因结石过大，阻塞水道亦可变成水肿、癃闭。

②癃闭，尿闭不通，水气内停，上凌心肺，并发喘证、心悸。水液潴留体内，溢于肌肤则伴发水肿。《景岳全书·癃闭》："小水不通是为癃闭，此最危最急症也，水道不通，则上侵脾胃而为胀，外侵肌肉而为肿，泛及中焦则为呕，再及上焦则为喘。数日不通，则奔迫难堪，必致危殆。"

③水肿，若肺失通调，脾失健运，肾失开阖，致膀胱气化无权，可见小便点滴或闭塞不通，则水肿转为癃闭。

表 39　癃闭分型论治

病证	辨证分型	临床表现	治法	代表方
实证	膀胱湿热	小便点滴不通，或量极少而短赤灼热，小腹胀满，口苦口黏，或口渴不欲饮，或大便不畅，舌质红，苔黄腻，脉数	清利湿热，通利小便	八正散（同热淋）合导赤散（心烦、口舌生疮糜烂）（14） **滋肾通关丸**（肾阴灼伤——口燥咽干，潮热盗汗，手足心热） **黄连温胆汤**（湿热蕴结三焦，气化不利，小便量少或无尿，面色晦滞，胸闷烦躁，恶心呕吐，口中有尿臭，甚则神昏谵语）（12）
	肺热壅盛*	小便不畅或点滴不通，咽干，烦渴欲饮，呼吸急促，或有咳嗽，舌红，苔薄黄，脉数	清泄肺热，通利水道	清肺饮合八正散（兼尿赤灼热，小腹胀满）（14）
	肝郁气滞	小便不通或通而不爽，情志抑郁，或多烦善怒，胁腹胀满，舌红，苔薄黄，脉弦	疏利气机，通利小便	沉香散（同气淋）（94/07/15/18） 合六磨汤（肝郁气滞较重者）（04）
	浊瘀阻塞	小便点滴而下，或尿如细线，甚则阻塞不通，小腹胀满疼痛，舌紫黯，或有瘀点，脉涩	行瘀散结，通利水道	代抵当丸（07）
虚证（05）	脾气不升	小腹坠胀，时欲小便而不得出，或量少而不畅，神疲乏力，食欲不振，气短而语声低微，舌淡，苔薄脉细（05）	升清降浊，化气行水（13）	**补中益气汤合春泽汤**（气阳虚损，不能化水，口渴而小便不利之证） **参苓白术散**（气虚及阴，气阴两虚） **济生肾气丸**（脾虚及肾）
	肾阳衰惫	小便不通或点滴不爽，排出无力，面色㿠白，神气怯弱，畏寒肢冷，腰膝冷而酸软无力，舌淡胖，苔薄白，脉沉细或弱（10）	温补肾阳，化气利水	济生肾气丸（10） **香茸丸**（精血俱亏，病及督脉，多见老年人——形神委顿，腰背酸痛） **千金温脾汤合吴茱萸汤**（因肾阳衰惫，命火式微，致三焦气化无权，浊阴内蕴，小便量少，甚至无尿，呕吐，烦躁，神昏者）

三十七、关格

【关格】小便不通与呕吐并见，多见于水肿、淋证、癃闭晚期（17X）。

【病机】脾肾虚衰，气化不利，浊邪壅塞三焦。关格分型论治见表40。

三十八、遗精

【病机】肾失封藏、精关不固（湿热下注、心脾两虚、心肾不交）（05X/10）。

【辨证要点】先辨虚实，再辨部位。遗精分型论治见表41。

【病位】肾、心、肝、脾；用心过度，邪念妄想，梦遗者，多责于心；精关不固，无梦滑泻者多由于肾。

【病理因素】湿、火。

【治疗原则】实：清泄为主。虚：补涩为主（新病，多虚实夹杂；久病，虚多实少）。

三十九、耳鸣耳聋（"十二五""十三五"教材已删除）

【辨证要点】分新久虚实（凡风热所致者，暴然耳鸣或耳聋，兼有表证）。耳鸣耳聋分型论治见表42。

【治疗原则】其治法为：治肝胆从实，治脾肾从虚，上宜清疏，中宜升补，下宜滋降。临床上须结合其他病证。

四十、郁证

【概念】凡由于气机郁滞，脏腑功能失调而致心情抑郁，情绪不宁，胸部满闷，胁肋胀痛，或易怒喜哭，或咽中如有异物感等症为主要临床表现的一类病证。脏躁、梅核气也属于此类病（99/10）。

【病机】肝失疏泄、脾失运化、心失所养，脏腑阴阳气血失调（91/08X/09X）。

【病位】肝、心、脾、肾。

【治疗原则】①理气开郁；②调畅气机；③怡情易性。郁证分型论治见表43。

【由肾虚引起的病证】喘证、眩晕、泄泻、便秘（93X）。

表 40　关格分型论治

病证	辨证分型	临床表现	治法	代表方
关格	**脾肾阳虚，湿浊内蕴**	小便短少，色清，甚则尿闭，面色晦滞，形寒肢冷，神疲乏力，浮肿腰以下为主，纳差，腹胀，泛恶呕吐，大便溏薄，舌淡体胖，边有齿印，苔白腻，脉沉细	温补脾肾，化湿降浊（02）	温脾汤合吴茱萸汤（07/14）
	肝肾阴虚，虚风内动	小便短少，呕恶频作，头晕头痛，面部烘热，腰膝酸软，手足抽搐，舌红，苔黄腻，脉弦细	滋补肝肾，平肝息风	**杞菊地黄丸合羚角钩藤汤**
	肾气衰微，邪陷心包	无尿或少尿，全身浮肿，面白唇暗，四肢厥冷，口中尿臭，神识昏蒙，循衣摸床，舌卷缩，淡胖，苔白腻或灰黑，脉沉细欲绝	温阳固脱，豁痰开窍	急用参附汤合苏合香丸，继用涤痰汤（13）

表 41　遗精分型论治

病证	辨证分型（16X）	临床表现	治法	代表方
实证	**君相火旺**	少寐多梦，梦则遗精，阳事易举，心中烦热，头晕目眩，口苦胁痛，小溲短赤，舌红，苔薄黄，脉弦数	清心泄肝	黄连清心饮合三才封髓丹（03/07X） **天王补心丹**（心肾不交，火灼心阴）（07X） 知柏地黄丸 / 大补阴丸（久虚伤肾，阴虚火旺）（94/05X） 安神定志丸（遗精日久，心悸易惊或心神不宁）（03X）
	湿热下注	遗精时作，小溲黄赤，热涩不畅，口苦而腻，苔黄腻，脉濡数	清热利湿	程氏萆薢分清饮（94/95） **龙胆泻肝汤**（阴囊湿痒，口苦胁痛） 苍术二陈汤（胸腹脘闷，渴不欲饮，头晕肢困，饮食不馨——升清化湿）（08X）
虚证	**劳伤心脾***	劳则遗精，失眠健忘，心悸不宁，面色萎黄，神疲乏力，纳差便溏，舌淡苔薄，脉弱	调补心脾，益气摄精	妙香散（06X/09X/17） 补中益气汤（中气下陷）（06X/09X） **归脾汤**（心脾气血两虚）
	肾气不固	多为无梦而遗，甚则滑泄不禁，精液清稀而冷，形寒肢冷，面色㿠白，头昏目眩，腰膝酸软，阳痿早泄，夜尿清长，舌淡胖，苔白滑，脉沉细	补肾固精	**金锁固精丸** **加右归丸**（阴损及阳 / 阳损及阴 / 阴阳两虚）

表 42 耳鸣耳聋分型论治

病证	辨证分型（09X）	临床表现	治法	代表方
耳鸣耳聋	肝胆火盛	突然耳鸣或耳聋，头痛面赤，口苦咽干，心烦易怒，怒则更甚，或夜寐不安，胸胁胀闷，大便秘结，小溲短赤。舌质红，苔黄，脉多弦数	清泄肝火	龙胆泻肝汤
	痰火郁结	两耳蝉鸣，时轻时重，有时闭塞如聋，胸中烦闷，痰多，口苦，或胁痛，喜得太息，耳下胀痛，二便不畅。舌苔薄黄而腻，脉象弦滑	化痰清火，和胃降浊	温胆汤 / 礞石滚痰丸（痰多胸闷，大便不畅）
	风热上扰	外感热病中，出现耳鸣或耳聋，伴见头痛、眩晕、呕逆、心中烦闷，耳内作痒。或兼寒热身痛等表证。苔薄白腻，脉浮或弦数	疏风清热	银翘散
	肾精亏虚	耳鸣或耳聋，多兼见眩晕、腰酸膝软、颧赤口干、手足心热、遗精等，舌红，脉细弱或尺脉虚大	滋肾降火，收摄精气	耳聋左慈丸 本事地黄汤（肾亏复为外风所乘，以致下虚上实） 贞元饮送服黑锡丹（肾阳不足，不能固摄） 滋水清肝饮（肾精不足，水不涵木，肝热内郁）
	清气不升	耳鸣、耳聋，时轻时重，休息暂减，烦劳则加，四肢困倦，劳怯神疲，昏聩食少，大便溏薄，脉细弱，苔薄白腻	益气升清	益气聪明汤 补中益气汤（06X）

表 43 郁证分型论治

病证	辨证分型（17X/11X）	临床表现	治法	代表方
实证（11）	肝气郁结	精神抑郁，情绪不宁，胸部满闷，胁肋胀痛，痛无定处，脘闷嗳气，不思饮食，大便不调，苔薄腻，脉弦	疏肝解郁，理气畅中（94/13）	柴胡疏肝散（13）
	气郁化火	性情急躁易怒，胸胁胀满，口苦而干，或头痛，目赤，耳鸣，或嘈杂吞酸，大便秘结，舌质红，苔黄，脉弦数	疏肝解郁，清肝泻火（16X）	丹栀逍遥散（06）（十二五） 加味逍遥散（十三五）
	痰气郁结“梅核气”	精神抑郁，胸部闷塞，胁肋胀满，咽中如有物梗塞，吞之不下，咯之不出，苔白腻，脉弦滑。本证亦即《金匮要略·妇人杂病脉证并治》所说“妇人咽中如有炙脔，半夏厚朴汤主之”之症	行气开郁，化痰散结（00）	半夏厚朴汤（07） 温胆汤（如证属痰热）（05）
虚证	心神失养“脏燥”	精神恍惚，心神不宁，多疑易惊，悲忧善哭，喜怒无常，或时时欠伸，或手舞足蹈，骂詈喊叫等，舌质淡，脉弦。此种证候多见于女性，常因精神刺激而诱发。临床表现多种多样，但同一患者每次发作多为同样几种症状的重复（95）	甘润缓急，养心安神（16X）	甘麦大枣汤（01/06/15）
	心脾两虚	多思善疑，头晕神疲，心悸胆怯，失眠健忘，纳差，面色不华，舌质淡，苔薄白，脉细	健脾养心，补益气血	归脾汤
	心肾阴虚	情绪不宁，心悸，健忘，失眠，多梦，五心烦热，盗汗，口咽干燥，舌红少津，脉细数	滋养心肾	天王补心丹合六味地黄丸 滋水清肝饮（阴虚火旺郁证）（94/95/14）

四十一、血证

【历史沿革】★①《先醒斋医学广笔记》提出治吐血之要法："宜行血不宜止血，宜补肝不宜伐肝，宜降气不宜降火。"（91/93/03X）

②《血证论》"止血、消瘀、宁血、补血"（93/97）；《景岳全书》：病机为"火盛、气虚"。

【病机】①火热熏灼、迫血妄行；②气虚不摄，血溢脉外；③久病入络、血脉瘀阻、血不循经（05）。

【治疗原则】★治火（实：清热泻火；虚：滋阴降火）、治气（实：清气降气，虚：补气益气）、治血（"存得一分血，便保得一分命"——《血证论》）。血证分型论治见表44。

【血证预后有关因素】①病因；②出血量多少；③兼见症状；④病程（14X）。

【相同处方治疗不同血证】★①龙胆泻肝汤：鼻衄、吐血（还可用于不寐、耳聋耳鸣、遗精等相关证候）（00/02）；

②归脾汤：（除齿衄与咳血）鼻衄、吐血、便血、尿血、紫斑（肌衄）。

【总结要点】★①无气血亏虚证（即不用归脾汤）：齿衄、咳血；②无阴虚证：鼻衄、吐血、便血；③气血亏虚证与阴虚证均有：尿血、紫斑。

（一）相关论述

《景岳全书·血证》说："血本阴精，不宜动也，而动则为病。血主营气，不宜损也，而损则为病。盖动者多由于火，火盛则逼血妄行；损者多由于气，气伤则血无以存。"在火热之中，又有实火及虚火之分，外感风热燥火，湿热内蕴，肝郁化火等，均属实火，而阴虚火旺之火，则属虚火。气虚之中，又有仅见气虚，和气损及阳，阳气亦虚之别。《血证论》论治血四法：止血、消瘀、宁血、补血。《先醒斋医学广笔记》论治吐血三要法：行血、补肝、降气。

（二）归纳

相同处方，治疗不同血证

龙胆泻肝汤：主治肝火上炎的鼻衄与肝火犯胃的吐血。归脾汤：鼻衄之气血亏虚型；吐血辨证为气虚血溢型；便血辨证为气虚不摄型；尿血辨证为脾不统血型；肌衄辨证为气不摄血型。

表 44　血证分型论治

病证	辨证分型	临床表现	治法	代表方
鼻衄（15X）	热邪犯肺	鼻燥衄血，口干咽燥，或兼有身热，恶风，头痛，咳嗽，痰少等症，舌质红，苔薄，脉数（15X）	清泄肺热，凉血止血（91/95）	桑菊饮
	胃热炽盛	鼻衄，或兼齿衄，血色鲜红，口渴欲饮，鼻干，口干臭秽，烦躁，便秘，舌红，苔黄，脉数（15X）	清胃泻火，凉血止血（91/08）	玉女煎（03）
	肝火上炎	鼻衄，头痛，目眩，耳鸣，烦躁易怒，两目红赤，口苦，舌红，脉弦数（15X）	清肝泻火，凉血止血	龙胆泻肝汤（92/98/13X）
	气血亏虚	鼻衄，或兼齿衄、肌衄，神疲乏力，面色㿠白，头晕，耳鸣，心悸，夜寐不宁，舌质淡，脉细无力（15X）	补气摄血	归脾汤（91）
齿衄	胃火炽盛	齿衄，血色鲜红，齿龈红肿疼痛，头痛，口臭，舌红，苔黄，脉洪数	清胃泻火，凉血止血（91）	加味清胃散合泻心汤
	阴虚火旺	齿衄，血色鲜红，起病较缓，常因受热及烦劳而诱发，齿摇不坚，舌质红，苔少，脉细数	滋阴降火，凉血止血（95）	六味地黄丸合茜根散 滋水清肝饮
咳血/咯血（09X/13X）	燥热伤肺	喉痒咳嗽，痰中带血，口干鼻燥，或有身热，舌质红，少津，苔薄黄，脉数	清热润肺，宁络止血	桑杏汤（温燥）
	肝火犯肺	咳嗽阵作，痰中带血或纯血鲜红，胸胁胀痛，烦躁易怒，口苦，舌质红，苔薄黄，脉弦数	清肝泻火，凉血止血	泻白散合黛蛤散 犀角地黄汤加三七粉（咳血量多，色鲜红）（04）
	阴虚肺热	咳嗽痰少，痰中带血，或反复咳血，血色鲜红，口干咽燥，颧红，潮热盗汗，舌质红，脉细数	滋阴润肺，宁络止血	百合固金汤 可加十灰散
吐血	胃热壅盛	脘腹胀闷，嘈杂不适，甚则作痛，吐血色红或紫黯，常夹有食物残渣，口臭，便秘，大便色黑，舌质红，苔黄腻，脉滑数（18）	清胃泻火，化瘀止血（08）	泻心汤合十灰散
	肝火犯胃	吐血色红或紫黯，口苦胁痛，心烦易怒，寐少梦多，舌质红绛，脉弦数	泻肝清胃，凉血止血	龙胆泻肝汤（92/98/04/13X/16X）

（续表）

病证	辨证分型	临床表现	治法	代表方
吐血	气虚血溢（99/06X）	吐血缠绵不止，时轻时重，血色暗淡，神疲乏力，心悸气短，面色苍白，舌质淡，脉细弱	健脾益气摄血	**归脾汤** **柏叶汤**（肤冷、畏寒、便溏、气损及阳、脾胃虚寒） 独参汤（出血过多，气随血脱：面色苍白、四肢厥冷、汗出脉微者）（96）
便血（05X）	**肠道湿热**	便血色红黏稠，大便不畅或稀溏，或有腹痛，口苦，舌质红，苔黄腻，脉濡数	清化湿热，凉血止血	**地榆散合槐角丸** 清脏汤合脏连丸（便血日久，湿热未尽，营阴已亏）（08X）
	气虚不摄（06X）	便血色红或紫黯，食少，体倦，面色萎黄，心悸，少寐，舌质淡，脉细	益气摄血	**归脾汤**
	脾胃虚寒	便血紫黯，甚则黑色，腹部隐痛，喜热饮，面色不华，神倦懒言，便溏，舌质淡，脉细	健脾温中，养血止血	**黄土汤**
	热灼胃络	便色如柏油，或稀或稠，常有饮食伤胃史，伴胃脘疼痛，口干；舌淡红，苔薄黄，脉弦细	清胃止血	泻心汤合十灰散
尿血	**下焦湿热**	小便黄赤灼热，尿血鲜红，心烦口渴，面赤口疮，夜寐不安，舌质红，脉数	清热利湿，凉血止血	小蓟饮子（同血淋）（93）
	肾虚火旺（99）	小便短赤带血，头晕耳鸣，神疲，颧红潮热，腰膝酸软，舌质红，脉细数	滋阴降火，凉血止血（06）	知柏地黄丸（07）
	脾不统血（06X）	久病尿血，甚或兼见齿衄、肌衄，食少，体倦乏力，气短声低，面色不华，舌质淡，脉细弱	补中健脾，益气摄血	**归脾汤**
	肾气不固（99/06X/15）	久病尿血，血色淡红，头晕耳鸣，精神困惫，腰脊酸痛，舌质淡，脉沉弱	补益肾气，固摄止血	**无比山药丸**（同劳淋） 合补中益气汤（92）
紫斑	**血热妄行**	皮肤出现青紫斑点或斑块，或伴有鼻衄、齿衄、便血、尿血，或有发热，口渴，便秘，舌质红，苔黄，脉弦数	清热解毒，凉血止血	**十灰散** **犀角地黄汤**
	阴虚火旺	皮肤出现青紫斑点或斑块，时发时止，常伴鼻衄、齿衄或月经过多，颧红，心烦，口渴，手足心热，或有潮热，盗汗，舌质红，苔少，脉细数	滋阴降火，宁络止血	**茜根散** **六味地黄丸**（肾阴亏虚而火热不甚者）
	气不摄血	反复发生肌衄，久病不愈，神疲乏力，头晕目眩，面色苍白或萎黄，食欲不振，舌质淡，脉细弱	补气摄血	**归脾汤**

四十二、痰饮

【历史沿革】《金匮要略》首创痰饮病名；隋唐至金元，有痰证、饮证之分。

【病机】三焦气化失宣是形成痰饮的主要病机。

【病理性质】阳虚阴盛，输化失调，因虚致实，水饮停积（97X）。

【治疗原则】*温化（94）。

【辨证要点】①辨标本的主次；②辨病邪的兼夹。痰饮分型论治见表45。

【病位】三焦、肺、脾、肾（92X）。

【饮证与水肿的不同】饮证与水肿，同为津液病变，其不同在于病变部位为局部与全身（91）。

（一）鉴别诊断

苓桂术甘汤与甘遂半夏汤

两方治疗饮停于胃 痰饮（狭义）的病因是素体脾虚，运化不健，复加饮食不当，或外湿所伤，而致脾阳虚弱，饮留胃肠。由于虚实主次的不同，可以分为两类。

①脾阳虚弱：症见心下痞闷，胃中有振水音，脘腹喜温畏冷，背寒，呕吐清水痰涎，水入易吐，口渴不欲饮，心悸、气短、头昏目眩、食少、大便或溏，形体逐渐消瘦，舌苔白滑，脉弦细而滑。治疗应温脾化饮。方用苓桂术甘汤，温脾阳，利水饮。药用桂枝、甘草通阳化气，白术、茯苓健脾渗湿。

②饮留胃肠：症见心下坚满或痛，自利，利后反快，虽利心下续坚满；或水走肠间，沥沥有声，腹满、便秘、口舌干燥，舌苔腻、色白或黄，脉沉弦或伏。治疗应攻下逐饮，方用甘遂半夏汤，攻守兼施，因势利导，药取甘遂、半夏逐饮降逆；白芍、蜂蜜，酸甘缓中，以防伤正，借甘遂、甘草相反相激，祛逐留饮。

（二）转化联系

湿、水、饮、痰相互转化

痰、饮、水、湿同出一源，俱为津液不归正化，停积而成。从形质言，饮为稀涎，痰多厚浊，水属清液，湿性黏滞；从病证言，饮之为病，多停于体内局部，痰、湿为病，无处不到，变化多端，水之为病，可泛滥体表、全身；从病理属性而言，饮主要因寒积聚而成，痰多因热煎熬而成，水属阴类，由于导致发病之因不一，而有阳水、阴水之分，湿为阴邪，但无定体，可随五气从化相兼为病。合而言之，因四者源出一体，在一定条件下可相互转化。

（三）相关论述

痰与饮

《景岳全书·痰饮》："痰之与饮，虽曰同类，而实有不同也。盖饮为水液之属，凡呕吐清水及胸腹膨满，吞酸嗳腐，渥渥有声等证，此皆水谷之余停积不行，是即所谓饮也。若痰有不同于饮者，饮清澈而痰稠浊，饮惟停积肠胃而痰则无处不到。水谷不化而停为饮者，其病全由脾胃；无处不到而化为痰者，凡五脏之伤皆能致之。故治此者，当知所辨，而不可不察其本也。"

表 45　痰饮分型论治

病证	辨证分型	临床表现	治法	代表方
痰饮（胃肠）	**脾阳虚弱**	胸胁支满，心下痞闷，胃中有振水音，脘腹喜温畏冷，泛吐清水痰涎，饮入易吐，口渴不欲饮水，头晕目眩，心悸气短，食少，大便或溏，形体逐渐消瘦，舌苔白滑，脉弦细而滑	温脾化饮	苓桂术甘汤合小半夏加茯苓汤（05/14X）
	饮留胃肠★	心下坚满或痛，自利，利后反快，虽利，心下续坚满，或水走肠间，沥沥有声，腹满，便秘，口舌干燥，舌苔腻，色白或黄，脉沉弦或伏	攻下逐饮	甘遂半夏汤（攻守兼施，因势利导，用于水饮在胃）（92/95/06/16X/18X） 己椒苈黄丸（苦辛宣泄，前后分消，用于水饮在肠，饮郁化热）（16X/18X）
悬饮（胁下）	**邪犯胸肺**	寒热往来，身热起伏，汗少，或发热不恶寒，有汗而热不解，咳嗽，痰少，气急，胸胁刺痛，呼吸、转侧疼痛加重，心下痞硬，干呕，口苦，舌苔薄白或黄，脉弦数	和解宣利	柴枳半夏汤（03/09）
	饮停胸胁	胸胁疼痛，咳唾引痛，痛势较前减轻，而呼吸困难加重，咳逆气喘，息促不能平卧，或仅能偏卧于停饮的一侧，病侧肋间胀满，甚则可见病侧胸廓隆起，舌苔白，脉沉弦或弦滑	泻肺祛饮	**椒目瓜蒌汤合十枣汤或控涎丹**（用于形体壮实，积饮量多者，注意顾护卫气，量从小递增，中病即止）
	络气不和	胸胁疼痛，如灼如刺，胸闷不舒，呼吸不畅，或有闷咳，甚则迁延，经久不已，阴雨更甚，可见病侧胸廓变形，舌苔薄，质黯，脉弦	理气和络	**香附旋覆花汤**
	阴虚内热	咳呛时作，咯吐少量黏痰，口干咽燥，或午后潮热，颧红，心烦，手足心热，盗汗，或伴胸胁闷痛，病久不复，形体消瘦，舌质偏红，少苔，脉小数	滋阴清热	**沙参麦冬汤合泻白散**
溢饮（四肢）	**表寒里饮**	身体沉重而疼痛，甚则肢体浮肿，恶寒，无汗，或有咳喘，痰多白沫，胸闷，干呕，口不渴，苔白，脉弦紧	发表化饮	**小青龙汤** **大青龙汤**（表寒不著者）
支饮（胸肺）（16X）	**寒饮伏肺**	咳逆喘满不得卧，痰吐白沫量多，经久不愈，天冷受寒加重，甚则引起面浮跗肿。或平素伏而不作，遇寒即发，发则寒热，背痛，腰痛，目泣自出，身体阵阵瞤动。舌苔白滑或白腻，脉弦紧	宣肺化饮	**小青龙汤** **苓甘五味姜辛汤**（体虚表证不著） **木防己汤**（邪实正虚，饮郁化热） 麦门冬汤（痰饮久郁化为痰热，伤及阴津）（91X/08X）
	脾肾阳虚（20）	喘促动则为甚，心悸，气短，或咳而气怯，痰多，食少，胸闷，怯寒肢冷，神疲，少腹拘急不仁，脐下动悸，小便不利，足跗浮肿，或吐涎沫而头目昏眩，舌体胖大，质淡，苔白润或腻，脉沉细而滑	温脾补肾，以化水饮	**金匮肾气丸合苓桂术甘汤** 真武汤（01X） 五苓散（脐下悸，吐涎沫，头目昏眩）（91X）

四十三、消渴

【概念】★多饮、多食、多尿、乏力、消瘦、或尿有甜味为主症（97）。

【历史沿革】①首见于《内经》;《古今录验》:“渴而饮水多，小便数，有脂，似麸片甜者，皆是消渴病也。”（01）。

②《医学心悟》:“渴而多饮为上消；消谷善饥为中消；渴而便数有膏者为下消。”（92）。

③《医学心悟》又有“治上消者，宜润其肺，兼清其胃”；“治中消者，宜清其胃，兼滋其肾”；“治下消者，宜滋其肾，兼补其肺”（09）。

【病因】①禀赋不足；②饮食；③情志；④劳欲过度（14X/15X）。

【病机】阴虚燥热，阴虚为本，燥热为标（91）。

【病位】肺、胃、肾，尤肾为关键（97/07X/08X/16）。

【消渴转归】①阴损及阳，阴阳俱虚；②久病入络，血脉瘀滞。

【消渴发病多血瘀有关】①阴虚燥热，耗液灼津而瘀；②气阴两伤，运血无力而瘀；③阴损及阳，阳虚寒凝而瘀；④阴阳俱虚，痰湿阻滞而瘀（99X）。

【消渴多尿病机】①肺失治节；②肾失固摄（13X）。

【治疗原则】清热润燥，养阴生津（结合病情选用活血化瘀、清解、益气健脾、滋补肾阴或温补肾阳）。

【转化】①肺痨；②白内障（肾阴亏损，肝失濡养，肝肾精血不足，不能上承）（94）、雀目、耳聋（杞菊地黄丸/羊肝丸/明目地黄丸）（91X/18X）；③中风（15X/18X）：阴虚热炽，炼液成痰，痰阻经络，蒙蔽心窍（94）；④水肿（15X/18X）；⑤疮疖痈疽（五味消毒饮）；⑥厥证（18X）；⑦内伤发热（鼓胀日久也可出现内伤发热、水肿等病证，注意鉴别）（92/95/96）。

【辨证要点】①病位；②标本；③本症及并发症（17X）。消渴分型论治见表46。

【注意】消渴伴有瘀血：降糖活血方。

转化联系

1. 消渴与中风、胸痹

消渴，病久入络，血脉瘀滞；消渴病及多个脏腑，影响气血的正常运行，且阴虚内热，耗伤津液，亦使血行不畅而致血脉瘀滞。血脉瘀滞可发为胸痹。若消渴致阴虚燥热，炼液成痰，以及血脉瘀滞，痰瘀阻络，脑脉闭阻或血溢脉外，发为中风偏瘫。

2. 消渴常见并发症的诊治及病症的转化

消渴病日久，则易发生以下两种病变：一是阴损及阳，阴阳俱虚。二是病久入络，血脉瘀滞。血瘀是消渴病的重要病机之一，且消渴病多种并发症的发生也与血瘀密切相关。消渴病常病及多个脏腑，病变影响广泛，未及时医治以及病情严重的患者，常可并发多种病症：

①消渴日久，肺失滋润，而发肺痨；

②阴损及阳，脾肾衰败，水湿潴留，泛溢肌肤，则成水肿；

③阴虚热炽，炼液成痰，痰阻经络，蒙蔽心窍而并发中风；

④阴竭阳亡而致厥证；

⑤燥热内结，营阴被灼，络脉瘀阻，蕴毒成脓，发为疮疡；

⑥肾阴亏损，肝失濡养，肝肾精血不足，无以上承则会并发白内障、雀盲眼。血管损害是糖尿病多种并发症的病理基础，如糖尿病眼底病变、糖尿病脑血管病变、糖尿病心血管病变、糖尿病肾病等，其中医病机以血脉涩滞，瘀血痹阻为核心，活血化瘀是防治糖尿病并发症的关键。对于消渴病的多种并发症，可以辨证施治为主，适当配伍活血化瘀药物或方剂，以期提高疗效。

四十四、自汗盗汗

【病机】阴阳失调，腠理不固，营卫失和，汗液外泄失常。

【病因】病后体虚、表虚受风、思虑烦劳过度、情志不舒、嗜食辛辣（93X）。

【辨证要点】着重辨阴阳虚实，自汗多气虚，多由气虚不固，营卫不和；盗汗多阴虚，多因阴虚内热；但因肝火、湿热等邪热郁蒸所致者，则属实证（16X）。自汗盗汗分型论治见表47。

【治法】虚：益气固表、补血养阴、调和营卫；实：清肝泄热、化湿和营；虚实夹杂：根据主次适当兼顾；此外，可酌加固涩之品，以增强止汗作用（03X/14X/15X）。

表 46 消渴分型论治

病证	辨证分型	临床表现	治法	代表方
上消	肺热津伤	口渴多饮，口舌干燥，尿频量多，烦热多汗，舌边尖红，苔薄黄，脉洪数	清热润肺，生津止渴	消渴方（05） 玉泉丸或二冬汤(肺热津亏，气阴两伤：烦渴不止，小便频数，脉数乏力——清胃泻火，养阴增液)（03）
中消	胃热炽盛	多食易饥，口渴，尿多，形体消瘦，大便干燥，苔黄，脉滑实有力	清胃泻火，养阴增液	**玉女煎** **或白虎加人参汤**（益气养胃，清热生津）（05） 增液承气汤（大便秘结）（06X）
	气阴亏虚	口渴引饮，能食与便溏并见，或饮食减少，精神不振，四肢乏力，体瘦，舌质淡红，苔白而干，脉弱	益气健脾，生津止渴	**七味白术散** **可加生脉散**（益气生津止渴）
下消	肾阴亏虚	尿频量多，混浊如脂膏，或尿甜，腰膝酸软，乏力，头晕耳鸣，口干唇燥，皮肤干燥，瘙痒，舌红苔少，脉细数	滋阴固肾	六味地黄丸（00/11X） 知柏地黄丸(阴虚火旺)/生脉散(阴伤阳浮——烦渴、头痛、唇红舌干、呼吸深快)/参附龙牡汤（阴竭阳亡——神昏、肢厥、脉微细）（02/09X）
	阴阳两虚	小便频数，混浊如膏，甚至饮一溲一，面容憔悴，耳轮干枯，腰膝酸软，四肢欠温，畏寒肢冷，阳痿或月经不调，舌苔淡白而干，脉沉细无力	滋阴温阳，补肾固涩	金匮肾气丸（六味地黄丸＋附子、肉桂）（18X） 鹿茸粉（丸）（09X）

表 47 自汗盗汗分型论治

病证	辨证分型（17X）	临床表现	治法	代表方
自汗盗汗	肺卫不固	汗出恶风，稍劳汗出尤甚，或表现半身、某一局部出汗，易于感冒，体倦乏力，周身酸楚，面色㿠白少华，苔薄白，脉细弱	益气固表	桂枝加黄芪汤/玉屏风散/桂枝汤(营卫不和)（93） 可配合甘麦大枣汤（半身或局部汗出）（97）
	肺肾阴亏	咳喘少痰，腰膝酸软，头晕，舌红，脉细数，重按无力，入寐则汗出，沾衣湿被	滋补肺肾	八仙长寿丸（94）
	心血不足	自汗或盗汗，心悸少寐，神疲气短，面色不华，舌质淡，脉细	养血补心	**归脾汤**
	阴虚火旺*	夜寐盗汗，或有自汗，五心烦热，或兼午后潮热，两颧色红，口渴，舌红少苔，脉细数	滋阴降火（91/20）	当归六黄汤（97/08/09） 麦味地黄丸（阴虚为主，火热不甚）（92/06）
	邪热郁蒸*	蒸蒸汗出，汗黏，汗液易使衣服黄染，面赤烘热，烦躁，口苦，小便色黄，舌苔薄黄，脉象弦数	清肝泄热，化湿和营	**龙胆泻肝汤**（08X） 四妙丸（湿热内蕴，热势不盛）（91/08X）

四十五、内伤发热

【内伤发热】 起病较缓，病程较长，热势轻重不一，以低热为多，或自觉发热而体温并不高（不恶寒，或虽有肤冷，但得衣被则温）。

【病机】 脏腑功能失调，气、血、阴、阳失衡以及气、血、湿等郁结壅遏发热（06X/08X）。

【病因】 ①饮食；②情志；③久病体虚；④外伤出血（02）。

【辨证要点】 ①虚实；②病情轻重。内伤发热分型论治见表48。

鉴别诊断

内伤发热与外感发热（13X）

（1）**内伤发热**：起病缓慢，病程较长，多为低热，或自觉发热，表现为高热者较少。不恶寒，或虽有怯冷，但得衣被则温。常兼见头晕、神疲、自汗、盗汗、脉弱等症。

一般有气、血、阴阳亏虚或气郁、血瘀、湿阻的病史，或有反复发热的病史。

无感受外邪所致的头身疼痛、鼻塞、流涕、脉浮等症。

（2）**外感发热**：因感受外邪而起，起病较急，病程较短，发热初期大多伴有恶寒，其恶寒得衣被而不减。

发热的热度大多较高，发热的类型随病种的不同而有所差异。常兼有头身疼痛、鼻塞、流涕、咳嗽、脉浮等症。

外感发热由感受外邪，正邪相争所致，属实证者居多。

表 48 内伤发热分型论治

病证	辨证分型	临床表现	治法（99/14X/17X）	代表方
虚证	阴虚发热	午后潮热，或夜间发热，不欲近衣，手足心热，烦躁，少寐多梦，盗汗，口干咽燥，舌质红，或有裂纹，苔少甚至无苔，脉细数	滋阴清热（91）	清骨散（92/01/15/16）
	血虚发热	发热，热势多为低热，头晕眼花，身倦乏力，心悸不宁，面白少华，唇甲色淡，舌质淡，脉细弱（20）	益气养血	归脾汤（12X）
	气虚发热	发热，热势或低或高，常在劳累后发作或加剧，倦怠乏力，气短懒言，自汗，易于感冒，食少便溏，舌质淡，苔白薄，脉细弱（98/05）	益气健脾，甘温除热	补中益气汤（16）
	阳虚发热	发热而欲近衣被，形寒怯冷，四肢不温，少气懒言，头晕嗜卧，腰膝酸软，纳少便溏，面色㿠白，舌质淡胖，或有齿痕，苔白润，脉沉细无力	温补阳气，引火归原	金匮肾气丸（18X）
实证	气郁发热	发热多为低热或潮热，热势常随情绪波动而起伏，精神抑郁，胁肋胀满，烦躁易怒，口干而苦，纳食减少，舌红，苔黄，脉弦数	疏肝理气，解郁泄热	丹栀逍遥散（92）（十二五）/加味逍遥散（十三五） 滋水清肝饮（肝郁发热，伤阴/素体阴虚，肝郁发热）（07/11）
	痰湿郁热	低热，午后热甚，心内烦热，胸闷脘痞，不思饮食，渴不欲饮，呕恶，大便稀薄或黏滞不爽，舌苔白腻或黄腻，脉濡数	燥湿化痰，清热和中	黄连温胆汤合中和汤
	血瘀发热	午后或夜晚发热，或自觉身体某些部位发热，口燥咽干，但不多饮，肢体或躯干有固定痛处或肿块，面色萎黄或晦暗，舌质青紫或有瘀点、瘀斑，脉弦或涩（03X/05X）	活血化瘀	血府逐瘀汤（04/18）

四十六、虚劳

【历史沿革】《金匮要略》首提虚劳；《景岳全书》提出“阴中求阳，阳中求阴”治疗“肾阴虚、阳虚”；《理虚元鉴》：“治虚有三本，肺、脾、肾是也。”（91/06）

【病因】①禀赋虚弱；②烦劳过多；③饮食不节；④大病久病；⑤失治误治（97）。

【病机】脏腑亏损，气血阴阳虚衰，久虚不复成劳。

【病位】涉及五脏，以脾、肾为主（01）。

【治疗原则】补益（益气、养血、滋阴、温阳）（14X/15X）。

【辨证要点】★1. 辨五脏气血阴阳亏虚：气、血、阴、阳为纲，五脏虚实为目。（05X/18X）

2. 有无兼夹病（①因病致虚者，辨原有病是否存在；②有无因虚致实的表现；③是否兼夹外邪）（91/05X）。

【影响虚劳预后的因素】①体质强弱；②脾肾盛衰；③能否解除致病原因；④是否得到及时治疗、护理（95X）。虚劳分型论治见表49。

【肺痨与虚劳的鉴别】①病因；②病位；③病机；④症状；⑤有无传染性。

【注意】①重视补益脾肾在治疗虚劳中的作用；②对虚中夹实及兼感外邪者，当补中有泻、扶正祛邪；③既可因病致虚，亦可因虚致病。

四十七、痹证

【历史沿革】《内经》五痹之分：“以冬遇此者为骨痹，以春遇此者为筋痹，以夏遇此者为脉痹，以至阴遇此者为肌痹，以秋遇此者为皮痹。”

【病因】外因：①风寒湿；②风湿热。内因：①劳逸不当；②久病体虚。

【病机】风、寒、湿、热、痰、瘀等邪气滞留肢体筋脉、关节、肌肉，经脉闭阻，不通则痛。

【日久病理转归】★①瘀血；②痰浊；③累及脏腑；④心痹；⑤气血亏虚（98X）。

【辨证要点】①辨邪气的偏盛；②辨虚实。痹证分型论治见表50。

【治疗原则】以祛邪通络为基本原则（治风宜结合养血活血，治寒宜结合温阳补火、治湿宜结合健脾益气），分别给予祛风、散寒、除湿、清热以及舒经通络，后期还应适当配伍补益正气之剂（08X）。

【痹证与痿证的鉴别要点】痛与不痛（03）。

相关论述

《内经》论痹证：“风气胜者为行痹，寒气胜者为痛痹，湿气胜者为着痹也；以冬遇此者为骨痹，以春遇此者为筋痹，以夏遇此者为脉痹，以至阴遇此者为肌痹，以秋遇此者为皮痹；五脏皆有合，病久而不去者，内舍于其合也。故骨痹不已，复感于邪，内舍于肾。筋痹不已，复感于邪，内舍于肝。脉痹不已，复感于邪，内舍于心。肌痹不已，复感于邪，内舍于脾。皮痹不已，复感于邪，内舍于肺。其入脏者死，其留连筋骨者痛久，其留连皮肤者易已。”

表 49　虚劳分型论治

病证	辨证分型	临床表现	治法	代表方
气虚	肺气虚	咳嗽无力，痰液清稀，短气自汗，声音低怯，时寒时热，平素易于感冒，面白	补益肺气	**补肺汤** **薯蓣丸**（寒热身重，头目眩冒，正虚感邪）（04）
	心气虚	心悸，气短，劳则尤甚，神疲体倦，自汗	益气养心	**七福饮**
	脾气虚	饮食减少，食后胃脘不舒，倦怠乏力，大便溏薄，面色萎黄	健脾益气	**加味四君子汤** **补中益气汤**（中气不足，气虚下陷）
	肾气虚	神疲乏力，腰膝酸软，小便频数而清，白带清稀，舌质淡，脉弱	益气补肾	**大补元煎**
血虚	心血虚	心悸怔忡，健忘，失眠，多梦，面色不华	养血宁心	**养心汤** **归脾汤**（益气养血）
	肝血虚	头晕，目眩，胁痛，肢体麻木，筋脉拘急，或筋惕肉瞤，妇女月经不调甚则闭经，面色不华（98）	补血养肝	**四物汤** **大黄䗪虫丸**（干血瘀结，新血不生）
阴虚	肺阴虚	干咳，咽燥，甚或失音，咯血，潮热，盗汗，面色潮红	养阴润肺	**沙参麦冬汤**（肺痨肺阴亏虚：月华丸）（05）
	心阴虚	心悸，失眠，烦躁，潮热，盗汗，或口舌生疮，面色潮红	滋阴养心	**天王补心丹**
	脾胃阴虚	口干唇燥，不思饮食，大便燥结，甚则干呕，呃逆，面色潮红	养阴和胃	**益胃汤**
	肝阴虚	头痛，眩晕，耳鸣，目干畏光，视物不明，急躁易怒，或肢体麻木，筋惕肉瞤，面潮红（98/01）	滋养肝阴	**补肝汤**
	肾阴虚	腰酸，遗精，两足痿弱，眩晕，耳鸣，甚则耳聋，口干，咽痛，颧红，舌红，少津，脉沉细（98/01）	滋补肾阴	**左归丸**
阳虚	心阳虚	心悸，自汗，神倦嗜卧，心胸憋闷疼痛，形寒肢冷，面色苍白	益气温阳	**保元汤**（20X）
	脾阳虚	面色萎黄，食少，形寒，神倦乏力，少气懒言，大便溏薄，肠鸣腹痛，每因受寒或饮食不慎而加剧（96）	温中健脾	**附子理中汤**（20X）
	肾阳虚	腰背酸痛，遗精，阳痿，多尿或不禁，面色苍白，畏寒肢冷，下利清谷或五更泄泻，舌质淡胖，有齿痕	温补肾阳	**右归丸**（20X） **金锁固精丸**（遗精） **合四神丸**（命门火衰五更泄） **合五苓散**（阳虚水泛） **拯阳理劳汤合右归饮**（心肾阳虚）

表 50　痹证分型论治

辨证分型		临床表现	治法（08X）	代表方
风寒湿痹（可用小活络丹）	行痹（风）	肢体关节、肌肉疼痛酸楚，屈伸不利，可涉及肢体多个关节，疼痛呈游走性，初起可见有恶风、发热等表证。舌苔薄白，脉浮或浮缓	祛风通络，散寒除湿（04X）	**防风汤** 桂枝芍药知母汤（99）（若关节肿大，邪有化热之象，宜寒热并用） 注：风邪初中经络——大秦艽汤
	痛痹（寒）	肢体关节疼痛，痛势较剧，部位固定，遇寒则痛甚，得热则痛缓，关节屈伸不利，局部皮肤或有寒冷感。舌质淡，舌苔薄白，脉弦紧	散寒通络，祛风除湿	乌头汤（17）
	着痹（湿）	肢体关节、肌肉酸楚、重着、疼痛，肿胀散漫，关节活动不利，肌肤麻木不仁。舌质淡，舌苔白腻，脉濡缓（12/18）	除湿通络，祛风散寒	薏苡仁汤（92/18） 蠲痹汤（久痹，风、寒、湿偏盛不明显者）（91/94/05X/10）
风湿热痹		游走性关节疼痛，可涉及一个或多个关节，活动不便，局部灼热红肿，痛不可触，得冷则舒，可有皮下结节或红斑，常伴有发热、恶风、汗出、口渴、烦躁不安等全身症状。舌质红，舌苔黄或黄腻，脉滑数或浮数（12X）	清热通络，祛风除湿	白虎加桂枝汤合宣痹汤（93/07/07X/11） 五味消毒饮合犀黄丸或犀角散（14） （如热毒炽盛，化火伤津，深入骨节，筋脉拘急痉挛）
痰瘀痹阻		痹证日久，肌肉关节刺痛，固定不移，或关节肌肤紫黯、肿胀，按之较硬，肢体顽麻或重着，或关节僵硬变形，屈伸不利，有硬结、瘀斑，面色黯黧，眼睑浮肿，或胸闷痰多。舌质紫暗或有瘀斑，舌苔白腻，脉弦涩	化痰行瘀，蠲痹通络	**双合汤** 桃红饮加味（01）
肝肾亏虚		痹证日久不愈，关节屈伸不利，肌肉瘦削，腰膝酸软，或畏寒肢冷，阳痿，遗精，或骨蒸劳热，心烦口干。舌质淡红，舌苔薄白或少津，脉沉细弱或细数	培补肝肾，舒筋止痛	独活寄生汤（01/13/20） **补血荣筋丸** **阳和汤**：阳虚 **河车大造丸** **炙甘草汤**：久痹内舍于心——心悸、短气

四十八、痉证

【痉证】★以项背强直，四肢抽搐，甚主口噤，角弓反张为主症（91/93/10）。

【历史沿革】《金匮要略》：无汗刚痉，有汗柔痉。

【病理变化】阴虚血少，筋脉失养。

【病位】肝、脾、胃、心、肾。

【病机】外因：①感受风、寒、湿、热之邪，壅阻经络，气血不畅；②热盛动风而致。内因：①肝肾亏虚，肝阳上亢，阳亢化风而致痉；②阴虚血少，筋脉失养，虚风内动而致。

【痉证与痫证的鉴别要点】痫证多为突然发病，其抽搐、痉挛症状，发作片刻可自行缓解；痉证抽搐、痉挛发作多呈持续性。

【痉证与中风的鉴别要点】有无偏瘫。

（一）鉴别诊断

1. 刚痉与柔痉

痉证是以项背强直，四肢抽搐，甚至口噤、角弓反张为主要临床表现的一种病证，古亦称为“痓”。刚痉：项背强直，口噤不得语，四肢抽搐，伴发热恶寒，头痛无汗，苔薄白，脉紧急。柔痉：项背强直，发热不恶寒，头痛汗出，苔薄白，脉沉细而迟。外感表实无汗为刚痉，表虚有汗为柔痉。

2. 中风、厥证、痫证、痉证

中风是以卒然昏仆、不省人事、半身不遂、口眼㖞斜、语言不利为主症的病证。病轻者可无昏仆，而仅见半身不遂及口眼㖞斜等症。基本病机总属阴阳失调，气血逆乱。病位在心脑，与肝肾密切相关。卒然昏仆、不省人事、半身不遂、口眼㖞斜、语言不利为主症，病轻者可无昏仆，而仅见半身不遂及口眼㖞斜。

厥证是以突然昏倒，不省人事，四肢逆冷为主要临床表现的一种病证。病轻者，在短时间内苏醒，醒后无后遗症，病情重者，昏厥时间较长，甚至一厥不复而导致死亡。以突然昏倒，不省人事，四肢逆冷为主要临床表现。

痫证是一种反复发作性神智异常的病证，亦称“癫痫”，俗称“羊痫风”，临床以突然意识丧失，甚则仆倒，不省人事，强直抽搐，口吐涎沫，两目上视或口中怪叫，移动时苏醒一如常人为特征。发作前有晕眩，胸闷等先兆，发作后常有疲倦乏力等症状。主要病机为气机突然逆乱，升降乖戾，气血阴阳不相顺接。与五脏均有关系，主要在心肝。典型发作时突然昏倒，不省人事，两目上视，四肢抽搐，口吐涎沫，或有异常叫声等。

痉证是以项背强直，四肢抽搐，甚至口噤，角弓反张为主要临床表现的一种病证。主要病机为脏腑失调，痰浊阻滞，气机逆乱，风阳内动所致。主要在于筋脉。多突然起病，以项背强直，四肢抽搐，甚至口噤，角弓反张为主要临床表现。

（二）辨证论治规律

痉证辨证论治规律

（1）辨证要点：

①辨外感与内伤，在临床辨证中，首先要根据痉证的特征，确定病人是属于外感痉病，还是内伤致病。外感致痉多有恶寒、发热、脉浮等表证。内伤发痉则多无恶寒、发热。

②辨虚证与实证，颈项强直、牙关紧闭、角弓反张、四肢抽搐频繁有力而幅度较大者，多属实证，多由外感或瘀血、痰浊所致。手足蠕动，或抽搐时休时止，神疲倦怠，多属虚证，多由内伤气血阴津不足所致。

（2）治疗原则：急则治其标，缓则治其本。治标应舒筋解痉，治本以养血滋阴，舒筋止痉为主。

（3）痉证分型论治见表51。

表 51　痉证分型论治

病证	辨证分型（16X）	临床表现	治法	代表方
实证	邪壅经络	头痛，项背强直，恶寒发热，无汗或汗出，肢体酸重，甚至口噤不能语，四肢抽搐。舌苔薄白或白腻，脉浮紧（91）	祛风散寒，燥湿和营	**羌活胜湿汤**（07X） 葛根汤（刚痉、无汗、寒甚）（92/07X） 栝楼桂枝汤（柔痉、有汗、风盛）（07X） 三仁汤（湿盛）
	肝经热盛	高热头痛，口噤龂齿，手足躁动，甚则项背强急，四肢抽搐，角弓反张。舌质红绛，舌苔薄黄或少苔，脉弦细而数（94）	清肝潜阳，息风镇痉（17）	**羚角钩藤汤** **安宫牛黄丸／至宝丹／紫雪丹**
	阳明热盛	壮热汗出，项背强急，手足挛急，口噤龂齿，甚则角弓反张，腹满便结，口渴喜冷饮。舌质红，苔黄燥，脉弦数（10/14）	清泄胃热，增液止痉	白虎汤合增液承气汤（09） **白虎加人参汤**
	心营热盛	高热烦躁，神昏谵语，项背强急，四肢抽搐，甚则角弓反张。舌质红绛，苔黄少津，脉细数	清心透营，开窍止痉（17）	**清营汤**
	痰浊阻滞	头痛昏蒙，神识呆滞，项背强急，四肢抽搐，胸脘满闷，呕吐痰涎。舌苔白腻，脉滑或弦滑	豁痰开窍，息风止痉	**导痰汤**（十二五）／涤痰汤（十三五）
	瘀血内阻	头痛如刺，痛有定处，形体消瘦，项背强直，四肢抽痛；舌质紫暗，边有瘀斑、瘀点，脉象细涩	活血化瘀，通窍止痉	通窍活血汤
虚证	阴血亏虚	项背强急，四肢麻木，抽搦或筋惕肉瞤，直视口噤，头目昏眩，自汗，神疲气短，或低热。舌质淡或舌红无苔，脉细数	滋阴养血，息风止痉	四物汤合大定风珠（99/12） **补阳还五汤**（久病阴血不足，气虚血滞，瘀血阻络）

四十九、痿证

【痿证】 筋脉弛缓，软弱无力，不能随意运动，或伴有肌肉萎缩；以虚证为多（95/97/05）。

【历史沿革】《内经》指出本病病机为“肺热叶焦”，分皮、脉、筋、骨、肉五痿。

【病因】 ①外感温热毒邪；②内伤情志；③饮食劳倦；④房事不节；⑤跌打损伤以及接触神经毒性药物等；⑥先天不足（91/12X）。

【病机】 五脏虚损（93）。

【病理因素】 ★ ①温邪；②湿热；③瘀血。

【病位】 筋肉、五脏（肺→脾胃→肝肾）。

【治疗原则】 实者祛邪和络，虚者扶正补虚。

“治痿独取阳明”基本原则的含义★：①补益脾胃；②清胃火祛湿热，调调脾胃；③辨证施治（92X）。痿证分型论治见表 52。

【针刺治疗原则】 ①补其荥；②通其俞；③调其虚实；④和其顺逆。

【肢体瘦削枯萎】 可见于：痹证、中风、痿证（13X）。

（一）鉴别诊断

痿证与痹证

痹证是由风、寒、湿、热之邪流注肌腠经络，痹阻经脉关节而致。鉴别要点首先在于痛与不痛，痹证以关节疼痛为主，而痿证则为肢体力弱，无疼痛症状；其次要观察肢体的活动障碍，痿证是无力运动，痹证是因痛而影响活动；再者，部分痿证病初即有肌肉萎缩，而痹证则是由于疼痛甚或关节僵直不能活动，日久废而不用导致肌肉萎缩。

（二）相关论述

《内经》论痿证：指出主要病机是“肺热叶焦”，肺燥不能输精于五脏，因而五体失养，肢体萎软；还分为皮、脉、筋、骨、肉五痿；病因上指出热伤五脏、思想无穷、焦虑太过、有渐于湿及远行劳倦、房劳太过，又指出“因于湿，首如裹，湿热不攘，大筋软短，小筋弛长，软短为拘，弛长为痿”，认为湿热也是痿病成因之一；治疗上提出治痿者独取阳明为基本原则，理论依据是：阳明者，五脏六腑之海，主润宗筋，宗筋主束骨而利机关也。

表 52　痿证分型论治

病证	辨证分型	临床表现	治法（16X）	代表方
痿证	**肺热津伤**★（14）	发病急，病起发热，或热后突然出现肢体软弱无力，可较快发生肌肉瘦削，皮肤干燥，心烦口渴，咳呛少痰，咽干不利，小便黄赤或热痛，大便干燥。舌质红，苔黄，脉细数（14）	清热润燥，养阴生津（18X）	清燥救肺汤（07/12） **益胃汤**
	湿热浸淫	起病较缓，逐渐出现肢体困重，痿软无力，尤以下肢或两足痿弱为甚，兼见微肿，手足麻木，扪及微热，喜凉恶热，或有发热，胸脘痞闷，小便赤涩热痛。舌质红苔黄腻，脉濡数或滑数	清热利湿，通利经脉（18X）	加味二妙散（痹证：白虎加桂枝汤合宣痹汤）。注：肝肾亏虚兼有湿热浸淫可合虎潜丸（93/01/11）（十二五）/二妙丸（十三五）
	脾胃虚弱★（20）	起病缓慢，肢体软弱无力逐渐加重，神疲肢倦，肌肉萎缩，少气懒言，纳呆便溏，面色㿠白或萎黄无华，面浮。舌淡苔薄白，脉细弱	补中益气，健脾升清（20）	参苓白术散合补中益气汤（00/06X/16X/20） 六君子汤（肥人痰多或脾虚湿盛）（04X/16X）
	肝肾亏损	起病缓慢，渐见肢体痿软无力，尤以下肢明显，腰膝酸软，不能久立，甚至步履全废，腿胫大肉渐脱，或伴有眩晕耳鸣，舌咽干燥，遗精或遗尿，或妇女月经不调。舌红少苔，脉细数	补益肝肾，滋阴清热（02X）	虎潜丸（92） **鹿角胶丸** **加味四斤丸**（病久阴损及阳，阴阳两虚） **六味地黄丸**（热甚） 右归丸（阳虚畏寒）（08X）
	脉络瘀阻	久病体虚，四肢痿弱，肌肉瘦削，手足麻木不仁，四肢青筋显露，可伴有肌肉活动时隐痛不适。舌痿不能伸缩，舌质暗淡或有瘀点、瘀斑，脉细涩	益气养营，活血行瘀（98）	**圣愈汤合补阳还五汤** **圣愈汤送服大黄䗪虫丸**（肌肤甲错，形体消瘦，手足痿弱）

五十、颤证

【颤证】头部或肢体摇动颤抖，不能自制（14X）。

【辨证要点】标本虚实。颤证分型论治见表53。

【治疗原则】初期（实）：清热、化痰、息风（16X）；病程较长（虚）：滋补肝肾、益气养血、调补阴阳。

【病机】肝风内动、筋脉失养。

【病理因素】风、痰、火、瘀。

辨证论治规律

颤证的辨证论治规律

①辨证要点：颤证首先要辨清标本虚实。肝肾阴虚、气血不足为病之本，属虚；风、火、痰、瘀等病理因素多为病之标，属实。一般震颤较剧，肢体僵硬，烦躁不宁，胸闷体胖，遇郁怒而发者，多为实证；颤抖无力，缠绵难愈，腰膝酸软，体瘦眩晕，遇烦劳而加重者，多为虚证。但病久常标本虚实夹杂，临证需仔细辨别其主次偏重。

②治疗原则：本病的初期，本虚之象并不明显，常见风火相煽、痰热壅阻之标实证，治疗当以清热、化痰、息风为主；病程较长，年老体弱，其肝肾亏虚、气血不足等本虚之象逐渐突出，治疗当滋补肝肾，益气养血，调补阴阳为主，兼以息风通络。由于本病多发于中老年人，多在本虚的基础上导致标实，因此治疗更应重视补益肝肾，治病求本。

五十一、腰痛

【历史沿革】《丹溪心法》："腰痛主湿热、肾虚、瘀血、挫闪、有痰积"；《景岳全书》：表里虚实寒热之异（92）。

【病因】①外邪；②体虚；③跌仆（91X/94X）。

【病机】筋脉痹阻、腰府失养。外感：外邪痹阻经脉，气血运行不畅；内伤：肾精气亏虚（精气、肾阴、肾阳），腰府失其濡润、温煦（06X/08/11X）。

【辨证要点】外感、内伤、跌仆（91X）。腰痛分型论治见表54。

表 53　颤证分型论治

病证	辨证分型（18X）	临床表现	治法	代表方
实证	风阳内动	肢体颤动粗大，程度较重，不能自制，眩晕耳鸣，面赤烦躁，易激动，心情紧张时颤动加重，伴有肢体麻木，口苦而干，语言迟缓不清，流涎，尿赤，大便干。舌质红，苔黄，脉弦	镇肝息风，舒筋止颤	天麻钩藤饮合镇肝息风汤
	痰热风动	头摇不止，肢麻震颤，重则手不能持物，头晕目眩，胸脘痞闷，口苦口黏，甚则口吐痰涎。舌体胖大，有齿痕，舌质红，舌苔黄腻，脉弦滑数	清热化痰，平肝息风	导痰汤合羚角钩藤汤
虚证	气血亏虚	头摇肢颤，面色㿠白，表情淡漠，神疲乏力，动则气短，心悸健忘，眩晕，纳呆。舌体胖大，舌质淡红，舌苔薄白滑，脉沉濡无力或沉细弱	益气养血，濡养筋脉	人参养荣汤
	髓海不足	头摇肢颤，持物不稳，腰膝酸软，失眠心烦，头晕，耳鸣，善忘，老年患者常兼有神呆、痴傻。舌质红，舌苔薄白，或红绛无苔，脉象细数	填精补髓，育阴息风	龟鹿二仙膏合大定风珠
	阳气虚衰（20）	头摇肢颤，筋脉拘挛，畏寒肢冷，四肢麻木，心悸懒言，动则气短，自汗，小便清长或自遗，大便溏。舌质淡，舌苔薄白，脉沉迟无力	补肾助阳，温煦筋脉	地黄饮子

表 54　腰痛分型论治

病证	辨证分型	临床表现	治法	代表方
外感腰痛	寒湿腰痛	腰部冷痛重着，转侧不利，逐渐加重，静卧病痛不减，寒冷和阴雨天则加重。舌质淡，苔白腻，脉沉而迟缓（13）	散寒行湿，温经通络	甘姜苓术汤（又名：肾著汤）（07） 独活寄生汤
	湿热腰痛	腰部疼痛，重着而热，暑湿阴雨天气症状加重，活动后或可减轻，身体困重，小便短赤。苔黄腻，脉濡数或弦数	清热利湿，舒筋止痛	四妙丸（痿证湿热：加味二妙散）——可用于自汗盗汗邪热郁蒸热不甚证(04)
跌仆闪挫	瘀血腰痛	腰痛如刺，痛有定处，痛处拒按，日轻夜重，轻者俯仰不便，重则不能转侧。舌质暗紫，或有瘀斑，脉涩。部分病人有跌仆闪挫病史（97）	活血化瘀，通络止痛	身痛逐瘀汤（95）
肾虚腰痛	肾阴虚	腰部隐隐作痛，酸软无力，缠绵不愈，心烦少寐，口燥咽干，面色潮红，手足心热。舌红少苔，脉弦细数	滋补肾阴，濡养筋脉	左归丸（07/09X） 知柏地黄丸（09X） 大补阴丸（98X/09X） 杜仲丸：阴阳俱虚
	肾阳虚	腰部隐隐作痛，酸软无力，缠绵不愈，局部发凉，喜温喜按，遇劳更甚，卧则减轻，常反复发作，少腹拘急，面色㿠白，肢冷畏寒。舌质淡，脉沉细无力	补肾壮阳，温煦筋脉	右归丸或金匮肾气丸（12X/13X） 青娥丸（无明显阴阳偏盛者） 河车大造丸 补髓丹（房劳过度）

五十二、阳痿

【历史沿革】首载于《内经》。

【病机】肝、肾、心、脾受损，气血阴阳亏虚，阴络失荣（91）。阳痿分型论治见表55。

五十三、肥胖

【历史沿革】首载于《内经》；《景岳全书》：肥人多气虚；《丹溪心法》《医门法律》：肥人多痰湿。肥胖分型论治见表56。

【病机】阳气虚衰，痰湿偏盛。

【肥胖合并症】①瘙痒；②消渴；③头痛；④眩晕；⑤胸痹；⑥中风；⑦胆胀；⑧痹证。

五十四、癌病

【病理因素】气滞、血瘀、痰结、湿聚、热毒。

表 55　阳痿分型论治

病证	辨证分型	临床表现	治法	代表方
实证	肝郁不舒	阳事不起，或起而不坚，心情抑郁，胸胁胀痛，脘闷不适，食少便溏，苔薄白，脉弦	疏肝解郁	**逍遥散** / 柴胡疏肝散（十三五）
	湿热下注	阴茎痿软，阴囊潮湿，瘙痒腥臭，睾丸坠胀作痛，小便赤涩灼痛，胁胀腹闷，肢体困倦，泛恶口苦，舌红苔黄腻，脉滑数	清利湿热	**龙胆泻肝汤** **平胃散**（湿盛，困遏脾肾阳气） **知柏地黄丸**（阴虚火旺）
虚证	命门火衰	阳事不举，或举而不坚，精薄清冷，神疲倦怠，畏寒肢冷，面色㿠白，头晕耳鸣，腰膝酸软，夜尿清长，舌淡胖，苔薄白，脉沉细	温肾壮阳	**赞育丸**
	心脾亏虚	阳痿不举，心悸，失眠多梦，神疲乏力，面色萎黄，食少纳呆，腹胀便溏，舌淡，苔薄白，脉细弱	补益心脾 益气起痿	**归脾汤**
	惊恐伤肾	阳痿不振，心悸易惊，胆怯多疑，夜多噩梦，常有被惊吓史，苔薄白，脉弦细	益肾宁神壮胆	启阳娱心丹（20）

表 56　肥胖分型论治

病证	辨证分型	临床表现	治法	代表方
实证	胃热滞脾（胃热火郁）	多食，消谷善饥，形体肥胖，脘腹胀满，面色红润，心烦头昏，口干口苦，胃脘灼痛，嘈杂，得食则缓，舌红苔黄腻，脉弦滑	清泻胃火，佐以消导	**小承气汤合保和丸**（十二五）/ 白虎汤合小承气汤（十三五） **更衣丸**（肝火便秘） **枳实导滞丸** **木香槟榔丸**（食积化热） **龙胆泻肝汤**（湿热郁于肝胆） **防风通圣散**（风火积滞肠胃，表里俱实）
	痰湿内盛	形盛体胖，身体重着，肢体困倦，胸膈痞满，痰涎壅盛，头晕目眩，口干不欲饮，嗜食肥甘醇酒，神疲嗜卧，苔白腻或白滑，脉滑	燥湿化痰，理气消痞	**导痰汤合四苓散**
	气郁血瘀	肥胖懒动，喜太息，胸闷胁满，面晦唇暗，肢端色泽不鲜，甚或青紫，可伴便干，失眠，男子性欲下降甚至阳痿，女性月经不调、量少甚或闭经，经血色暗或有血块；舌质暗或有瘀斑、瘀点，舌苔薄，脉弦或涩	活血化瘀，通窍止痉	血府逐瘀汤
虚证	脾虚不运	肥胖臃肿，神疲乏力，身体困重，胸闷脘胀，四肢轻度浮肿，晨轻暮重，劳累后明显，饮食如常或偏少，既往多有暴饮暴食史，小便不利，便溏或便秘，舌淡胖，边有齿痕，苔薄白或白腻，脉濡细	健脾益气，渗利水湿	**参苓白术散合防己黄芪汤** **五皮饮**（脾虚水停，肢体肿胀明显）
	脾肾阳虚	形体肥胖，颜面浮肿，神疲嗜卧，气短乏力，腹胀便溏，自汗气喘，动则更甚，畏寒肢冷，下肢浮肿，尿昼少夜频，舌淡胖，苔薄白，脉沉细	温补脾肾，利水化饮	**真武汤合苓桂术甘汤** **五皮饮**（水湿内停明显，尿少浮肿）

附一 总结归纳

1. 相同处方治疗的不同病证

①龙胆泻肝汤：不寐（肝火扰心）、胁痛（肝胆湿热证）、痫病（痰火扰神）、胁痛（肝胆湿热）、耳鸣耳聋（肝胆火盛）、血证（鼻衄——肝火上炎；吐血——肝火犯胃）、自汗盗汗（邪热郁蒸）、阳痿（湿热下注证）、早泄（肝经湿热证）、肾癌、膀胱癌（湿热蕴毒证）（16X）。

②温胆汤：心悸（痰火扰心）、不寐（痰火扰心）、耳鸣耳聋（痰火郁结）、内伤发热（痰湿郁热）。

③柴胡疏肝散：胸痹（气滞心胸）、胃痛（肝气犯胃）、腹痛（肝郁气滞）、胁痛（肝郁气滞）、黄疸（肝脾不调）、积聚（气滞血阻）、鼓胀（气滞湿阻）、郁证（肝气郁结）、黄疸（肝脾不调证）、肝癌（肝气郁结证）。

④归脾汤：心悸（心血不足）、不寐（心脾两虚）、眩晕（气血亏虚）、郁证（心脾两虚）、血证（鼻衄——气血亏虚；吐血——气虚血溢；便血——气虚不摄；尿血——脾不统血；紫斑（气不摄血）、自汗盗汗（心血不足）、内伤发热（血虚发热）、阳痿（心脾亏虚证）、早泄（心脾亏损证）。

⑤金匮肾气丸：喘证（肾虚不纳）、痰饮（脾肾阳虚）、消渴（下消——阴阳两虚）、内伤发热（阳虚发热）、早泄（肾气不固证）。（18X）

⑥失笑散：胃痛（瘀血停胃）、积聚（气滞血阻）。

⑦藿香正气散：呕吐（外邪犯胃）、泄泻（寒湿内盛）。

⑧葛根芩连汤：泄泻（湿热伤中）。

⑨苓桂术甘汤：呕吐（痰饮内阻）、痰饮（脾阳虚弱）（14X）。

⑩保和丸：腹痛（饮食积滞）、胃痛（饮食伤胃）、呕吐（食滞内停）、泄泻（食滞肠胃）（15X）。

⑪血府逐瘀汤：胸痹（心血瘀阻）、胁痛（瘀血阻络）、呃逆（气机郁滞）、痴呆（瘀血内阻）、内伤发热（血瘀发热）。

注：上述一些未标明具体考的时间，不是没考，而是在前面的具体病证里已经标明。

2. 诸痛的部位、性质、特点与辨证论治

①胸痹。以胸部闷痛为主症患者多见膻中或心前区憋闷疼痛，甚则痛彻左肩背、咽喉、胃脘部、左上臂内侧等部位，呈反复发作性，一般持续几秒到几十分钟，休息或用药后可缓解。常伴有心悸、气短、自汗，甚则喘息不得卧，严重者可见胸痛剧烈，持续不解，汗出

肢冷，面色苍白，唇甲青紫，脉散乱或微细欲绝等危候，可发生猝死。多见于中年以上，常因操劳过度、抑郁恼怒、多饮暴食或气候变化而诱发，亦有无明显诱因或安静时发病者。辨证首先辨别虚实，分清标本。标实当泻，针对气滞、血瘀、寒凝、痰浊而疏理气机，活血化瘀，辛温通阳，泄浊豁痰，尤重活血通脉之法；本虚宜补，权衡心脏阴阳气血之不足，有无兼见肺、肝、脾、肾等脏之亏虚，补气温阳，滋阴益肾，纠正脏腑之偏衰，尤其重视补益心气之不足。

②胃痛。以上腹近心窝处胃脘部发生疼痛为特征，其疼痛有胀痛、刺痛、隐痛、剧痛等不同的性质。常伴食欲不振、恶心呕吐、嘈杂泛酸、嗳气吞腐等上消化道症状。发病特点：以中青年居多，多有反复发作病史，发病前多有明显的诱因，如天气变化、恼怒、劳累、暴饮暴食、饥饿、进食生冷干硬辛辣醇酒，或服用有损脾胃的药物等。应辨虚实寒热，在气在血，还应辨兼夹证。治疗以理气和胃止痛为主，审证求因，辨证施治。邪盛以祛邪为急，正虚以扶正为先，虚实夹杂者，则当祛邪扶正并举。

③腹痛。凡是以胃脘以下，耻骨毛际以上部位的疼痛为主要表现者，即为腹痛。其疼痛性质各异，若病因外感，突然剧痛，伴发症状明显者，则属于急性腹痛；若病因内伤，起病缓慢，痛势缠绵者，则为慢性腹痛。腹痛应辨别性质，如寒痛、热痛、气滞痛、血瘀痛、食痛等；还需辨别部位，如胁腹，两侧少腹痛，大腹疼痛，脐腹疼痛，脐以下小腹痛等。

④头痛。以头部疼痛为主要临床表现。头痛部位可发生在前额、两颞、颠顶、枕项或全头部。疼痛性质可为跳痛、刺痛、胀痛、灼痛、重痛、空痛、昏痛、隐痛等。头痛发作形式可为突然发作，或缓慢起病，或反复发作，时痛时止。疼痛的持续时间可长可短，可数分钟、数小时或数天、数周，甚则长期疼痛不已。外感头痛者多有起居不慎，感受外邪的病史；内伤头痛者常有饮食、劳倦、房事不节、病后体虚等病史。首先应辨别外感头痛与内伤头痛。外感头痛属实证，以风邪为主，故治疗主以疏风，兼以散寒、清热、祛湿。内伤头痛多属虚证或虚实夹杂证，虚者以滋阴养血，益肾填精为主；实证当平肝、化痰、行瘀；虚实夹杂者，酌情兼顾并治。还要辨相关经络脏腑。因头为诸阳之会，手足三阳经均循头面，厥阴经亦上会于颠顶，由于受邪之脏腑经络不通，头痛之部位亦不同。大抵太阳头痛，在头后部，下连于项；阳明头痛，在前额部及眉棱骨等处；少阳头痛，在头之两侧，并连及于耳；厥阴头痛则在巅顶部位，或连目系。

⑤淋证。以小便频数、淋沥涩痛、小腹拘急隐痛为各种淋证的主症。病久或反复发作后，常伴有低热、腰痛、小腹坠胀、疲劳等。多见于已婚女性，每因疲劳、情志变化、不洁房事而诱发。临床辨证首先应辨六淋之类别，其次，须辨证候之虚实，虚实夹杂者，须分清标本虚实之主次，病情之缓急，最后须辨明各淋证的转化与兼夹。实则清利，虚则补益，为淋证的基本治则。

⑥痹证。临床表现为肢体关节、肌肉疼痛，屈伸不利，或疼痛游走不定，甚则关节剧痛、肿大、强硬、变形。发病及病情的轻重常与劳累以及季节、气候的寒冷、潮湿等天气变化有关，某些痹证的发生和加重可与饮食不当有关。本病可发生于任何年龄，但不同年龄的发病与疾病的类型有一定的关系。痹证的辨证，一是要辨邪气的偏盛，二是要辨别虚实。痹

证以风、寒、湿、热、痰、瘀痹阻经络气血为基本病机，其治疗应以祛邪通络为基本原则，根据邪气的偏盛，分别予以祛风、散寒、除湿、清热、化痰、行瘀等治法，兼顾“宣痹通络”。

⑦腰痛。急性腰痛，病程较短，轻微活动即可引起一侧或两侧腰部疼痛加重，脊柱两旁常有明显的按压痛；慢性腰痛，病程较长，缠绵难愈，腰部多隐痛或酸痛。常因体位不当，劳累过度，天气变化等因素而加重。本病常有居处潮湿阴冷、涉水冒雨、跌仆闪挫或劳损等相关病史。腰痛的治疗当分标本虚实。感受外邪属实，治宜根据祛邪通络，根据寒湿、湿热的不同，分别予以温散或清利之法；外伤腰痛属实，治宜活血祛瘀，通络止痛为主；内伤致病多属虚，治宜补肾固本为主，兼顾肝脾。

附二 各类病证比较汇总

胁痛、黄疸、积聚、鼓胀在病理上的联系与转化关系				
概念	**【胁痛】**是指以一侧或两侧胁肋部疼痛为主要表现的病证，是临床上比较多见的一种自觉症状			
	【黄疸】是以目黄、身黄、小便黄为主症的一种病证，其中目睛黄染尤为本病的重要特征			
	【积聚】是腹内结块，或痛或胀的病证。分别言之，积属有形，结块固定不移，痛有定处，病在血分，是为脏病；聚属无形，包块聚散无常，痛无定处，病在气分，是为腑病			
	【鼓胀】是指腹部胀大如鼓的一类病证，临床以腹大胀满，绷急如鼓，皮色苍黄，脉络显露为特征，故名鼓胀			
鉴别	胁痛	黄疸	积聚	鼓胀
病因	情志不遂；跌仆损伤；饮食所伤；外感湿热；劳欲久病	外感湿热疫毒；内伤饮食、劳倦；病后续发	情志失调；饮食所伤；感受寒邪；病后所致	酒食不节；情志刺激；虫毒感染；病后续发
病机	主要病机为肝络失和。实证为肝气郁结，瘀血停滞，肝胆湿热，邪阻肝络，不通则痛；虚证为肝阴不足，肝脉失养，不荣则痛	主要病机为湿邪困遏脾胃，壅塞肝胆，疏泄不利，胆汁泛溢。病理因素有湿邪、热邪、寒邪、疫毒、气滞、瘀血六种，但以湿邪为主	主要病机为气机阻滞，瘀血内结。聚证以气滞为主，积证以血瘀为主	主要病机为肝、脾、肾受损，气滞、血瘀、水停腹中
病变部位	病变脏腑主要在肝胆，又与脾胃及肾有关	主要在脾、胃、肝、胆	主要在肝脾	主要在于肝脾，久则及肾
治疗原则	疏肝和络止痛	化湿邪，利小便	聚证治疗主以理气散结；积证初期宜消散，中期消补兼施，后期应养正除积	攻补兼施，补虚不忘实，泻实不忘补虚

自汗、盗汗的综述及与脱汗、战汗、黄汗的比较

概念	自汗、盗汗是指由于阴阳失调，腠理不固，而致汗液外泄失常的病证。其中，不因外界环境因素的影响，而白昼时时汗出，动辄益甚者，称为自汗；寐中汗出，醒来自止者，称为盗汗，亦称为寝汗		
病因	病因主要有病后体虚、表虚受风、思虑烦劳过度、情志不舒、嗜食辛辣五个方面		
病机	其病机主要是阴阳失调，腠理不固，以致汗液外泄失常。自汗多由气虚不固，营卫不和；盗汗多因阴虚内热。但因肝火、湿热等邪热郁蒸所致者，则属实证。自汗久则可以伤阴，盗汗久则可以伤阳，出现气阴两虚或阴阳两虚之证		
治疗原则	治疗原则：虚证当根据证候的不同而治以益气、养阴、补血、调和营卫；实证当清肝泄热，化湿和营；虚实夹杂者，则根据虚实的主次而适当兼顾。可在辨证用药的基础上，酌加固涩敛汗之品，如麻黄根、浮小麦、糯稻根、五味子、瘪桃干、牡蛎等，以提高疗效		
自汗脱汗分证论治	**证型**	**治法**	**方药**
	肺卫不固证	益气固表	桂枝加黄芪汤或玉屏风散加减
	心血不足证	养血补心	归脾汤加减
	阴虚火旺证	滋阴降火	当归六黄汤加减
	邪热郁蒸证	清肝泄热，化湿和营	龙胆泻肝汤加减
鉴别	**脱汗、战汗、黄汗的概念及临床表现**		**与自汗、盗汗的比较**
脱汗	脱汗表现为大汗淋漓，汗出如珠，常同时出现声低息微，精神疲惫，四肢厥冷，脉微欲绝或散大无力，多在疾病危重时出现，为病势危急的征象，故脱汗又称为绝汗		其汗出的情况及病情的程度均较自汗、盗汗为重
战汗	战汗主要出现于急性热病过程中，表现为突然恶寒战栗，全身汗出，发热，口渴，烦躁不安，为邪正交争的征象。若汗出之后，热退脉静，气息调畅，为正气拒邪，病趋好转		与阴阳失调、营卫不和之自汗、盗汗迥然有别
黄汗	黄汗汗出色黄，染衣着色，常伴见口中黏苦，渴不欲饮，小便不利，苔黄腻，脉弦滑等湿热内郁之症		可以为自汗盗汗中的邪热郁蒸型，但汗出色黄的程度较重

后记

一直以来，我都坚信——
坚韧是一种优秀的品质。
如果你能坚持做一件事情，不一定会成功；
但是如果你不能坚持，你一定失败。
20 岁以前，我觉得我可以对自己的毅力打 50 分。
为什么呢？
因为当我做我喜欢做的事情的时候，我总能坚持到底；
当我做我不喜欢的事情的时候，却总是半途而废。
可是，
并不是所有我们必须做的事情都是我们喜欢的。
渐渐的，
我问自己：我为什么会放弃？

通常而言，当你放弃做一件事情，往往有以下几个**原因**：
你认为这件事情继续做下去没有意义了，所以你理智地选择放弃；
你不喜欢做这件事，懒惰在侵蚀你，各种各样的诱惑让你放弃自己的计划；
你喜欢做这件事，但是遇到困难，在困难面前，你屈服了，退缩了。

世界上只有两种人最能坚持——
天才和傻子。
天才明白坚持对他而言多么重要，
他永远能用理性去克服惰性，克服情绪，
这种人是上等人，圣人；
还有一种人是傻子，
像阿甘，像幸福终点站里的男主人公维克多，
他们并没有那么“聪明”，
他们只知道傻傻地去做一件他们认为对的事情。

这两种人我都非常敬佩，
但是我们大多数人都做不到。
我们更多的时候，
是一个阿Q！

其实，坚持对一个人来说是很难，
特别是当摆在你前面的是各种各样的困难和诱惑的时候。
但是，当你有某种信念，
有某种精神力量的时候，
也就不再困难。

如果我们身处一个大家都在克服各种困难、坚持的环境里，
你是不是感觉到很有压力?
你是不是感觉到有人在监督你?
你是不是不轻易服输?
很幸运，我是江西中医药大学双惟实践班的一员，
这里塑造着坚持，
坚持“四自一养”的环境，
而不弃疗团队，
就是在双惟的基础上组建起来的，
能给你一个从这里扬帆起航，
改变人生的机会。
我们小组传播的是一种理念，
一种文化，一种生活态度。
那就是——
每天坚持进步一点点，沉淀自己。
做一个自由的人，让你的心不再受情绪奴役，
而是受理性指挥。
做一个有梦想的人，追逐自己的梦，永不言弃。

在这里，我们沉淀知识，学好中医，
阅读不一样的文字，领略不同的文化与思想。
于浮躁万千的世界，
单纯地学习，只为减少自己的无知。
在这里，我们接纳理性，
我们坚信，灵魂应该散发理性的光辉，

心灵自由必然引导我们走向快乐。
在这里，我们“愚蠢”地追梦，
矢志不移，历久弥坚。以梦为马，与君共勉。
你我来自五湖四海，各自生活，各自精彩。
于千万人之中，我们相聚于此。
你若不离，
我便不弃。
你若要离，
我亦不弃！

最后，
分享快乐，
给予快乐！

郑婉
2015 年元旦